붓다의 밥상

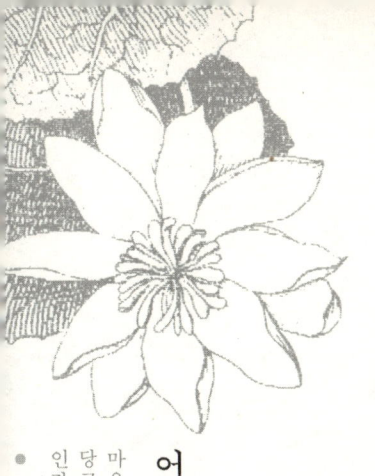

붓다의 밥상

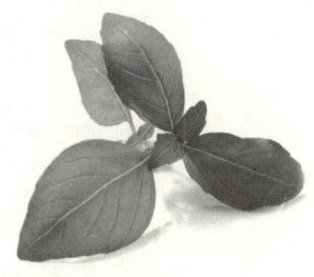

어떻게 먹을 것인가? —참된 웰빙과 다이어트에 관한 붓다의 가르침

카르멘 유엔 지음 | 강태헌 옮김

마음을 다해 먹는 식사법은 아주 유익하다······ 그릇에 놓인 음식을 의식하게 된다. 이 방법은 심오한 습관이다. 당근 한 조각을 바라보면서, 당근 속에서 햇빛과 지구, 그리고 모든 우주를 볼 수 있는 사람들도 있다. 인간의 영양섭취를 위한 당근 한 조각이 전 우주로 이루어진 것이다.

● 틱낫한 스님

피피에

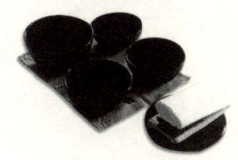

차례

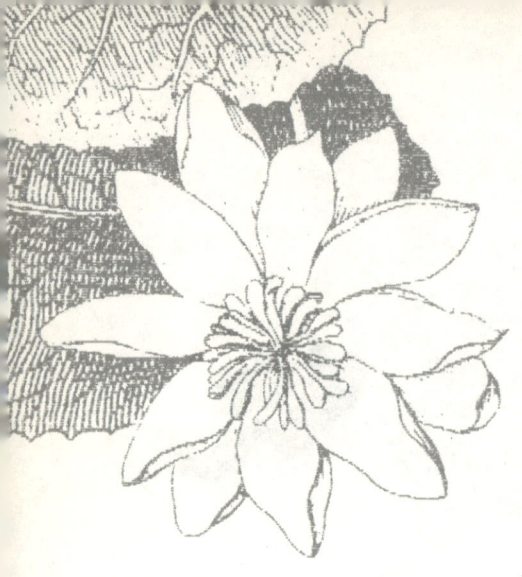

제4부 붓다의 그릇에서

– 마음을 챙기는 식사법 수행자 넷을 만나다

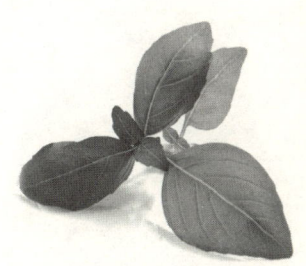

머리말

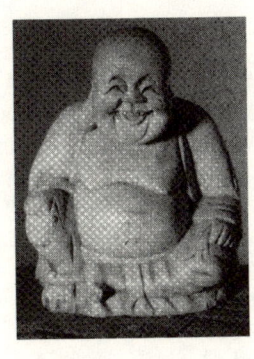

차이나타운을 둘러보거나 여러 아시아 미술관에서 옆 사진과 같은 불상들을 본 적이 있다면, 황송한 말씀이지만, 붓다는 몸무게에 약간 문제가 있다는 생각이 들 것이다. 이중턱에다 커다란 배를 내밀고 있는 많은 불상들은 명백하게 체중과다이다. 불상의 이미지는 미륵불의 화신(化身)이 된 10세기 중국의 선사 푸 타이(Pu-Tai, 포대화상)의 형상에 토대를 두고 있다. 명랑한 푸 타이는 언제나 통통한 볼에 둥실한 몸집으로 젊은이들에게 둘러싸인 모습으로 묘사되었다. 대마로 만든 자루 또는 대식가라는 뜻의 이름을 가진 이 떠돌이 스님은 불룩한 바랑에서 사탕을 꺼내어 아이들에게 나누어 주었다.

북아메리카 사람들도 사탕을 좋아한다. 그리고 해마다 푸 타이 같은 사람들이 많이 보이고 있다. 비만은 기하급수적으로 늘어나고 있다. 2005년 미국에서만 체중과다인 사람이 1억 2,700만 명, 비만인 사람이 6천만 명이었다. 실제로, 미국에서 예방할 수 있는 사망원인 1위는 흡연이며 2위는 비만이다. 푸 타이를 좇던 많은 젊은이들에게 비만은 문제가 아니었다. 중국에 먹을 것이 충분하지 않았던 당시에 비만은 부의 상징이었으며, 대부분의 아이들에게 비만은 꿈에 불과했다. 그것은 소아비만이 현대의 유행병 수준으로까지 상승했다는 2004년도 듀크대학 연구보고서와 뚜렷한 대조를 보인다. 어린이 세 명 중 한 명은 체중과다이고, 일곱 명 중 한 명은 비만이다. 푸 타이의 불상은 제단 위에 놓여 있지만, 그를 닮은 몸매를 가진 사람들은 고통으로부터 자유롭기보다는 오히려 당뇨병과 심장병에 걸릴 것 같다.

동남아시아에는 또다른 붓다의 모습이 있다. 그 모습을 담은 불화나 불상은 붓다가 고행하던 시절의 모습을 표현하고 있다. 싯다르타로 알려진 붓다는 자신의 육체적 탐욕에서 벗어나기 위해 몇 년 동안 거의 먹지 않고 혹독한 생활을 했다. 이렇게 뼈만 앙상한 몸매와 새모이 만큼만 먹는 습관은, 어찌 보면 먹는 것과 관련한 현대사회의 문제를 연상케 한다. 미국의 음식질환협회에 따르면, 미국에서만 약 1천만 명의 여성과 1백만 명의 남성이 마른 몸매에 대한 지나친 집착으로 생긴 신경성 식욕부진증(거식증)과 이상 식욕항진증(과식증), 그 밖의 질병으로 고생하고 있다. 심각한 체중감소와 관련된 병으로는 피로, 골다공증, 빈혈 등이 있으며 심하면 기아로 사망하기도 한다.

그러나 역사적으로 붓다는 건강한 청년이었으며 쾌락과 고행, 두 가지를 모두 버림으로써 열반, 즉 영적 해탈의 경지에 이르렀다. 깨달음을 얻은 붓다는 사성제*(이하 *표는 옮긴이주)가운데 첫 번째 진리인 '인생은 고

(苦)이다' 라는 것을 명확하게 이해했다. 영양실조나 물부족을 상대적으로 겪지 않은 북아메리카 사람들은 운이 좋은 편이다. 많은 사람들은 식사법과 관련된 직접적인 고통을 겪고 있다. 나의 많은 친척들은 몸이 유당을 받아들이지 못해 유제품을 먹지 못하고 가족 중 여러 사람이 높은 콜레스테롤 수치로 고생하고 있으며, 그 중 하나는 얼마 전 결장암 진단을 받았다.

많은 사람들은 시간만 나면 자신의 외모를 더 좋게 보이려고 애를 쓴다. 친구나 친척, 책과 영화, 기사 등에 자극받아 외모를 더욱 더 멋지게 보이기 위해 자신의 습관을 바꿀 결심을 한다. 몇 주나 심지어 몇 달씩 다이어트에 매달리기도 한다. 하지만 붓다가 그랬듯이, 종종 이런 다이어트는 지속되기 힘든 극단적인 생활로 이어지게 된다.

다음 이야기는 사람들에게 익숙한 시나리오일 것이며, 나에게도 분명히 그러하다. 아침식사로 커피 한 잔에 플레인 베이글 하나를 먹고는, 허기진 배를 채우기 위해 가방을 뒤적이며 굴러다니는 사탕을 찾고 있는 자신의 모습을 발견할 수도 있다. 그러나 만족스럽지 않다. 당신은 건강식품 가게에서 몸에 좋은 뭔가를 찾아보기로 한다.

진열장에는 "저탄수화물"이라고 선전하고 있는 몇 십 종류의 바가 있다. 뱃속이 꼬르륵거리는 소리를 들으면서 당신은 '딸기 치즈케이크' 바를 집어들어 냉큼 먹어치운다. 아무 맛도 없다. 포장지에는 비타민이 첨가되어 있다고 씌어 있지만, 당신은 거기 들어 있는 성분 가운데 4분의 3은 무슨 소리인지 읽기도 힘들다. 심지어 딸기는 성분 표시에 나와 있지도 않다! 약간의 죄책감을 느끼며 저녁에는 양상추를 먹어야겠다고 결심한다.

---

* 四聖諦, 불교에서 말하는 영원히 변치 않는 4가지 진리.

그러나 영화관에서 친구를 만나 커다란 팝콘통을 무릎 위에 올려놓으면서 자신을 잃어버리고 만다. 영화에 너무 몰두한 나머지 결심은 잊어버리고 팝콘과 커다란 소다수 그리고 2개의 막대사탕을 먹는다. 집에 올 때쯤이면 위는 손상을 입게 되지만 너무 피곤해서 위를 달랠 만한 먹거리를 만들 수 없게 된다. 게다가 냉장고는 거의 텅 비어 있다.

내가 아는 많은 부모들에게 공통적인 또 다른 시나리오가 있다. 당신은 아침에 아이를 위해 아침식사를 준비하지만 정작 자신은 먹을 시간이 없어 냅킨에 먹을 것을 싸서 직장으로 가는 길에 차 안에서 먹곤 한다. 사무실에서 오래 일한 뒤 아이를 데리러 가기 전에 서둘러 슈퍼마켓으로 달려간다. 쇼핑봉투를 들고 와서는 아이들 저녁식사를 준비하고 나면 너무 피곤해서 식사를 하기조차 힘들어지고, 자신이 먹고 싶은 음식도 만들지 못한다. 그래서 결국은 딸들이 남긴 식어빠진 마카로니와 치즈로 대충 때우고 만다.

많은 사람들이 건강하지 못한 식습관을 갖고 있고, 자신의 몸무게로 고심하고 있다는 건 곤혹스러운 일이다. 그러나 어쨌든 우리는 다이어트 정보의 홍수 속에 있다. 정보의 제목을 대충 훑어보면서, 또는 친구와 이야기를 하면서 우리는 어떤 음식이 건강의 적인지를 배운다. 매일매일, 새로운 유해식품(감자튀김! 소다수!)과 새로운 건강식품(다크 초콜릿! 적포도주! 블루베리!)이 등장한다.

우리가 가진 지식이 수박 겉핥기식이라면, 그것은 수많은 책이나 기사의 내용을 꼼꼼하게 읽어볼 시간이 없기 때문이다. 조언을 해줄 의사나 영양사가 있고, 건강한 식사법을 받쳐주는 프로그램도 있다. 시중에는 1년 내내 신선한 유기농 식품을 파는 가게들도 많다. 이 식품들은 너무 비싸서 많은 소비자들의 손길이 닿지는 않겠지만 말이다. 그러나, 이처럼 풍부한 자원에도 불구하고 건강하지 못한 사람들이 많다는 것은 놀라운 일이다.

뉴스 가판대를 지나치면 우리 사회가 특정한 이슈에 초점을 맞추는 것을 알 수 있다. '어떻게 하면 쉽게 몸매를 가꿀 수 있을까?' '어떤 음식이 신진대사를 촉진시킬까?' 그러나 '우리는 왜 건강한 식이요법에 의한 식사를 해야 하는가?' 라는 이슈는 주요 뉴스에서 결코 다루지 않고 있으며, 사실, 우리도 그런 것은 묻지 않고 있다. 가판대에서 모든 잡지 내용을 훑어보면, 아마도 두 가지 해법에만 초점을 모으고 있을 것이다. 아름다운 몸매 유지 비결과 건강하게 장수하는 비결에만 말이다.

다이어트와 몸매가꾸기 잡지에 실린 사진들을 통해 아름답고 사랑스럽게 보이려면 건강한 식사를 해야 한다는 것을 확실히 알게 된다. 뉴스나 의료 신문 잡지는 적당한 영양섭취로 암과 같은 질병을 예방할 수 있는 정보를 제공하고 있다. 건강한 식이요법으로 식사를 해야 하는 데에는 타당한 이유가 있다. 하지만 우리의 끝없는 욕망과 박약한 의지 탓에 이런 이유는 충분한 설득력을 잃게 된다.

건강한 식사법에 대해 반드시 그래야만 하는 이유를 받아들이지 않는 점에서 사실 우리는 무지하다. 붓다의 두 번째 진리(집集)에 따르면, 고(苦)의 원인이 집착임을 이해하지 못하기 때문에 우리는 욕망의 굴레 속에 있다. 장수, 건강유지, 그리고 아름다운 외모를 갈구하지만 이런 것들은 근본적으로 덧없는 목표이다.

그런데 잡지 제목들이 암시하듯이 먹는 행위는 신체에만 국한되는 것 아닌가? 우리가 머핀 하나를 먹어치우면 그것은 다른 누군가가 아닌 우리 자신의 뱃속으로 들어간다. 그래서 우리는 식습관으로 자기 자신만이 영향을 받는다는 생각을 당연시한다. 그러나, 음식을 먹는 행위를 그렇게 생각해서는 안된다.

식사법에 관한 마음을 챙기는 개념

대학에서 아주 독특한 견해를 가진 친구를 만났다. 불교 비구니였던 지앤은 당시 석사 과정을 밟고 있었다. 뉴욕에서 우리는 점심식사로 가공하지 않는 음식을 먹으러 어떤 식당에 간 적이 있었다.

우리는 매우 배가 고팠으며, 그래서 나는 샐러드가 나오자마자 얼른 먹어치웠다. 하지만 지앤은 잠시 기다리면서 미소짓고 있었다. 그녀의 음식을 바라보면서, 짧은 침묵의 기도를 했다. 나는 재빨리 포크를 내려놓았다. 그때까지는 식사를 할 때 음식을 잠시 바라본 적이 거의 없었다. 우리는 음식의 기본성분과 맛을 음미해가면서 차분하게 씹으며 식사를 했다. 그것은 맛있고 몸에 좋은 음식이었다는 것 말고도 다른 이유에서, 내가 잠시 누렸던 가장 행복한 점심식사였다.

지앤은 아침식사 대용인 바와 베이글을 교실로 들고 오던 대개의 친구들과는 아주 달랐다. 그러나 그녀의 관점에서 보면 오히려 뉴욕 사람들의 식습관이 이상했다. 그녀가 있던 대만의 사원에 사는 사람들은 항상 침묵하면서 함께 식사를 한다. 음식 앞에서 무엇을, 왜 먹고 있는지를 말없이 숙고한다. 그녀는 그들이 식사하기 전에 습관적으로 5가지 명상을 한다고 알려 주었다.

5가지 명상

1. 식사를 할 때 음식이 어디서 왔는지를 생각한다. 이것을 재배, 판매,

구입, 요리한 많은 사람들을 거쳐온 것이다. 접시에 놓인 당근을 보면 처음에는 당근만 느껴진다. 그러나 깊숙이 바라보면, 그 안에 역시 많은 것들이 내재되어 있음을 알 수 있다! 당근을 키워내려면 햇볕과 비, 흙은 필수적이다. 많은 사람들의 고된 노동도 필수적이다. 실제로, 접시에 놓인 당근 속에 전 우주가 현존해 있다.

2. 자신만의 체험을 관찰해본다. 이런 음식은 하나의 선물이다. 이런 선물을 받을 만한 가치 있는 일로 무엇을 하고 있는가?

3. 음식을 먹을 때는 탐욕을 버려야 한다. 탐욕은 마음 속에 욕구를 키워주기 때문이다. 충분히 먹고 필요한 만큼 먹어야 한다. 하지만, 필요 이상으로 먹지 말아야 한다.

4. 음식으로 몸이 쇠약해지는 것을 방지하겠다고 명심하고, 음식을 약이라 생각해야 한다. 그러면 마음 속에 탐욕이 생기지 않는다. 음식은 우리를 건강하게 하며, 우리는 자신의 몸을 돌보기 위해 음식을 먹는다.

5. 모든 생명은 음식이 필요함을 명심한다. "이 음식은 나의 건강에 도움을 주며, 음식 덕분에 나는 나 자신과 모든 생명체들의 깨달음을 향해 갈 수 있다."

지앤은 음식을 씹을 때, 그냥 씹기만 한다. 다른 잡념을 갖지 않는 것이다. 과거와 미래에 대한 상념 없이, 그녀는 지금 이 순간에 무엇이 일어나는지를 흠뻑 체험한다. 마음챙기기(mindfulness, 염念)는 붓다의 주요한 가르침 가운데 하나이며, 인간의 주의력과 의식을 현재의 순간에 집중시키는 것을 의미한다. 나의 친구는 이런 간단한 일상적 습관을 통해 많은 다이어트 잡지 내용과 전혀 다른 건강한 식사법을 실천해야 하는 충분한 이유를 알고 있다.

지앤은 불교의 관점에서 마음챙기기를 이해하고 있다. 마음을 챙긴다, 라는 말로 표현할 수 있는 방식으로 음식을 생각하는 다른 사람들도 있다. 우리가 접시에 영양가 있는 음식을 올리는 데에 시간과 정성을 쏟는다면 우리의 사회와 우리 자신은 아주 새로워질 것이다.

일류식당 쉐 파니스*의 사장인 앨리스 워터스는 이런 생각에 전념하여 지역에서 가꿔서 제철에 거둬들인 천연 유기농 재료로 요리를 하고 있다. 그녀는 말한다. "음식을 사람의 입맛에 따라 다루어서도 안 되고, 억지로 집어넣듯이 먹어서도 안 된다는 것을 사람들이 알았으면 좋겠어요. 음식은 인간의 정신적이고 육체적인 양분이고, 국가처럼 인간의 복지에 중요하잖아요."

지앤은 자신이 먹는 음식에 들어 있는 정성스러운 노동에 대해 깊이 생각하고는 해가 되지 않는 방식으로 먹겠다고 맹세했다. 작가 프란시스 무어 라페**도 지구를 위한 최선의 식이요법을 채택하라고 사람들에게 강력히 권한다. 그녀의 책은 산업화된 농업과 음식 결핍으로 생긴 결과를 알려주며, 이런 결과를 인식하며 선택하라고 권하고 있다. 라페에 따르면, 식물 위주의 식이요법은 건강에 좋을 뿐만 아니라 긍정적인 사회변화를 불러오는 방법이기도 하다.

----

* Chez Panisse, 1971년에 문을 연 미국 캘리포니아주 버클리에 있는 유기농 식당. 근처 농장에서 재배한 유기농 재료만을 고집한 메뉴로 '맛있는 혁명'을 일으킨 식당으로 유명하며 클린턴 전 미국 대통령 부부도 즐겨 찾았다.
** Frances Moore Lappe, 『소행성을 위한 다이어트』 등 15권의 책을 쓴 작가이자 사회혁신 · 민주주의 행동주의자.

이와 비슷하게 유명한 과학자 제인 구달은 자신이 쓴 책 『희망의 밥상』
(Harvest for Hope: A Guide to mindful Eating)에서 음식과 환경보존
관계를 연구하며 인간이 생산하고 소비하는 음식, 예를 들어 공장화된 농
장에서 생산된 화학성분이 많이 첨가된 상품과 고기들을 냉철하게 주시하
고 있다. 제인 구달의 메시지에 따르면, 이런 반복적 행위에서 파급되는 지
구상의 악영향을 깨달으면 인간은 음식섭취 패턴을 다시 고려하게 되고 긍
정적인 변화를 낳을 수 있다.

많은 사람들에게 음식과 고(苦)는 밀접하게 연관되어 있다. 불교는 고
(苦)에 끝이 있을 수 있다고 가르친다. 마음챙기기의 반복적 이행을 자신
의 식습관으로 익히는 것은 대단히 유익한 일이다. 우리 스스로가 현재의
순간에 완전히 머물 때, 우리는 어떻게 먹고 싶은지를 명확하게 결정할 수
있기 때문이다. 이어서 우리가 건강하게 먹는 방법을 실천하도록 하는 심
오한 동기부여에 관해 말하고, 먹는다는 행위가 우리 자신의 몸에만 국한
되지 않는 충분한 이유들을 써보겠다.

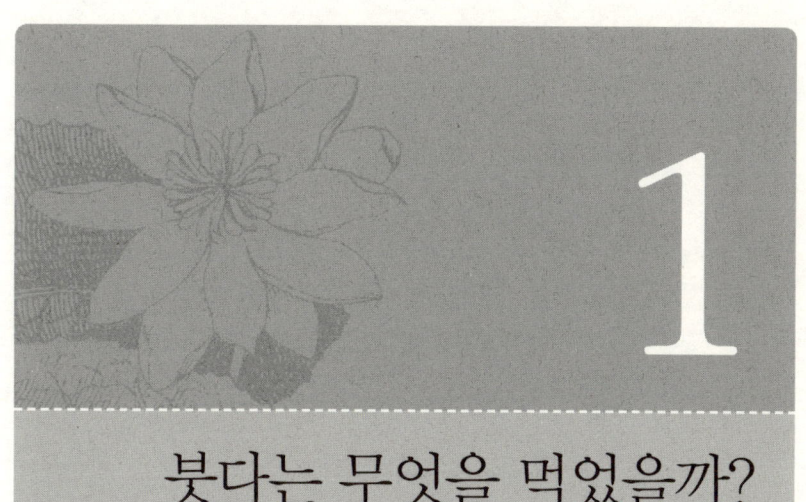

1

붓다는 무엇을 먹었을까?

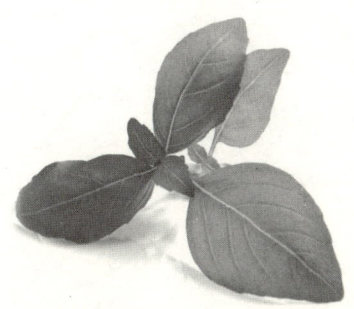

건강하게 먹기 위한 새로운 철학

일반적으로 사람들은 어떤 음식에 지방이 적게 들어 있는지는 알고 있지만, 왜 건강한 식이요법을 선택해야 하는지는 좀처럼 생각하지 않는다. 건강하게 식사하는 것은 왜 그리도 어려울까? 우리는 왜 특정한 음식을 갈망하게 되는 것일까?

사회의 문제점

일부 불교 학교에서는 말법시대, 즉 붓다의 법(가르침)이 조금씩 무너지는 시대라는 흥미로운 개념을 가르친다. 이 견해에 따르면 붓다의 육체적 사망 이후 지상에서 정신적, 도덕적, 그리고 물리적 상황은 점점 악화되어 간다. 여러 세기가 지나면서 사람들은 스스로 마음의 평정을 더욱 어지럽히면서 세속적인 문제에 더욱 얽히게 된다.

건강한 식습관을 유지하려는 우리의 능력도 일종의 말법시대를 맞이하고 있다는 주장도 과장된 말은 아니다. 현대의 사회적 환경에서는 체중과다가 이슈다. 기술적 혁신으로 우리는 점점 더 살기 편해지고 있으며, 많은 사람들은 거의 하루종일 꼼짝도 않고 이런 편의시설을 이용하고 있다. 저녁에는 냉동식품을 전자레인지로 데워 먹거나 피자를 배달시켜 먹기도 한다. 어떤 도시에서는 식료품조차도 배송 주문한다. 사실은 나도 이런 게 으름을 피우고 있다!

산업화에 더해서 사회의 많은 요인들이 비만 증대를 부채질하고 있다. 직장에서 힘든 시간을 보내고 나서 집으로 돌아오면 시간도 별로 없고 기진맥진해서 충분한 저녁식사도 준비할 수 없게 된다. 놀라울 것 없이, 직장에서의 피로와 야근도 체중과다와 관련이 있다. 스트레스를 잔뜩 받은 사람들은 설탕과 소금을 갈망하게 되며, 탁자 위에 산더미 같이 쌓인 서류 탓에 과식으로 스트레스를 풀려 한다.

불행하게도, 다람쥐 쳇바퀴 도는 직장생활과 방에 틀어박혀 TV를 보는 습관이 공존해 있다. 사무실에서는 몹시 바쁘게 많은 일들을, 변화 없이 반복해서 처리한다. 교사, 건설 노동자, 웨이터 등 육체적으로 힘든 직업을 가진 사람들은 종종 하루종일 서서 일을 해야 하기 때문에, 집에 오면 너무 피곤해서 요리는커녕 아무 일도 할 수 없게 되어 가장 빨리 허기를 달래주는 음식이라면 아무 거나 먹게 된다.

엎친 데 덮친 격으로 긴장을 풀기 위해 소극적인 오락거리를 찾는다. 힘든 하루 일과를 마친 뒤 소파에 주저앉아 멍하게 TV를 본다. 짧은 광고시간에 저녁식사 준비를 할 수는 없으므로 상자에서 곧장 비스킷을 꺼내 먹는다. TV에 볼 만한 프로그램이 없으면 방에 틀어박혀 비디오게임을 하거나 인터넷 따위로 시간을 때운다.

즉석식품 산업의 문제점

2004년에 만들어진 다큐멘터리 영화 「슈퍼사이즈 미」(Super Size Me)에서 모건 스펄록 감독은 30일 동안 맥도널드 음식만 먹으면서 사람들에게 이 고통스러운 체험을 상세히 알렸다. 스펄록은 몸무게가 25파운드(약 11.3킬로그램) 늘어났으며 건강이 끊임없이 쇠약해졌다. 그는 두드러진 감정기복과 피로로 고통스러워 했으며, 콜레스테롤 수치와 혈압은 급속히 치솟았다. 여러 의사들은 '맥도널드 다이어트'가 신체기관에 심각한 위험이 되고 있으니 중단하라고 강력하게 권고했다.

다큐멘터리 영화 「슈퍼사이즈 미」와 에릭 슐로서의 베스트셀러 책 『패스트푸드의 제국』(Fast Food Nation) 덕분에 즉석식품의 위험은 널리 알려졌다. 사람들이 건강하지 않은 것도 당연하다. 1인분의 양은 점점 많아지고 있으며, 주위에는 살찌게 하는 식품들이 널려 있기 때문이다. 지구의 비만 유행병은 우리 주변의 패스트푸드점 증가와 서로 연관되어 있다. 1971년 도쿄에 맥도널드 1호점이 문을 연 뒤로 일본 사람들의 식습관은 바뀌었다. 일본에서 즉석식품 판매량은 두 배 이상 늘었으며 비만 어린이의 비율도 그만큼 늘었고, 심장병, 당뇨병, 결장암, 그리고 유방암 같은 "부자병"이 많이 늘어났다.

값싼 가공식품을 너무 많이 먹게 된 우리는 이런 음식을 아예 주식으로 여기게 된다. 길을 걸으면서 몸을 틀 때마다 자동판매기나 차를 탄 채 햄버거를 살 수 있는 가게가 보인다. 가까운 구멍가게에는 과자와 사탕이 많이 있지만 신선하거나 몸에 좋은 식품을 파는 가게는 거의 없다. 비닐포장된 빵이나 과자는, 그것이 몸에 좋은 밀기울빵이든 애플파이든 간에 건강을 해치는 주요 요인이다. 과자는 낱개포장되어 있기 때문에 사람들은 지나치다가 무심히 한 봉지씩 집어들게 되며, 실제로 많은 사람들이 날마다 그렇게 사들이고 있다.

즉석식품 산업은 정치적 영향력 덕분에 번창하고 있다. 그 결과, 유해한 트랜스 지방을 금지시키는 등의 건강을 증진하기 위한 합법적인 노력도 성공을 거둘 수 없게 된다. 무엇보다도, 건강 문제보다 경제적인 관심사에 우선순위를 둔다. 제약업계도 사람이 아파야만 이윤이 나기 때문에 건강한 삶을 후원하려는 열정이 거의 없다. 자금조달을 위해 발버둥치는 수많은 학교가 구내식당에 즉석식품 납품업체와 제휴하고 있다. 즉석식품 브랜드의 공격적인 마케팅 탓에, 이런 식품에 대한 욕구는 사람들의 잠재의식 속으로 깊숙이 스며들어가고 있다.

사회화의 문제점

젊은 사람들은 뭔가에 욕심을 내면 이 버릇은 특이하게 지속될 수 있다, 그래서 즉석식품업계는 "강압적인 힘"으로 이것을 교묘하게 이용하고 있다. 어린이들은 일찍부터 브랜드를 식별할 수 있기 때문에 이들은 광고주들의 완벽한 목표물이다. 또한 어린이들은 인생의 첫 몇 해 동안에 자신만의 입맛을 길들인다. 그리고 요즘 아이들은 자신의 돈 씀씀이나 식습관을 훨씬 더 잘 제어하고 있다. 8살짜리라면 이미 브로콜리 대신 브리토*를 고르지 않을까?

즉석식품 회사들은 어린 소비자를 낚기 위해 눈에 띄는 마스코트나 장

----

* 토르티야에 콩과 닭고기나 쇠고기를 얹어 네모 모양으로 만들어 구운 후 소스를 발라서 먹는 멕시코 전통요리.

난감 끼워팔기나 어린이용 메뉴에 몇 백만 달러를 쓴다. 곧, 이들 선택된 아이들은 차에 탄 채로 먹는 식사에서만 만족감을 느낀다. 이런 습관은 모든 가족 구성원에게 번지며 고치기도 어렵다.

어른이 되면서 우리는 어린 시절 습관의 대가로 건강에 해로운 음식에 의존하는 상황이 되며, 그것을 지속적으로 갈망한다. 어린 시절 입맛은 어른이 되어도 그대로 남으며 젊었을 때 먹었던 가공식품은 마음의 위안이 된다. 절망에 빠지거나 축하할 일이 있을 때 우리는 냉장고를 열어서 아이스크림 한 통을 해치우고 싶어한다. 10대를 지나면 키는 더 이상 크지 않는다. 하지만, 어릴 적에 몸에 밴 좋지 않은 식습관 탓에 살은 계속해서 찌게 마련이다.

인간 게놈(유전물질)의 문제점

우리가 좋아하는 음식 가운데 일부는 먼 옛날 우리 조상들도 좋아했다. 우리 조상들은 언제나 식량이 부족했기 때문에 그 피를 이어받은 인간도 유전적으로 설탕과 지방을 갈구하고 있다. 농경문화가 생기기 전에 인간은 영양 섭취 욕구를 충족시키기 위해 수렵과 고기잡이 등으로 자연에 끊임없이 도전했다. 적자생존의 거친 시대에서 살아남으려고 충분한 지방을 비축했던 조상들이 살아남아 성공적으로 종족을 번식시켰다. 그래서 우리는 단 것을 갈망하는 유전자도 이어받았다.

지금은 더 이상 매머드를 사냥할 때만큼 많은 칼로리가 필요하지 않지만, 실제 필요한 칼로리보다 더 많은 양을 섭취하고 싶어한다. 게다가, 여전히 설탕과 지방을 과다섭취하려 한다. 왜냐하면 이런 성분들은 인간의 뇌에서 엔도르핀을 방출해 고통을 덜어주고 근심걱정을 완화해주기 때문이다. 설탕이 듬뿍 든 음식을 먹으면 뇌에서 세로토닌이라는 호르몬이 나와서 몸의 긴장을 풀어준다.

그러나, 이런 중독성 식품은 아편처럼 효력이 짧으며 곧 다시금 슬럼프에 빠지게 한다. 다른 방법으로 활력을 불어넣기 위해 트윙키(크림이 든 갈색 스펀지빵)를 계속 찾게 되면, 얼마 안가서 즉석식품에 중독되어 습관성이 되어버린다. 일부 즉석식품광들은 세로토닌 수치가 저하되면 화가 나거나 슬퍼지는 금단증세를 겪기도 한다. 이런 사람들은 대부분 과식을 하면서 충동적인 행동을 하게 된다.

과학자들은 지방과 설탕에 중독성이 있음을 증명함으로써, 경고문을 붙여도 많은 비만인들이 즉석식품을 과다섭취하는 이유를 설명한다. 지방세포에서 분비되는 렙틴(체내 지방 용해물질)은 인간의 신체에서 배가 부르고 지방을 충분히 섭취했음을 알려주는 중요한 역할을 맡고 있다.

2003년에 과학자들은 쥐에게 지방을 과다섭취시키는 실험을 했다. 사흘만에 실험용 쥐들은 렙틴에 반응하는 능력을 잃었다. 살이 찌면서 내구력은 계속 증가했다. 다른 실험에서는 쥐에게 설탕을 과다하게 섭취시킨 다음 설탕공급을 중단했다. 실험용 쥐들은 점점 더 몸을 부들부들 떨거나 니코틴이나 모르핀 금단증세를 겪는 사람들과 비슷한 증세를 보였다.

부모의 역할

사람은 기본적으로 똑같은 유전정보를 공유하고 있지만, 개개인의 유전자 구조는 상당히 다르다. 자신의 신진대사와 식욕에 영향을 미치는 유전자를 이어받고 있다. 약 8~30개의 서로 다른 유전자가 비만에 영향을 끼칠 수 있고, 다른 유전자들은 우리 몸이 어떻게 효율적으로 여분의 칼로리를 체지방으로 바꿀 것인지를 지시하고 있다. 과식하는 습관을 유전적으로 물려받은 사람들도 있고, 포만감을 알려주는 뇌 속의 화학물질에 민감하게 반응하지 못하는 사람들도 있다. 대부분 이런 사람들은 과다체중을 예방하거나 극복하느라 고심하고 있다.

마음챙기기의 역할

앞에 쓴 5가지 문제는 부분적으로는 해로운 음식에서 비롯된다. 인간과 인간 주변 환경의 복잡성을 고려해보면, 음식 문제에 대해 한 가지 단순한 원인은 있을 수 없다. 이런 가설에서 인간은 나약한 존재이며, 여러 유전자 및 사회의 산물이며, 건강하게 먹는 방법을 거의 실천할 수 없다. 실제로, 이런 사회적이고 경제적인 압력을 이겨내기 위해 건강하게 먹는 방법으로 마음챙기기는 필수적이다.

마음챙기기는 불교도의 전통에 근거를 두고 있으며, 모든 존재는 궁극적인 지혜를 성취하고 고(苦)에서 벗어나는 잠재적인 능력을 자신의 내부에 갖고 있다고 가르치고 있다. 마음챙기기를 연습함으로써 우리는 소비 습관이나 먹거리를 대하는 태도를 바꿀 수 있다. 마음챙기기는 또한 우리가 바르게 먹지 못하는 이유를 밝혀줄 뿐만 아니라, 건강에 좋은 음식을 택해야 하는 장기적인 동기를 부여해준다.

첫 번째와 두 번째 진리 : 고통과 탐욕

 마음챙기기는 불교의 기본 원리이며, 깨달음을 얻기 전에는 고타마 싯다르타라 불리던 붓다의 가르침에 근거를 둔 철학이자 정신적인 수행 행위이다. 기원전 500년 무렵에 인도 북부의 아름다운 지역에서 싯다르타는 왕자로서 어린 시절을 보냈다. 부친은 세상의 재앙으로부터 어린 왕자를 보호하기 위해 궁전 안에서만 키웠으며, 주변은 항상 즐거움으로 가득 찼다. 결혼을 해서 아들 하나도 두었다.

 우연히 궁전을 떠나 여행을 하던 싯다르타는 처음으로 나이많은 노인, 병든 이, 그리고 시체와 마주치게 되었다. 그리고 세상에는 고통이 산재해 있으며, 왕의 아들인 자신조차도 나이들거나 병이 들거나 죽음을 피할 수 없음을 알게 되었다. 그때, 홀로 평정한 마음을 지닌 성인을 만나 이러한 고통으로부터 벗어나는 길이 있을 수 있음을 알게 되었다.

 자신을 위해 항상 진수성찬이 마련되었지만, 싯다르타는 자신의 미각 기관이나 세속적인 본능적 욕구를 충족시키는 데에서 더 이상 만족을 느끼지 못했다. 어느 날 밤, 고통에서 벗어나 진정한 자유를 얻기 위해 부인과 아들을 두고 왕궁을 나섰다. 금욕이 자유를 얻는 길이라고 생각해서 금욕주의자가 되었으며, 참깨씨 한 톨, 쌀알 한 톨, 대추 한 알, 콩깍지 한 개, 콩 한 알로 식사를 때웠다.

음식의 양을 서서히 줄여나가자 그의 등뼈는 한 줄로 꿰어진 구슬처럼 되었고, 엉덩이는 낙타의 발처럼 되었다. 뱃가죽을 만지려 하면 등뼈가 만져지고 등뼈를 만지려 하면 뱃가죽이 잡혔다. 두 손으로 몸을 문지르거나 쓰다듬으면 몸의 털이 썩어서 바로 아래로 떨어졌다. 단식 때문에 싯다르타는 뼈와 가죽만 남게 되었다.

어느 날, 명상을 하면서 앉아 있을 때 수자타라는 젊은 여자가 우유죽 한 잔을 그에게 주었다. 싯다르타는 이 영양식을 받아먹고 기력과 마음의 평정을 찾았다. 그리고, 육욕의 쾌락이나 단식에 빠지는 것은 극단적인 방법이지 수행의 방법이 아니며, 오히려 정신과 신체를 퇴화시킨다는 것을 알게 되었다. 가장 중요한 것은 둘 사이에서 중도를 걷는 것이었다. 궁극적인 진리를 깨닫기 위해 한 나무 아래에서 바른 자세로 마음을 안정시켜 조용히 생각에 잠겼다. 선정*에 들어갔으며, 자신을 괴롭히려고 나타난 악마인 마라의 유혹을 극복했다. 드디어, 현실의 참된 본성을 통찰하게 되었으며 "깨달음을 얻은 사람" 즉, 붓다가 되었다.

붓다의 삶이 제시한 대로, 건강하게 먹는 방법과 궁극적인 통찰력 사이에는 연관성이 있다. 건강한 식사법은 붓다의 깨달음에 없어서는 안 될 것이다. 붓다는 인간의 존재에 대한 이해를 사성제로 요약하고 있다. 우리는

----
* 禪定, 한마음으로 사물을 생각하여 마음이 하나의 경지에 정지하여 흐트러짐이 없음.

사성제를 통해 먹는 것으로 인한 고생을 이해할 수 있게 된다.

첫 번째 진리, 고(苦) : 모든 인생은 고통이다.

첫 번째 진리로 음식에 대한 인간의 고뇌를 분명히 할 수 있다. 사랑하는 사람의 죽음, 신체의 부상, 그리고 직업이나 우정의 상실과 같은 인생에서 일어나는 많은 일들로 인해 우리는 커다란 고통을 받는다. 일상생활에서도 마찬가지로 고통을 겪는다. 운전 중에 누군가에게 항의조로 고함치는 소리도 듣고, 직장에서 야단도 맞고, 슈퍼마켓에서 계산하기 위해서 기다리면서 긴 줄을 서기도 한다. 때로는 먹는 것이 이런 고통을 견디는 방법이 되기도 한다.

우리는 즉석식품을 먹음으로써 힘든 경험을 한 자신에 대한 "보상"을 한다. 동시에, 이런 음식 때문에 속이 거북해져서 소화불량에 걸리기도 한다. 식이요법이나 다이어트에 대한 강박 때문에 마음이 변덕스러워지거나 심란해진다. 자신과의 약속을 지키지 못해 우울해지기도 한다. 우리는 고통을 달래려 시도하면서 건강에 좋지 않은 방법에 탐닉한다. 베트남의 선(禪) 선각자인 틱낫한 스님은 이런 딜레마에 초점을 맞추면서 말한다.

"우리는 어떤 특정한 음식을 먹는 데 마음이 끌릴 수 있다. 그런 음식을 먹으면 육

사성제

1. 첫 번째 위대한 진리, 고(苦): 모든 인생은 고통이다.
2. 두 번째 위대한 진리, 집(集) : 고통의 원인은 집착, 성냄, 미움 그리고 어리석음이다.
3. 세 번째 위대한 진리, 멸(滅) : 고통을 소멸할 수 있다.
4. 네 번째 위대한 진리, 도(道) : 고통의 소멸에 이르는 길은 팔정도(八正道)이다.

체적, 정신적으로 고통을 받는다는 것도 알고 있다. 그러나 어쨌든 우리는 스스로 탐닉하게 된다. 소화불량이나 부작용, 또는 심장병으로 고통을 받은 후에야 다시는 그렇게 하지 않겠다고 언약을 한다. 하지만 기회가 생기면 똑같은 실수를 반복한다."

건강에 해로운 음식을 자주 먹으면 결과적으로 곧바로 속쓰림 같은 신체적 고통으로 이어진다. 잘못된 습관으로 인한 장기적이고 만성적인 질환에 걸리기 쉽다. 육체적 고통으로 심리적 고통이 심화된다. 하지만 우리는 여전히 자신에게 해가 되는 음식으로 배를 채운다.

두 번째 진리, 집(集) : 고통의 원인은 무지와 집착이다

두 번째 진리와 연관해서 병아리 리틀(Chicken Little) 우화를 이야기하고 싶다. 도토리 하나가 병아리 리틀의 머리 위에 떨어지자 리틀은 하늘이 분명히 무너지고 있다고 생각했다. 리틀은 큰 소리로 비명을 지르며 달렸으며, 그래서 깃털을 가진 모든 친구들을 공포에 떨게 했다. 여우 록시는 리틀에게 여우굴로 들어오면 안전할 것이라고 설득했다. 무서워서 분별력을 잃은 리틀은 함정에 빠지고 있음을 알아차리지 못한다.

우리는 병아리 리틀처럼 우리의 주변 세상과 그 안에서 자신의 상황을 잘못 믿고 있다. 붓다는 "만물은 무상(無常)하다"고 가르쳤다. 그리고 영원히 계속되는 것은 아무 것도 없음을 우리는 머리로는 알고 있다. 머리가 텅 빈 병아리들처럼 우리는 주변을 맴돌고 있으며, 윤회(輪廻)로 알려진 덧없는 세상사에 집착하고 있다. 늙고 병드는 것은 어쩔 수 없는 일임에도 불구하고, 우리는 이런 고통을 피하기 위해 온갖 짓을 하고 있다. 일생 동안 좀더 젊은 몸매를 갈망하면서 성형을 하거나 식사를 제한해 보기도 한다. '무상'의 진리를 받아들이지 못한 탓에 온갖 잘못된 생각으로 고통을 받고, 그래서 쉽사리 여우굴에 빠지고 마는 것이다.

삼사라*는 우리 모두가 경험하는 것이라는 점에서는 현실이다. 도토리 하나가 이마에 부딪치면 우리는 분명히 아파서 비명을 지를 것이다. 하지만, 병아리 리틀의 이해력 범위(리틀이 고개를 들어 제대로 하늘을 쳐다보기만 했으면 좋았을 텐데!)를 초월해서 존재하는 완전한 세계가 있듯이, 삼사라 이상의 어떤 것이 있다. 그것은 우리가 평생을 시스티나 성당(바티칸의 교황 예배당) 안에서 보내는 것과 같다. 우리는 벽화가 그려진 천장이 하늘이라고 확신하고 있지만, 그저 바깥으로 나오기만 해도 진짜 하늘이 우리 위로 어마어마하게 펼쳐져 있음을 알게 될 것이다.

윤회의 굴레 속에 있는 것은 사람이나 동물뿐만은 아니다. 불교에서는 모든 생명이 업인(業因)에 따라 윤회하는 길을 여섯 경계(境界)**로 분류한다. 각 경계에는 지옥, 축생, 아귀, 인간, 아수라, 천상의 존재들이 떠돌고 있다. 이런 생명체들이 자신들이 떠날 수 있음을 모른 채 비좁은 시스티나 성당 안에 꽉 들어차 있다고 상상해보자. 당연히 모든 존재는 고통스러워할 것이다. 많은 사람들은 인간으로 삶을 살다가 끝이 난다고 생각하지만 불교의 세계관에서는 인간은 무수한 세월에 걸쳐 거듭 태어난다. 전생에 우리는 이런 각 경계의 생명체였던 것이다.

우리는 내세에서 인간이나 병아리와 같은 존재가 될 것인가? 카르마

---

* 윤회, 환생을 뜻하는 산스크리트/팔리어.

** 지옥(地獄), 축생(畜生), 아귀(餓鬼), 인간(人間), 아수라(阿修羅), 천상(天上).

(karma, 업業), 즉 인과응보(因果應報)에 따라 인간은 다시 태어난다. 하나의 행위는 원인이 없으면 일어나지 않으며, 일단 일어난 행위는 반드시 어떤 결과를 남기고, 다시 그 결과는 다음 행위에 크게 영향을 미친다. 그런 원인·행위·결과·영향을 통틀어서 카르마라고 한다. 우리는 이승에서 행한 바에 따라 내세에서 보상을 받거나 벌을 받는다. 예를 들어 여우 록시는 병아리 리틀을 속였을 때 부정적인 카르마가 쌓여서 이승에서 조류 인플루엔자에 걸려 고통을 받을 수도 있다! 여우 록시는 틀림없이 내세에서 자신의 행위에 대한 결과로 영향을 받을 것이며, 아마도 지옥도에서 다시 태어날 것이다.

우리가 덕있게 살면서 상당한 공덕이나 좋은 카르마를 쌓으면, 천상도에서 신으로 태어날 것이다. 불교도들은 천상계를 더 없이 행복한 무(無)의 상태라고 말한다. 티베트 불교학의 대가인 로버트 서먼*은 이를 백만년 동안 소용돌이치는 거품욕조 안에 있는 것에 비유한다. 여전히 인간은 윤회에서 벗어나지 못하고 있다. 인간의 삶은 아늑해서 만족감을 느끼면서 자신의 카르마 공덕을 소진해버린다. 인간은 거듭 태어날 운명을 갖고 있기 때문에, 더 나쁜 경계로 떨어질 수 있고, 고통 속의 인간도(人間道)로 되돌아올 수 있다. 신이든 한 마리 개미든 이러한 고통의 굴레 속에 있다는 점에서는 닮았다.

건강하게 먹기가 어렵다는 것을 설명하는 데에 카르마와 윤회를 이용할 수 있다. 확실히 일종의 '음식 카르마'가 있기는 하다. 우리가 먹는 음식

---

* Robert Thurman, 컬럼비아 대학 교수이자 달라이 라마에 의해 불교 승려로 인정받은 미국 불교계의 원로.

은 우리의 몸에 현저한 영향을 미친다. 때때로 우리는 천상계에 있는 듯 느끼며, 매일 운동도 하고 영양가 있는 음식을 먹을지도 모른다. 하지만 직업이 바뀐다면 식사를 준비할 시간이 줄어들지도 모른다. 다리를 다쳐서 몇 달 동안 조깅도 할 수 없을 때도 있다. 건강에 좋지 않은 습관에 다시 빠져들 수도 있고 음식과의 투쟁도 결코 결실을 맺지 못할 수도 있다.

　인간은 먹는 문제로 고통을 받는 유일한 존재는 아니다. 동물들도 황야에서 먹을 것을 충분히 구하지 못할 때가 아주 많다. 아귀도의 아귀들은 최악의 상태이다. 불교 문헌에서 그들은 작은 입, 길고 가느다란 목, 그리고 이상하게 부풀어오른 배를 가진 절망적인 존재로 묘사된다. 그들의 굶주림은 만족을 모르지만 빵 부스러기 하나도 넘기지 못한다. 아귀들은 오로지 먹는 일만 생각하지만, 음식을 먹었다간 점점 더 고통에 빠져들게 된다. 우리 가운데 많은 사람들도 굶주린 아귀들과 결코 다를 바가 없다. 과식이나 과음으로는 고독이나 탐욕을 극복할 수 없다. 실제로 그렇게 하면 우리는 더욱 더 고통을 받게 된다.

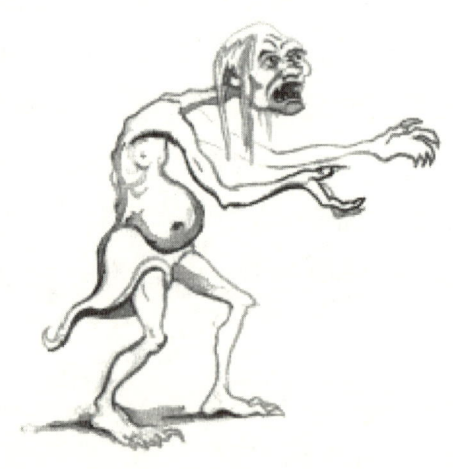

틱낫한은 이런 점에 대해 언급한다.

"현대사회에서 많은 사람들은 음식을 먹음으로써 마음의 위안을 찾는다. 자신에 대해 기분이 좋지 않을 때, 공허감이나 우울함을 느낄 때 냉장고를 향하거나 쇼핑몰을 찾아서 공허감을 채우고 고통을 잊으려 한다……. 감각기관을 즐겁게 함으로써 기분을 전환하려 하는 것이다."

어느 유명한 선(禪) 가르침을 보자. 가려운 데를 긁는 것은 만족스러운 일이지만, 가려운 데가 전혀 없는 것이 훨씬 더 좋은 일이다. 그러나 어떻게 그렇게 할 수 있을까? 우리가 밀크셰이크의 맛을 좋아하는 것은 부인할 수는 없다. 그리고 그것을 좋아하는 것은 잘못이 아니다. 우리를 고통에 빠뜨리는 것은 밀크셰이크를 먹으려는 필사적인 감정이다.

붓다는 우리들 인간이 어리석어 가려운 곳을 피가 나도록 긁어대기만 하기 때문에 윤회의 덫에 잡혀 있는 것이라고 가르쳤다. 인간은 쾌감에 집착하고 불쾌한 것을 피하려고 온갖 짓을 하기 때문에 결코 마음의 평화를 구하지 못한다. 자신의 욕구를 충족시키기 위해, 나쁜 카르마를 쌓게 해주는 행동을 하게 된다. 결과적으로 다시 태어나서 영원한 순환의 굴레에 들어가는데, 불교도는 이것을 12연기론(緣起論)이라고 부른다.

연기론을 통해 인간이 음식으로 고군분투하는 이유를 잘 이해할 수 있다. 감각을 가진 존재인 우리는 필연적으로 감각자극이나 인상을 경험할 수밖에 없다(초콜릿 냄새를 맡고 맛을 본다, 촉觸). 그 결과 느낌은 점점 커진다(초콜릿은 맛있다, 수受). 이런 느낌을 갖는 것을 피하지 못하고 거기에 집착하고 탐욕을 품는다(디저트로 초콜릿을 반드시 먹어야 한다, 애愛).

집착으로 고통이 따르는 행동을 한다(초콜릿 바를 게걸스럽게 먹어서 병에 걸린다, 취取). 끊임없이 자신의 감각작용을 억누르지 못하고 영원한 고통의 순환에 빠진다(다음 주에도 초콜릿 과자를 잔뜩 먹을 것이다, 유有).

자, 이런 모습은 처량해 보인다. 하지만 붓다가 건강한 식사를 위해 투쟁했고 이를 극복해서 마음에 평화를 얻었음을 기억하자. 우리 역시 붓다의 통찰력을 활용해서 어려움을 극복할 수 있다.

세 번째와 네 번째 진리 :
마음챙기기로 고통을 초월한다

세 번째 진리, 멸(滅) : 고통을 소멸할 수 있다

불교에서 보기에 인간은 일상생활에서 음식이 매우 중요하다는 것을 알려고 하지 않기 때문에 먹는 문제로 고통을 받는다. 이런 고통은 인간이 윤회의 굴레에 빠지는 것에 비유할 수 있으며, 실제로는 어마어마하게 넓은 우주의 아주 작은 모래알같은 문제일 뿐이다. 음식에 대한 인간의 욕구는 글자 그대로 피상적이다. 우리는 오직 식이요법으로만 몸매를 다듬을 수 있다고 생각한다.

병아리 리틀이 그랬듯이, 인간은 살면서 갖게 된 편협한 견해와 주변 환경에서 받은 영향력에 집착하다 보면 나무만 보고 숲을 보지 못하게 된다.

이제 우리는 병아리 리틀이 생각했던 것보다 하늘은 훨씬 더 넓고 안전하다는 것을 알게 되었다. 마찬가지로, 우리는 윤회의 굴레와 카르마에서도 벗어날 수 있다. 붓다의 세 번째 진리대로 고통은 소멸될 수 있다. 12연기론대로, 인간은 감각작용을 체험해 느낌이 일어나는 것을 막을 수 없다. 항상 초콜릿의 맛을 좋아한다. 이런 느낌에 너무 집착해 킷캣 초콜릿 바를 보면 자신을 억제할 수 없게 된다.

많은 사람들이 언제나 음식과 씨름하지만 마음먹은 대로 잘 안 되는 것을 알고 있을 것이다. 인간은 자신의 유전자와 문화를 바꿀 수 없기 때문에 고통 없이 건강하게 먹기란 불가능하다고 생각한다. 이것은 전혀 진실이 아니다. 우리는 먹는 것과 관련해서 전혀 문제가 없어 보이는 나의 친구 지앤 같은 주위 사람들을 기억해낼 수 있다. 이들은 과식을 자제할 능력이 있을 뿐만 아니라, 우선적으로 이런 욕구를 품지 않는 것 같다. 과연 그들은 다른 행성에서 왔을까? 그렇지 않다. 그들도 다른 사람들과 마찬가지로 집착을 갖고 있고 고통을 받는다. 하지만, 그들은 자신들이 가진 고통과 그 밖의 문제들을 줄이기 위해 건강하게 먹는 방법을 활용했다.

네 번째 진리, 도(道) : 고통의 소멸에 이르는 길은 팔정도이다

놀랍게도 지앤은 항상 마음을 챙기면서 먹는 것은 아니다. "난 케이크가 정말 좋아."라고 그녀는 인정한다. 그러나 그녀는 절에서 서원을 할 때, 팔정도(八正道)를 수행할 것을 다짐했다. 팔정도는 정견(正見, 바른 견해), 정사(正思, 바른 생각), 정어(正語, 바른 말), 정업(正業, 바른 행동), 정명(正命, 바른 직업을 바른 마음으로 유지), 정정진(正情進, 바르게 노력함), 정념(正念, 바르게 생각을 유지), 그리고 정정(正定, 바른 선정)으로 이루어진다.

지앤은 자신의 전체적인 삶에서 이 가르침을 수행했으며, 팔정도 수련을 통해서 자신이 먹는 것이 무엇이며 왜 먹는가에 대해 깊이 생각하게 되었다.

처음에 내게 팔정도는 너무 추상적이었다. 그래서 나는 지앤에게 각각의 단계를 설명해 달라고 부탁하고, 그것이 음식에 대해 건강한 마음가짐을 갖는데 어떻게 도움이 되었는지를 물어보았다.

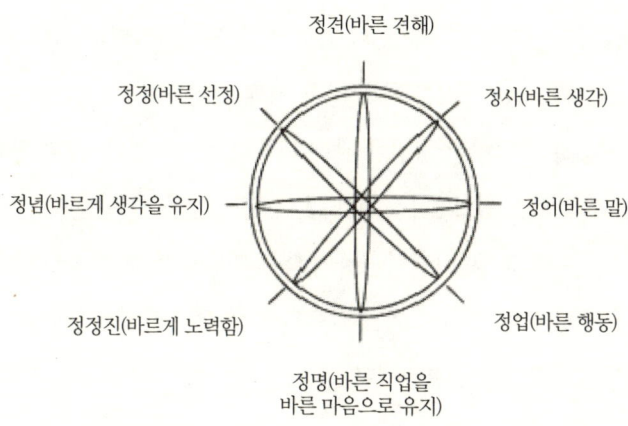

정견(바른 견해)

정정(바른 선정)   정사(바른 생각)

정념(바르게 생각을 유지)   정어(바른 말)

정정진(바르게 노력함)   정업(바른 행동)

정명(바른 직업을
바른 마음으로 유지)

정견(正見) : 바른 견해

비구니가 되기 전에 지앤은 불교에 관해 많은 의문점을 가졌다. 그녀는 말한다. "충타이 사원*의 비구니 주지와 마주앉아 4시간 동안 대화를 나눴지. 그 분은 끈기 있고 친절하게 기본적인 불교의 가르침을 설명해 주셨어." 일주일 뒤에 지앤은 꿈을 꾸었는데, 악몽이었다. 꿈 속에서 그녀는 먹

----

* 대만의 유명한 불교사원.

음직스러운 케이크 몇 조각을 후딱 먹어야 하는가 하는 문제로 씨름하고 있었다. 사성제의 진리를 기억하면서 그녀는 굴복하지 않았다. 탐욕으로 유발된 행동, 즉 게걸스럽게 먹거나 슬쩍 먹는 것은 자신의 고통을 끊이지 않게 할 뿐이라 생각했기 때문이었다. 꿈에서 깨어났을 때 그녀는 바른 결정을 내렸다고 생각했다.

정어(正語) : 바른 말

예전에 지앤은 집에서 음식을 만들어서 친구들을 대접했다. 고기를 먹지 않는 한 친구가 메인 요리를 거절했다. 지앤은 화가 나서 '인간은 고기를 먹지 말아야 하는가' 라는 쟁점에 관해 논쟁하기 시작했다. 말할 필요도 없이 파티는 완전히 망쳤다. 지금, 그녀는 경박한 말을 하려 할 때 스스로를 억제한다. 친구들의 용모나 식습관에 대해 거슬리는 말을 해서 이들에게 상처를 주려 하지 않는다. 정어를 익힘으로써, 그녀 자신의 불안감이 줄어들었고 대인관계도 많이 좋아졌다.

정사(正思) : 바른 생각

예전에 지앤은 자신이 좋아하는 만화 주인공인 고양이 가필드처럼 음식을 대했다. 라자냐 한 접시를 주문하면 게걸스럽게 먹거나 이 요리가 제대로 된 맛을 내는지만 생각했었다. 지금은 젓가락을 들기 전에 잠시 멈춘다. 그리고 곰곰이 생각한다. "이 음식은 어디에서 왔을까? 내가 이 음식을 먹을 자격이 있을까? 내가 필요한 만큼만 먹어야지." 결과적으로 그녀는 과식을 하지 않고 건강한 선택을 하게 되었다.

정업(正業) : 바른 행동

인간이 하는 모든 행동은 다른 존재들에게 영향을 끼친다고 지앤은 설명해 주었다. 음식을 사서 요리를 하는 것도 자비심을 보이는 기회가 된다. 정업에 이끌려서 지앤은 자신의 삶에 변화를 주었다. 특이하게 먹기 시작했고 채식주의자가 되었으며, 먹다 남은 음식을 낭비하지 않으려고 신경을 썼다. 모든 행동에 대해 스스로에게 물었다. "다른 사람들이 고통에서 벗어나려는 권리에 대해 내가 마음을 챙기고 있는가?"

정명(正命) : 바른 직업을 바른 마음으로 유지

지앤은 대만에 있는 그녀의 사원을 소개하는 DVD 한 장을 나에게 주었다. 이 DVD에는 아름다운 유기농 채소정원이 있고, 현지에서 나오는 산물을 사원에서 사들이고 있다. 몇몇 농부와 친하게 지내던 그녀는 깨달았다. "유기농 작물을 재배하는 농부들은 정명을 실천하고 있다"는 것을. 농작물에 화학약품을 뿌리는 사람들만큼 돈을 벌지는 못하지만, 다른 사람들에게 해를 끼치지 않는 방식으로 이 농부들은 생계를 꾸려간다. 그녀의 사원은 농부들로부터 과일이나 채소를 사들여 "정명"을 지원하고 있다.

정정진(正情進) : 바르게 노력함

많은 사람들이 변덕스럽게 불평의 소리를 내는 배를 갖고 있다. 하지만 지앤은 자신의 탐욕을 끊임없이 극복하려고 노력하며, 새로운 탐욕이 생기지 않게 하려고 노력한다. 언제나 음식을 먹기 전에 세 가지 묵상을 마음 속으로 암송한다. "처음에 음식을 씹으면서 모든 악행을 버리기를 서원한다, 두 번째로 음식을 씹으면서 모든 선한 행위를 할 것을 서원한다. 세 번째로 음식을 씹으면서 모든 감각 있는 존재들을 구제하기를 서원한다."
그녀는 더 이상 짜거나 단 음식을 받아들일 수 없음을 알고 있다. "나의 몸
은 바뀌었고, 그래서 지금은 짜거나 단 음식을 먹어도 좋은 느낌이 들지 않
아. 중국에서는 소화불량에 걸렸을 때 '당신 뱃속에 불(탐욕)이 났다'고 하
지. 그게 바로 나의 느낌이야!"

정념(正念) : 바르게 생각을 유지

지앤의 스승인 유각법사*는 가르친다. "네가 어디에 있든지, 너의 마음
이 있는 곳에 네가 있는 것이다." 그녀는 설명해준다. "네가 먹고 있지만
마음이 식당에 있지 않으면 너는 단지 먹고 있을 뿐 마음을 챙기고 있지 않
은 것이지. 음식이 좋든지 나쁘든지, 넌 그것을 평가할 수 없어. 너는 깨달
아야 해. 음식이 짠가? 음식이 단가? 그런 평가를 하지 말고 그저 깨달아
야 한다는 거지. 두 번, 세 번 생각해봐. 그러나 너무 많이 생각해서는 안
돼."라고. 정념은 완전한 깨달음과 순간에 머무는 것을 의미한다. 그녀는
식사를 마친 뒤에 자신이 해야 할 일을 생각하지 않는다. 그녀는 씹을 때
마다 씹는 데에만 집중하고 있다. 그녀는 말한다. "마음을 챙긴다면 너는
이 음식을 먹을 자격이 있으니, 따로 애쓸 이유가 없지."

정정(正定) : 바른 선정(禪定)

지앤은 "음식 해탈"의 경지에 이르지는 못했다. 여전히 탐욕을 갖고 있
으며 때때로 케이크를 찾는다. 하지만 팔정도를 수행해서 평온한 마음이

---

* 惟覺法師, 충타이 사원의 설립자.

점점 증진되고 있다. 팔정도의 마지막 단계인 정정은 흔들림 없이 마음을 하나의 대상에 집중시키는 수행을 말한다. 명상을 통해 지앤은 음식을 먹는 방법을 포함한 자신의 삶의 모든 면에서 스스로 마음의 평화를 구하고 있다. 그녀가 생각하는 방식은 내가 보기엔 아주 신기했다. 확실히 패션업계에서 일하는 나의 친구들은 이런 식으로 먹거리에 접근하지 않았다.

불교의 전문용어와 관념은 독자들에게도 역시 이상하게 들릴 수 있다. 하지만, 먹는 것에 대해 건강한 마음가짐을 얻기 위해 절에서 살면서 팔정도를 수련할 필요는 없다. 다음에는 독자가 관심을 기울일 만한 불교에 관한 질의응답을 서술했다.

(1) 탄트라 불교, 티베트 불교 그리고 선종 같은 여러 부류의 불교에 관해 들은 적이 있는데, 이런 부류의 전통 방식에서 팔정도의 역할은 무엇인가?

팔정도는 쇼핑목록이 아니며, 일정한 항목을 점검하기만 해서는 고통에서 벗어날 수 없다. 해탈을 구하는 대신에 '우리의 목표는 케이크 하나를 먹는 것'이라고 가정하자. 밀가루, 설탕, 버터, 달걀 등 필요한 재료를 구하고 나면 케이크를 전부 만든 듯하다. 그러나, 단순히 이런 재료를 들고 부엌에서 서 있다고 해서 "블랙 포리스트 토르테(명품 케이크)"가 만들어지지는 않는다. 이에 더해서, 케이크를 구하는 데에는 여러 가지 방법이 있다. 제과점에서 하나 살 수도 있고, 집으로 주문배달해 살 수도 있고, '케이크워크'*에서 상품으로 케이크를 받을 수도 있다.

이와 마찬가지로 불교에서 윤회라는 미혹의 세계에서 벗어나는 데도 여

* 걷는 스텝과 몸동작을 평가하여 우승자에게 선물로 케이크를 주는 행사.

러 가지 방편이 있다. 불교의 여러 수행기관에서도 다양한 방식으로 팔정도에 접근하는 법을 강조하고 있다. 수행자들은 붓다의 이름을 찬송하거나, 명상을 하거나, 절에 공양을 마련하거나, 탄트라의 심상(心象)을 하기도 한다. 하지만, 각각의 이런 방편으로 고통에서 벗어난다는 목표에 궁극적으로 동일하게 이르게 한다. 선종과 티베트 불교의 스승들은 케이크를 마무리하는데, 이들의 케이크는 팔정도라는 똑같은 재료로 만들어지지만 이들은 여러 가지 방식으로 케이크를 구한다.

(2) 수많은 방편 중에서 마음의 평화를 얻는 최선의 방편을 알고 싶다면?

불교의 전통 방식에서 성경에 해당하는 책자는 없다. 오히려, 많은 중요한 경전들이나 붓다의 말씀을 제자들이 서술한 경전들이 있다. 7세기 선종 제6조 혜능의 말씀을 서술한 『육조단경』과 같은 존경받는 선사들의 집필들이 널리 읽히고 있으며, 달라이 라마 같은 고승들의 가르침을 서술한 많은 책자에서 수행자들은 쉽게 이해하는 데에 도움을 받게 된다.

『묘법연화경』은 가장 중요하고 감화력 있는 경전 가운데 하나다. 2세기에 인도에서 발원되어 여러 다른 승원에서 번역되었으며 아시아를 걸쳐서 널리 알려졌다. 『묘법연화경』의 근본취지는 보편성에 근거를 두고 있다. 즉 "모든 사람은 깨달음의 경지에 이르러 성불(成佛)할 수 있다."는 것이다. 『묘법연화경』에서 붓다는 "고통에서 벗어나려는 인간의 수행은 각 개인의 필요성과 이해 능력(根機)에 따라서 다르다."고 가르친다. 지앤처럼 사원에서 살면서 가장 잘 적응하는 사람들도 있고, 홍콩에 사는 우리 할머니처럼 특별한 불교의식에서 공양을 마련해 마음을 표현하는 사람도 있다. 가르침이 자신의 삶과 가장 관련이 깊을 때 우리는 가장 잘 터득하게 된다. 지앤의 방식은 우리 할머니와 매우 다른 듯하지만, 두 가지 방식 모두 붓다의 깨달음을 성취하는 하나의 실천 방편을 표명하는 것이다.

붓다는 이런 개념을 예증하기 위해 '불난 집' 우화를 말씀하셨다. 이런 붓다의 교법을 이해하면서 현재 우리 주변 환경에 맞추어서 이 우화를 소개하려 한다. 여러 명의 어린 자녀들과 함께 대저택에서 살고 있는 부유한 할리우드의 어떤 영화제작자가 있다고 가정해 보자. 어느 날, 캘리포니아의 덤불숲에서 불이 났다. 불은 빠른 속도로 자신의 저택 쪽으로 번졌다. 제작자는 불꽃을 보면서, 자신은 집 밖으로 나와서 안전하게 피신할 수 있음을 알고 있었다. 하지만 그의 아이들은 저택 안에 있었으며, 비디오 게임에 완전히 몰두하고 있었다. 아이들은 자신들의 생명이 위험하다는 것을 알지 못했다. 불꽃은 아이들에게 가까이 번졌지만, 그들은 피신할 생각을 하지 않았다!

아이들이 있는 곳으로 가서 비디오 게임 컨트롤러를 빼앗고 한꺼번에 모든 아이들을 안전하게 저택 밖으로 데리고 나올 수 있을지를 판단해 보았다. 하지만, 아이들을 모두 구할 수는 없고, 또 자신의 생명조차 위험하다고 판단했다. 제작자는 아이들을 재빨리 집 밖으로 나오도록 조치를 취해야 했다, 그래서 확성기를 잡고서 큰소리로 외쳤다. "얘들아, 당장 집 밖으로 나와라!" 아이들은 아버지의 말을 듣지 않는 버릇이 있어서 이 말을 들은 척도 하지 않았다.

아이들이 위험에서 빠져나오게 하기 위해 최고의 방법을 찾아야 한다는 것을 깨달았다. 제작자는 확성기를 다시 잡고 이번에는 큰 소리로 발표했다. "얘들아, 빨리 밖으로 나오렴! 아빠가 너희들에게 줄 멋진 새 장난감들을 갖고 왔어." 아이들은 긴 의자에서 나는 듯이 뛰쳐나와 집 밖으로 나왔다. 그들은 안전하게 피신했으며, 아버지는 안도의 한숨을 쉬었다.

아이들은 약속한 장난감을 찾으려고 헛되이 주위를 둘러보았다. 실제로 제작자가 장난감을 사지 않았지만, 그가 거짓말을 한 건 아니라고 붓다는 설명한다. 아이들에게 보물이 집 밖에 있다고 말함으로써, 아버지는 아이들을 화재에 의한 사고에서 구해냈다. 아이들은 어리석었기 때문에, 불이 난 집에서 피신해야 하는 이유를 알지 못했다. 하지만 일단 그들은 밖으로 나와서 불길이 창문 밖으로 솟구치는 것을 보았으며, 계속 집에 있었으면 무시무시한 재앙에 직면하게 되리라는 것을 깨닫게 되었다. 지금 그들은 햇볕을 쬐면서 해변을 바라보고 있다. 비디오 게임을 하는 것보다 훨씬 좋지 않은가! 제작자는 자신의 아이들이 고통에서 벗어날 수 있도록 하기 위해 상책의 방법을 활용한 것이다.

제작자의 아이들처럼 인간은 불난 집에 얽매여 있다고 붓다는 말한다. 고통은 인간에게 점점 가까이 다가오지만, 인간은 깨닫지 못한다. 인간은 다시 태어나는 것을 믿지 않을 수 있지만, 나이가 들 때 그리고 사랑하는 사람들이 아플 때 인간은 죽음과 고통을 받게 될 것이다. 하지만 인간이 벗어나기 위해 불교는 여러 가지 방편을 제시한다. 어떤 면에서 이런 모든 방법은 깨달음을 성취하는 하나의 실천 방편이며, 인간을 불타는 집에서 안전하게 밖으로 나오게 해주고, '깨달음에 이르는 경지'를 향해 수행하는 데 도움을 준다.

(3) 선종(禪宗) 전통방식에서 마음챙기기는 무엇인가?

선불교에서는 삼라만상의 진리를 말로 표현할 수는 없으며, 직접 체험으로 알 수 있을 뿐임을 강조한다. 깨달음에 이르는 길은 지적인 경전 공부나 종교적인 의식을 통해서가 아니라 인간 내성의 붓다 성품과 직접적인 만남을 통해 찾는다. 명상과 마음챙기기 수행으로 인간은 자신의 일상적인 삶에 대한 통찰력을 완성할 수 있다. 오로지 진심으로, 그리고 모든 순간마다 완전한 노력을 하면 그것으로 충분하다고 서양에서 선종의 가장 영향력 있는 스승 가운데 한 명인 스즈키 슌류*는 말한다. "인간의 일상적 행위 밖에서 해탈은 없다."라고.

"선(禪)"을 일본어로 문자 그대로 번역한 말은 "명상"이므로, 매일 몇 시간 동안 조용히 앉아서 명상을 하면 선 수행을 할 수 있다고 생각해도 좋다. 실제로, 명상은 인간이 하는 모든 일에 완전한 깨달음을 생기게 하는 과정이다. 베트남 선사 틱낫한 스님은 말한다. "설거지는 마음을 챙기는 명상을 수련하는 단순하지만 심오한 방법이다. 누군가 어떤 잡념 없이 다음에 씻을 그릇조차 생각하지 않고 접시 하나를 닦고 있을 때, 그는 명상을 하고 있는 것이다. 그러면 아주 즐거울 수 있다."

선 수행자가 스승에게 질문하는 자주 반복하는 이야기가 있다. "선사님, 깨달음은 무엇인가요?" 선사가 답한다. "배고플 때 먹고, 피곤할 때 자는 것이지." 우리는 매일 그렇게 살고 있는 듯하지만, 실제로 우리는 그곳에 있지 않기 때문에 실제로 그렇게 하고 있지 않다. 인간은 어떻게 실제로 느끼는지를 깨닫지 못한다, 그래서 자신의 신체를 건강하게 규제하지 못한다. 선종 수행의 목적은 자기 자신을 버리는 것이 아니다. 인간의 수행은 생각이나 느낌이 생기는 대로 그것들을 깨닫는 것이며, 이런 생각이나 느낌대로 어쩔 수 없이 행동하지 말아야 한다.

----

* 鈴木俊隆, 일본의 선 승려.

(4) 나는 바쁜 사람이고 가족도 있으며 일주일에 5일을 직장에 다니는데, 어떻게 마음을 챙길 수 있을까?

후지산의 작은 움막에서 홀로 수행하는 것이 최선인 사람들도 있다. 하지만, 선불교의 근본 중의 하나는 모든 존재들은 붓다의 본성(佛性)을 지니고 있다는 것이며, 그래서 어디서 무엇을 하든지 해탈을 얻을 수 있다. 세속에서 살면서 마음챙기기에 익숙해질 수는 없다고 생각할 수 있다. 약 2천년 동안이나 가장 대중적인 불교 경전 중 가운데 하나로 꼽히는 『유마힐경』은 누구든지 할 수 있음을 강조하고 있다. 이 경전은 특히 주목할 만하다. 왜냐하면 평신도들도 비구나 비구니와 같은 수준으로 고통에서 벗어날 수 있음을 확신하게 해주기 때문이다.

유마힐*의 생활방식은 수도승과는 전혀 다르다. 그는 가족과 하인들을 거느리고 도시에서 살았으며, 성공적으로 사업을 운영했고 호화로운 장신구로 치장하고 있다. 많은 사람들이 그렇듯이 그도 스포츠 경기를 보거나 카지노에 가기도 한다. 탐욕과 욕망을 부추기는 환경을 자주 접해도 그는 결코 이런 현혹에 굴복하지 않는다. 포커 칩을 잡더라도, 그는 깊게 호흡하면서 자신의 마음 속에 생기는 생각에 집중한다. 마음챙기기를 함으로써 유마힐은 범죄들과 도박을 하거나 어울려도 나쁜 길로 빠지지 않으며, 놀이를 통해 사람을 교화하고 있다. 그래서 그의 지혜는 붓다의 가장 가까운 몇몇 제자가 가진 지혜를 능가한다.

유마힐이 언제나 윤리적으로 행동했다는 말은 아니다. 바로 마음챙기기가 첫 번째 열쇠라는 말이다. 우리가 진심으로 마음챙기기를 수련하면 일

----
* 부처님의 재가신도. 중인도 비야리성의 장자(長者)로서 속가에 있으면서 보살 행업을 닦은 이.

상의 버릇이 바뀌게 된다. 그렇다고, 현시점에서 깨닫기 위해 현대의 모든 편의시설을 포기할 필요는 없다. 유마힐의 사례를 따라서, 우리가 살아가면서 활동할 때 자신의 마음 안에서 생기는 감각작용을 알기 쉽게 인식해야만 한다.

(5) 어떻게 마음챙기기를 수련할까? 어떻게 마음을 챙기면서 먹을 수 있을까?

일상생활에서 많은 사람들은 동시에 두 가지 이상의 일을 하곤 한다. 컴퓨터로 일을 하면서 친구와 대화를 한다. 식사를 하면서 신문이나 TV를 본다. 기차가 오기를 기다리면서 비디오 게임을 하거나 전화를 한다. 우리는 육체적으로 뭔가를 하지 않고 있더라도, 우리의 생각은 미래를 향한 꿈이나 과거에 대한 회상에 빠져든다. 여러 가지 일을 동시에 하는 것이 우리 사회에서 능률을 최대화하기 위한 가치 있는 방법인 양 여겨진다. 그래서 끊임없이 일어나는 자극적인 일에 몰두하는 버릇이 있다. 실제로 자신의 주위의 상황으로 바쁘기보다는 오히려, 우리가 느끼는 공허감을 채우는 데 몰두하고 있다.

우리는 머무르지 않으면 고통을 받는다. 우리는 부주의함으로써 자신과 다른 사람들에게 해를 끼친다. 단순한 예로, 많은 사람들이 요리를 하거나 설거지를 하면서 전화로 대화를 나눈다. 그럴 때 마음을 챙기지 않으면 화가 나서 접시를 깨뜨릴 수도 있다. 마음을 챙기지 않은 행동 때문에 종종 교통사고나 산불 등 심각한 결과가 발생하고 있다. 인간이 항상 주의산만에 깊이 빠지지 않으면, 명백하게 인간의 많은 불행을 막을 수 있다.

다행히도 우리는 이런 사태를 막을 수 있다. 우리 모두는 효과적인 마음챙기기의 한순간을 체험했다. 우리는 자주 게걸스럽게 먹을지도 모르지만, 때때로 한 번 한 번 씹는 것을 신중하게 의식하면서 먹는 때가 있다. 틱낫한 스님은 너댓 살 무렵의 특별한 케이크를 회상하면서 말한다.

어머니는 시장에 가실 때마다, 콩 밀가루 반죽으로 만든 케이크를 사다 주셨다. 어머니가 돌아오시기 전에 나는 달팽이와 조약돌을 갖고 놀곤 했다. 어머니가 돌아오시면 나는 정말로 행복했다. 어머니는 내게 케이크를 꺼내주시곤 했다. 케이크를 먹으러 정원으로 갔으며, 그것을 빨리 먹지 않아도 된다고 생각했다. 천천히, 아주 천천히 맛을 보면서 먹고 싶었다. 케이크의 달콤함을 입 안에서 만끽하려고 가장자리에서 떼어낸 작은 조각을 씹으면서 푸른 하늘을 올려다보곤 했다. 아래로는 개를 바라보고, 고양이를 바라보았다. 이것이 내가 케이크를 먹은 방식이며, 그렇게 먹는 데에는 30분이 걸렸다. 명예, 자존심, 이익 따위는 걱정도 하지 않았다……. 그런 이유로 어린 시절의 케이크는 내게 잊을 수 없는 커다란 추억이다. 특별한 것을 탐내지 않고, 어떤 일이든지 후회하지 않고 있다면, 우리 모두는 이처럼 순간순간을 살고 있는 것이다. 그러면, "내가 누구일까?" 그리고 "지금 우리가 이렇게 케이크를 먹을 수 있을까?" 하는 철학적인 의문점에 해답을 얻을 수 있을 것이다.

인간이 하는 모든 행동에 따라서 고통을 받을 수도 있으며, 고통에서 벗어날 수 있는 기회도 생긴다. 먹는 것은 마음챙기기를 실천하기 위한 강력한 수단이다. 왜냐하면 우리는 날마다 하루에 적어도 세 번은 먹기 때문이다. 틱낫한 스님은 다음과 같이 쓰고 있다.

인간의 분노, 좌절, 절망은 자신의 신체와 자신이 먹는 음식과 밀접한 관계가 있다. 화를 내거나 격렬해지는 것을 방지하기 위해 음식을 먹고 체내 섭취하는 데서 자신의 전략을 만들어내야만 한다. 먹는 것은 문명의 한 측면이다. 인간이 음식을 재배하는 방식, 먹는 음식의 종류, 먹는 방법은 문명과 밀접한 관계가 있다. 인간이 선택하는 바에 따라서 마음의 평화와 고통에서 벗어날 수 있기 때문이다.

세 번째 진리에 따르면 고통을 멸할 수 있다. 우리 모두가 마음을 챙길 수 있는 근본을 지니고 있음을 실감하면 세 번째 진리를 이해할 수 있다. 모든 사람이 행복을 추구하는 바대로, 인간은 누구든지 마음을 챙길 수 있는 능력을 갖고 있다. 우리가 이 시점에서 육체적으로, 영적으로, 정신적으로 활용하는 데 최선을 다하면 우리의 먹는 방법을 포함해 삶의 모든 면에서 더욱 더 건강한 전망을 증진시킬 수 있다.

(6) 마음챙기기를 수련하면 무슨 효과를 얻을 수 있나?

우리가 유마힐처럼 자신의 전부를 마음챙기기 수련에 집중한다면, 언제 마음 속에서 해로운 느낌이 생기는지를 알 수 있을 것이다. 대기실이나 계산대 복도에서 잡지를 팔랑거릴 때, 우리는 실제로 우리가 잡지 속 이미지에 어떻게 반응하고 있는지 깨닫지 못할지도 모른다. 나중에야 구체화된 생각들은 우리를 괴롭힌다. 하지만 그 고통의 뿌리는 알지 못한다. 잡지를 넘기면서 완전히 머무른다면, 그때는 우리 마음 속에서 일어나는 감정을 인식할 수 있게 된다. 우리는 고통받고 있음을 알고, 마음챙기기를 통해 이런 고통을 자신감으로 바꿔놓을 수 있음을 알 수 있다. 이런 고통이 존재한다는 것을 깨닫고 있기 때문에 심지어는 미소를 지을 수도 있다. 하지만 이런 상황에 빠져들 필요는 없다. 매일 활동을 하면서 그때의 순간순간에 머무른다면, 충분한 깨달음을 발견할 것이다. 깨달음에 이르는 방편 중 이 것보다 더 중요한 것은 없다.

겉보기에는 쉬운 수련이지만 처음에는 도전적인 일이다. 왜냐하면 우리는 순간에 사는 데에 익숙하지 않기 때문이다. 그러나, 몇 분 동안이라도 마음을 챙기려 노력하면 진실로 특별히 중요한 일을 얻게 된다. 우리는 여전히 매일 물을 끓이고 시리얼을 쏟아부을지도 모른다. 하지만, 이제 우리는 아침식사를 준비하면서 모든 행동과 말, 그리고 생각 하나하나를 감지할 수 있어야 한다. 예전과 똑같이 속세의 일을 하고 있지만 우리의 이해력은 점점 더 깊어진다.

내 친구 지앤이 완전히 달라졌음을 기억하고, 그녀의 행동이 다른 사람들에게 어떤 영향을 주었는지를 알기 바란다. 그녀는 주의를 기울이고 감사하는 마음으로 모든 행동을 하는 데 최선의 노력을 했다. 그녀의 마음은 차분해졌으며 탐욕은 그녀를 지배하지 못했다. 지앤처럼 언제나 지나가는 순간에 머물게 되면 성내는 일은 없어질 것이다. 우리의 어려움을 극복하기 위한 자신감과 지혜를 발견할 것이다.

(7) 불교신자가 아니어도 마음챙기기를 수행할 수 있을까?

불교신자가 아닌 많은 사람들이 자신들의 삶에 불교의 가르침을 반영하고 있다. 오늘날, 의사들은 환자들에게 육체적이고 정신적인 고통을 극복하는 데 도움을 주기 위해 마음챙기기라는 불교의 전통방식에 뿌리를 둔 치료법을 개발하고 있다. 1979년에 존 카밧진은 매사추세츠 의료센터 대학에 스트레스 해소 클리닉을 설립했다. 여기서는 환자들에게 매 순간 감각작용에 집중하면서 판단하지 말고 그대로 받아들이면서 불안과 아픔을 이겨내라고 가르친다. 우울증으로 고통받는 환자들을 돕기 위해 진델 시걸, 마크 윌리엄스, 그리고 존 티스데일은 다른 형태의 이런 치료법을 발전시켰다. 수전 앨버스는 환자에게 자신의 먹는 행동을 받아들이고 감지하는 방법을 가르치면서 식사 문제로 질환에 걸린 사람들을 돕고 있다. 이런 여러 가지 치료법이 많은 성공을 거두었으며, 마음챙기기와 의학의 관계를 연구하는데 더욱 더 박차를 가하고 있다.

불교의 교법과 분리해서 마음챙기기를 수련할 수도 있다. 분명하게 순간에 머무는 것을 스스로 훈련할 수 있고 자신의 생각을 집중할 수 있다. 그러나, 마음챙기기의 기본을 깊이 이해하지 않고서 마음챙기기를 삶의 한 부분으로 정착시키기는 어려울 것이다. 가장 효과적으로 수련하려면 불교의 가르침을 이해하는 것이 중요하다.

그러나, 마음챙기기를 수련하기 위해 불교 신자가 되거나 불교용어 속에서 생각을 하라는 말은 아니다. 마음챙기기 수련은 각자의 이해력과 조화를 이루어야 한다. 불성(佛性)을 우리 마음 속에 있는 타고난 선성(善性)처럼 생각해도 좋다. 불교의 우화를 활용하는 대신에, 현재 일어나는 일을 통해 마음챙기기를 이해해도 좋다. 외워야 할 규칙은 없다. 지나치게 분석할 필요도 없다. 마음챙기기는 바로 매 순간순간에 사는 것을 의미한다.

거울이 맑은 것은
먼지와는 아무런 관계가 없다네
먼지를 없애려고 왜 그토록 열심히 일하시나?
그저 모든 순간을 즐기시게.
저녁식사를 마치면, 차 한 잔 드시게.

지금 당장은 마음챙기기의 개념을 파악하기 어려울 수도 있다. 불난 집에서 피신한 아이들처럼, 우리는 밖으로 나가기 전까지는 얼마나 많은 고통을 받았는지를 알지 못한다. 이어서, 불교의 관념을 소개해서 마음을 챙기는 식사법과 어떻게 관련되어 있는지를 설명하겠다. 이 책을 읽고나면, 이런 관념이 일상적으로 먹는 음식과 어떻게 관련되는지를 새롭고 깊은 이해력으로 느낄 수 있을 것이다. 마음챙기기의 지혜는 직관에 의해 얻어지며, 그러므로 자신의 몸과 마음을 건강하게 유지해야 하는 또 다른 이유를 알게 된다.

무아와 공존

북아메리카에서 가장 인기 있는 다이어트 잡지 중에 「셀프」(Self, 자아)라는 잡지가 있는 것은 우연의 일치가 아니다. 개인의 자아를 강조하는 것은 서양식 사고방식의 특징이다. 우리는 다이어트를 자기 "자신"에게만 한정된 어떤 것이라고 생각한다. 그리고 우리의 몸의 주인은 우리 자신이므로 하고 싶은 대로 할 권리가 있다고 믿고 있다. 그 결과, 자신이 먹는 음식을 바라보는 각자의 동기는 이기적이다. 신체적 조건을 개선하기 위해 다이어트를 하지만, 여전히 이런 다이어트를 선택하는 것이 우리 몸에 이익이 된다고 여기고 있다.

「영양학과 건강」 같은 건강잡지도 체중감량에 초점을 맞추고 있다. 「셀프」도 식욕을 억제하거나 아름다운 다리나 몸매관리에 관한 기사를 거의 매번 싣고 있다. 앳킨스* 박사의 '4가지 원칙' – 체중이 줄어들 것이다, 감

---

* Robert Atkins, 일명 '황제' 다이어트라 불리는 고지방, 저탄수화물 식이요법을 창시한 사람.

소된 체중이 유지될 것이다, 좋은 건강을 얻을 것이다, 질병방지를 위한 불변의 반석을 쌓을 것이다 - 에서는 사성제를 찾아보기 힘들다. 인기 있는 살빼기 프로그램을 보면 항상 스트레스를 받게 된다.

우리는 우리 몸에 영향을 미치는 건 음식뿐이라고 확신한다. 저녁을 거르면 배가 고파서 고통을 느끼고, 신나게 패스트푸드를 먹고나면 속쓰림으로 고통을 느낀다. 누군가가 대신에 다이어트를 해줘서 우리가 큰 이득을 얻을 수 있다면 얼마나 좋을까. 하지만 "다른 사람이 대신 해줄 수는 없다." 그렇다. 지나치게 먹으면 그렇게 먹은 사람이 배탈이 나는 것이다.

만일 불교신자가 다이어트 잡지를 펴낸다면, 잡지명을 「노-셀프」(No-Self, 무아無我)라고 할 것 같다. 불교신자의 입장에서, 인간이 덧없음(무상, 無常)과 무아의 통찰력을 지니고 있으면 다른 사람들에 앞서서 자기 자신을 먼저 생각하지 않을 것이다. 무아란 '내가 이 세상에 있지 않으며 아무 것도 존재하지 않는다'가 아니라 '영원하고 불변한 자아는 없다'는 뜻이다. 인간이 생각하기 쉬운 대로, 자신의 신체에서 "머리, 어깨, 무릎 그리고 발가락"이라는 개념이 영원한 것은 아니다.

많은 사람들이 무아라는 개념을 이해하기 어려워한다. 다음과 같이 생각할 수도 있다. 자아가 존재하지 않는다면 우리의 허리가 왜 아플까? 목욕탕에서 저울에 올라서면 바늘이 왜 확 돌아갈까?

고대의 왕 밀린다(Milinda)는 이와 비슷한 혼란에 빠졌으며, 그래서 비구 나가세나(Nagasena)에게 물었다. 이 비구는 '실체의 자아 - 불변의 자아는 없다'는 사실을 왕이 이해할 수 있도록 두 바퀴 수레에 비유해서 설명했다.

나가세나 : 왕이시여, 수레가 뭔지 말해보시지요. 바퀴입니까?

밀린다 : 아닙니다.

나가세나 : 고삐입니까?

밀린다 : 아닙니다.

나가세나 : 차틀입니까?

밀린다 : 아닙니다.

나가세나 : 차축입니까?

밀린다 : 그것도 아닙니다.

나가세나 : 이런 것 모두를 합친 것이 수레입니까?

밀린다 : 아니, 아닙니다.

나가세나 : 수레는 이것들 이외의 다른 것입니까?

밀린다 : 아닙니다.

나가세나 : 그러면, 수레는 어디 있습니까? 존재합니까? 아니면 소리, 묘사, 명칭입니까?

밀린다 : 음······.

나가세나 : 이제 당신 자신에 대해 생각하십시오. 당신의 머리카락이 "밀린다"입니까? 당신의 피부는? 당신의 내장은?

밀린다 : 아닌 것 같습니다.

나가세나 : 당신의 기분은? 당신의 의식은? 이것들 전부가 당신입니까, 아니면 이런 것 어느 것도 아닙니까?

밀린다 : 조금 알 것 같습니다······. 음식을 먹고 살이 찌거나 빠지는 나라는 실체는 "밀린다"라는 객체가 아닙니다. 결국 "밀린다"라는 객체는 이 세상에 존재하지 않습니다.

왕은 수레와 마찬가지로, 자아는 무(無)이며 이름일 뿐임을 깨달았다. 우리는 환경과 영향을 주고받으면서 아이스크림처럼 맛있는 것을 갈망하는 몸을 갖고 있지만, 정확하게 자아란 무엇일까? 머리카락 하나가 빠지면, 빠진 머리카락은 여전히 우리의 일부일까? 팔이나 다리를 잃으면 어떨까? 몸무게가 5파운드 빠진다면 이 5파운드는 어디로 간 것일까?

육체를 자아라고 생각하는 사람들이 많이 있다. 그러나, 육체라는 개념의 진실에 의심을 품으면, 자아를 쉽게 정의하기 힘들다. 신경학자 올리버 색스는 『나는 침대에서 내 다리를 주웠다』(A Leg to Stand On)에서 자신의 육체를 벗어나 자아를 찾은 경험담을 쓰고 있다. 그는 왼쪽 다리의 감각기능이 마비되는 큰 상처를 입었다. 처음에는 마비된 왼쪽 다리를 보면서 그것이 자신의 육체 일부라고 합리화했으며, 항상 자신의 육체는 왼쪽 다리를 포함하고 있다고 당연하게 생각했다. 하지만 왼쪽 다리에서 감각을 느끼지 못하는데, 그것이 실제로 자신의 일부였을까? 그는 신경손상을 입고 난 뒤, 자아에 대한 자신의 인식이 망상이었음을 느끼기 시작했다.

붓다는 삼라만상이 영원하지 않으므로 영원한 자아는 존재할 수 없음을 가르쳤다. 생물학적 용어로 이 개념을 생각해보면, 그렇게 혼란스러운 개념은 아니다. 사람의 몸은 뼈, 조직 그리고 기관으로 되어 있으며, 세포로 세분화되고, 다시 원자와 분자로 세분화된다. 음식을 먹을 때마다 영양소는 추출되어 몇 조 개의 세포 속으로 들어가며, 세포는 지속적으로 자라고 세포분열로 복제되고 그리고 없어진다. 이런 내부과정을 모를 수도 있지만, 세월이 흘러가면서 성장하면서 나이를 먹게 되고 지식도 축적된다는 것은 알고 있다. 사람의 육체는 끊임없이 변화하고 있는데, 어떻게 우리가 고정되어 있는 "자아"가 내부에 있다고 할 수 있을까?

'무아' 라는 말에 두려움을 느낄 수 있다. 우리는 각자 개성의 중요성에 애정깊게 집착하기 때문이다. 하지만, 두 번째 진리를 기억하기 바란다. 인간은 집착 때문에 고통을 받는다. 집착에서 벗어나면 그전의 자아에 대한 단편적인 편견에서 벗어나게 된다. 공존, 즉 모든 생물과 상호의존적인 관계라는 놀라운 개념을 알게 된다. 수도승은 개개인에 초점을 맞추지 않고, 과거, 현재, 그리고 미래에도 자신들이 모든 존재와 본질적으로 관련이 있다고 본다. 인간은 삼라만상 "자체"의 일부임을 이해함으로써 고통에서 크게 벗어난다.

수도승은 현재의 인간 "자아"를 단지 덧없는 상태로 여긴다. 뒤뜰에 있는 동물과 꽃들도 인간과 연관되어 있다고 그들은 생각한다. 왜냐하면 전생에 인간도 이런 동식물로 살았던 적이 있기 때문이다. 아주 오래 전에, 아주 원시시대의 생명체에서 인간의 태생을 설명하는 진화론을 대다수 사람들이 받아들이고 있다. 인간의 선조들 범주에 작은 포유동물 그리고 심지어 단세포 생물체도 포함하고 있으며, 오늘날에도 그들 중 일부는 여전히 주변에 살고 있다. 인간의 모든 세포 안에 있는 유전자는 이런 생물체로부터 이어받았으며 그래서 인간은 본질적으로 이런 과거와 현재의 존재들과 연관되어 있다.

육체의 소화작용과 소멸과정도 우리의 "자아"가 모든 생명체에 속해 있다는 개념을 이해하는데 도움이 된다. 서양자두를 먹으면 그 안의 영양소를 흡수해서 영양소는 인체의 세포에 흡입된다. 서양자두는 인체의 일부가 된다. 우리가 죽으면 우리 몸의 구성요소는 분해되어 땅으로 흡수되고, 다른 생명체에 흡입된다. 이런 사실을 안다면 인체를 어떻게 정의내릴 수 있을까? 과연 몸이 자기 자신에게만 속해 있다고 주장할 수 있을까!

가족의 유전적 특징을 통해서 무아의 지혜에 접근하는 또 다른 방법이 있다. 우리의 얼굴 생김은 부모를 닮게 마련이어서, 코는 아버지를 닮거나 눈은 어머니를 닮기도 한다. 핏줄이 같은 자녀에게서도 자신의 모습을 보게 된다. 무아에서 인간이 독립적인 생명체로 존재한다는 개념을 버려야 하고, 공존에서 자신 스스로를 선조들과 미래의 후손들 사이에 계속 이어지는 존재로 생각해야 한다. 거울에 비친 모습에서 결점을 찾기보다는 오히려, 자신의 일부인 축복받은 모습을 소중히 여겨야 한다.

무아와 공존의 개념을 통해, 개별적인 개성을 완전히 무시하는 것은 아니지만, 인체가 반드시 인간의 피부 내부에 있는 신체에 국한되어 있는 것만은 아니라는 사실을 깨닫는 데 도움이 된다. 그래서 우리는 개개인이 아니라 공동체에 집중해야 하며 "아름답게 보이고 만족감을 느끼기" 위해서가 아니라 다른 이유로 건강하게 먹기를 바라야 한다.

이제, 우리는 자신의 몸을 해치면 자신뿐만 아니라 다른 사람들도 해를 입는다는 것을 알았으므로, 마음을 챙기면서 먹기를 수련해야 한다. 우리의 몸은 수많은 세대에 걸쳐 물려진 것이므로, 먹고마시는 방식 때문에 몸을 망가트릴 권리는 없다. 우리의 몸을 함부로 하면 자기 자신만 해를 입는 게 아니라, 우리에게 관심을 가진 사람들에게 질환을 생기게 할 수 있다. 우리의 식습관은 자식들에게까지 파급효과가 있다. 왜냐하면 자식들은 부모를 따라서 먹으며 결국 대부분 부모가 먹는 음식을 먹게 되기 때문이다.

우리의 몸을 독소로 채운다면, 그것은 아이들에게 똑같이 하라고 부추기는 일일 뿐만 아니라, 아이들과 평온하게 서로 영향을 미치기 어렵다는 사실도 알게 될 것이다. 또한 우리들 대부분이 병에 걸리기 쉬워지며, 아주 고통스러운 병에 걸릴 수도 있다. 그리고 인간은 부정적인 본보기를 보임으로써 윤회의 굴레는 계속된다.

우리가 음식을 먹는 방식으로 인해 우리의 친구나 가족만 영향을 받는 게 아니다. 우리의 과거 세대와 미래 세대, 그리고 오늘날 지구에 살고 있는 다른 생명체와 본질적으로 연결되어 있다는 것을 통찰하는 것이 무아이다. 먹이사슬, 광합성, 상호의존의 자연계 순환을 살펴보면 인간은 다른 존재들에 의존하고 있는 것을 알게 된다. 태양이 없으면 생명체는 존재할 수 없다. 흙 속에 살고 있는 미생물을 알아볼 수는 없지만, 이것들이 존재하지 않으면 사람은 식물을 먹지 못할 것이다. 모든 존재들 사이의 친밀한 관계란 우리가 먹는 방식이 우리가 사는 세상에 근본적으로 영향을 미친다는 뜻이다. 틱낫한 스님은 공존과 관련하여 먹고 마시는 것을 말한다.

우유를 마시면서 단 맛만이 아니라 약간의 쓴 맛도 느낀다. 바로 젖소를 키우는 방식 때문인데, 주요 원인은 암송아지를 그렇게 키웠기 때문이다. 음식을 씹을 때도 알 수 있다. 음식을 주의깊게 보면 그 음식을 만드는데 들어간 요소를 알 수 있다. 당근 한 조각, 깍지콩 하나, 두부 한 조각, 쌀 한 톨, 이 모든 것들이 전체 우주로 이루어져 있으며, 깊이 쳐다보면 그 속에 다른 생명체들의 삶이 보인다. 혼합물을 볼 수도 있고, 심지어 갓 만든 두부 한 조각에서 다른 생명체들의 바싹 말라붙은 뼈를 느낄 수도 있다. 두부는 식물성 식품이다. 아주 작은 생명체의 바싹 마른 뼈가 혼합물이 되었으며, 쌀 한 톨, 두부 조각, 그리고 깍지콩 하나도 햇볕, 바람, 구름과 더불어 이 혼합물을 포함하고 있다. 식물성과 비식물성 요소들이 모든 음식 조각에 들어 있다. 당신이 이런 사실을 알면, 측은히 여기는 마음의 불을 꺼뜨리지 않을 수 있는 먹는 방식을 깨달을 수 있다.

모든 존재와의 연관성을 이해할 때, 우리는 우리의 몸과 마음을 건강하게 유지해야 할 충분한 이유를 다시금 느끼게 된다. 자신이 받을 만한 응분의 음식을 먹기만을 바라야 한다. 우리가 선택한 음식은 인간 모두에게 영향을 미치기 때문에 자신에게 건강한 음식을 선택하겠다고 마음먹어야 한다.

다섯 가지 마음챙기기 훈련

무아와 공존으로 우리는 건강하게 먹어야 하는 이유에 관한 새로운 관념을 접하게 되었다. 아마도 이런 가르침에서 약간의 통찰력을 느꼈을 수도 있다. 자신의 왼쪽 다리를 "잃은" 색스 박사와 마찬가지로, 자신의 입장에 관한 틀에 박힌 개념을 다시 생각하기 시작해도 좋다. 하지만, 고단한 일상에서 불교철학을 따라 실천하기는 힘들다. 건강하게 먹는 방법을 실천하는 일은 더더욱 그렇다. 붓다는 항상 일반대중의 수준과 주변상황에 맞추어 가르침을 설파했으며, 평신도를 제도하기 위해 지켜야 할 오계를 알려주었다. 그것은 우리가 인생에서 평온한 마음가짐을 배양하는 데 도움이 된다. 틱낫한의 5가지 마음을 챙기는 훈련은 전통적인 불교의 오계를 현대적인 추세에 맞추고 있다. 즉석식품이 급증하는 등 현대의 여러 가지 문제점에 직면하고 있는 평신도들이 마음 속으로 다짐하도록 마음을

불교의 오계(五戒)

1. 생명체를 죽이지 말라   2. 남의 것을 훔치지 말라
3. 음행하지 말라   4. 거짓말을 하지 말라
5. 술을 마시지 말라

챙기는 훈련을 만들었다. 이런 훈련은 마음을 챙기는 수련의 핵심적 가치를 보여준다.

첫 번째 마음챙기기 훈련

죽음으로 생기는 고통을 알고 있으므로 측은히 여기는 마음을 길러 사람들, 동식물, 그리고 무기물의 생명체를 보호하는 여러 가지 방법을 익히기로 맹세한다. 내 마음 속으로 그리고 내 인생 행위로 죽이지 않기를, 다른 사람을 시켜서 죽이지도 않기를, 그리고 이 세상에서 어떠한 죽이는 행위도 묵인하지 않기를 결의한다.

두 번째 마음챙기기 훈련

착취, 사회적 불법행위, 도둑질, 그리고 억압으로 생기는 고통을 알고 있으므로, 사랑이 깃든 친절을 배양해서, 사람들, 동식물, 그리고 무기물의 행복을 위해 일하는 여러 가지 방법을 익히기로 맹세한다. 나의 시간과 에너지, 그리고 물질자원을 정말로 필요로 하는 이들에게 나누어주면서 자비를 실천하기로 맹세한다. 남의 것을 훔치지 않기를, 그리고 다른 사람의 소유물을 빼앗지 않기를 결의한다. 다른 사람의 자산을 중시하지만, 다른 사람이 인간의 고통이나 지구상의 다른 종(種)의 고통을 통해 이득을 얻는 행위를 방지할 것이다.

세 번째 마음챙기기 훈련

음행으로 생기는 고통을 알고 있으므로, 책임감을 배양해서 부부와 가족, 그리고 사회의 안전과 순결을 보호하는 여러 가지 방법을 익히기로 맹세한다. 사랑 그리고 장래의 서약 없이 육체관계를 갖지 않기를 결의한다. 나 자신과 다른 사람들의 행복을 위해, 나의 서약과 다른 사람의 서약을 존중하기를 결의한다. 아이들을 성적 학대로부터 보호하기 위해 그리고 부부나 가족이 음행에 의해 파탄되지 않도록 내가 할 수 있는 최선을 다할 것이다.

네 번째 마음챙기기 훈련

마음에 없는 말을 하거나 다른 사람의 말에 귀를 기울이지 않아서 생기는 고통을 알고 있으므로, 다른 사람에게 즐거움과 행복을 주기 위해 그리고 다른 사람의 고통을 덜어주기 위해 사랑이 깃든 말을 하기로 그리고 남의 말을 주의깊게 듣기로 맹세한다. 이런 말들이 행복이나 고통을 생기게 하는 것을 알기 때문에, 자신감, 즐거움, 그리고 희망을 불어넣는 단어를 사용해 진실하게 말하는 데 익숙해지기로 맹세한다. 확실한 내용도 모르는 소문을 퍼뜨리지 않기를, 그리고 확인하지 않은 일을 비판하거나 비난하지 않기를 결의한다. 분열이나 불화를 일으킬 수 있는 또는 가족이나 공동체에 금이 가게 할 수 있는 말을 하지 않을 것이다. 아무리 사소하더라도, 모든 충돌을 융화하고 해소시키는 데 최선을 다할 것이다.

다섯 번째 마음챙기기 훈련

마음을 챙기지 않는 영양섭취로 생기는 고통을 알고 있으므로, 마음을 챙기면서 먹고 마시는 방법을 수련해서 나 자신, 나의 가족, 그리고 사회를 위해 육체적, 정신적으로 좋은 건강을 배양하기로 맹세한다. 내 몸과 마음에서, 그리고 내 가족과 사회에서 평화, 평온 그리고 즐거움을 유지하기 위한 음식만 섭취하기로 맹세한다. 술이나 마약을 하지 않기를, 그리고 해로운 음식이나 해가 되는 TV 프로그램, 잡지, 책, 영화, 이야기 등을 받아들이지 않기를 결의한다. 이런 독소로 내 몸과 마음에 해를 입히는 것은 나의 조상, 부모, 사회, 자손을 배신하는 행위라고 알고 있다. 나 자신과 사회를 위해 식이요법을 수련해서 나 자신 속에서 그리고 사회에서 폭력, 두려움, 성냄, 그리고 혼란을 근절하는 데 힘을 쓸 것이다. 적절한 식이요법은 본인과 사회 쇄신을 위해 필수적임을 안다.

이상의 5가지 훈련은 수련을 위한 값진 안내문의 특징을 가장 잘 나타내고 있다. 이 훈련은 수행을 위한 팔정도의 중요한 정업의 기초를 형성하고 있다. 하지만, 붓다의 가르침이라도 전 우주를 천지창조하신 분의 율법은 아니다. 합리적인 연구 및 자기 자신의 경험상 지혜 없이 이런 가르침이나 기타 규범을 맹목적으로 받아들이지 말아야 한다. 마음챙기기는 우리가 모든 생명체의 복리를 위해 실행하는 것을 의미하며, 때로는 규범을 왜곡시키는 일도 있을 수 있다. 이어서 제3부에서는 마음을 챙기는 식사법과 관련해 마음을 챙기는 훈련을 다룰 것이다. 음식 섭취에 관한 생각에 훨씬 더 도움이 되는 강력한 수단을 접하게 될 것이다.

첫 번째 마음챙기기 훈련 : 비폭력

앞서 무아와 공존에서 언급한 대로, 우리는 다른 모든 사람들과 분리된 존재가 아니다. 저녁식사를 하는 단순한 일이라도 자신의 신체를 초월해서 심오한 효과를 주고 있다. 자신의 행위로 인해 다른 사람들에게 고통을 주기를 원하지 않기 때문에, 첫 번째 마음을 챙기는 훈련에서 우리가 평화적인 선택을 하도록 결의를 다지게 해준다. 우리가 먹는 가축에 대해 조금도 연민을 느끼지 않는 사람들도 있다. 하지만, 음식으로 사육된 대부분 생명체는 너무나 많은 고통을 겪고 있음을 부인하기는 어렵다.

내가 10살쯤이었을 때 양계장을 방문할 기회가 있었다. 만화나 이야기책 사진에 나온 사육장 동물들은 항상 낙천적으로 보였다, 그래서 이런 부류의 애완동물을 보게 되리라 상상했다. 내가 키우는 애완용 새들처럼, 양계장의 닭들도 아마 장난감을 갖고 있을 것이라고 생각했다. 도착하자 나는 초록빛 목초지에서 이리저리 뛰노는 동물을 보려고 두리번거렸다. 내 상상과는 정반대로, 불모지에 있는 커다란 가축우리 하나를 보았다. 참기 힘든 악취와 파리떼 때문에 나는 몸을 계속 이리저리 돌렸다. 여러 층을 포개서 만든 철재 우리 속에 암탉들이 나란히 꽉 채워져 있었으며, 그래서 배설물이 아래로 줄줄이 닭들에게 떨어졌다. 무섭게도, 한 농부가 새장에 손을 집어넣어 뭉개져버린 닭 한 마리를 끄집어냈다. 그 닭을 바닥에 팽개쳤으며, 바닥에는 배설물이 쌓여 있어서 흙과 뒤범벅이 되었다.

나는 이 생명체가 닭이라는 사실을 믿을 수 없었으며, 이 닭들은 '병아리 리틀'과 달리 아주 괴물처럼 보였다. 많은 닭들이 깃털이 듬성듬성 빠져 있었다. 더욱 놀랍게도 닭의 부리가 없었다! 닭으로 꽉 채워진 공간에서 살면 닭은 난폭하게 행동한다고 농부가 알려 주었다. 서로가 서로에게 상처를 입히기 때문에 윗부리 끝을 제거해서 예민한 신경조직을 없애 버린다. 이 닭들이 거의 움직일 수 없다는 것도 알게 되었다. 암탉은 어쩔 수 없이 아주 많은 달걀을 낳아서 빈번하게 골다공증에 시달린다는 사실을 나중에 알았다. 너무나 많은 닭을 집어넣어 운동도 할 수 없어서, 결과적으로 움직이지도 못한다.

양계장 방문은 아직도 내 마음을 괴롭히고 있다. 병아리는 구경도 못했다. 알을 낳을 수 있는 품종의 병아리는 알에서 깨자마자 두 부류로 나뉜다. 모든 수평아리와 병든 것 같은 암평아리는 가스를 공급한 후 갈기갈기 자른다. 이들은 달걀을 낳지도 못하고 고기감으로도 적합하지 않기 때문이다. 도살된 병아리는 성장촉진제와 함께 사료에 첨가될 것이다.

불행히도 이 양계장은 악몽이었다. 미국에서는 식용동물의 주요 생산자로서 이런 공장형 농장이 소규모 가족농장을 대체하고 있다. 그들은 되도록 대량생산, 비용절감을 위해 동물로 빽빽히 채운 공간에서, 그리고 비위생적인 환경에서 온갖 종류의 독소가 든 사료로 동물을 사육하고 있다.

먹는 방법에 대해 마음을 챙긴다면, 우리가 먹는 음식이 어디서 오는지 알게 되어서 덕을 보게 될 것이다. 미국에서 먹는 대부분의 고기는 여전히 공장형 농장에서 생산되므로, 이런 농장의 실태조사를 할 필요가 있다.

축우

원래 수명은 20년 정도지만 서너 번만 새끼를 낳고나면 젖소는 도살장으로 끌려간다. 대부분의 소는 소들로 꽉 찬 우리에서 사육되고 목초지에 근접하지도 못한다, 그래서 종종 다리를 절게 된다. 많은 소는 건초 대신에 사일리지(가공 목초)를 먹게 되고, 그래서 더 많은 소변을 보고 더 묽은 변을 누게 되고 질병이 만연하게 된다. 육우는 등급을 매기고, 꼬리와 뿔은 잘라버리며, 수컷은 거세된다. 이런 과정이 마취 없이 이루어지기 때문에 작업이 잘못되면 만성적인 고통이나 아픔은 점점 심화된다.

돼지

돼지는 콘크리트로 만들어진 작고 **빽빽**하게 채워진 우리 속에서 일생을 보내고 생을 마감한다. 새끼를 낳기 일 주일 전에 암돼지는 분만용 우리로 옮겨지며 이곳은 간신히 들어갈 수 있어서 돼지가 몸의 방향을 바꿀 수 있을 만큼의 공간도 없다. 갓 태어난 새끼돼지는 마취 없이 꼬리가 제거되고 이빨은 거의 잇몸 수준까지 아래로 고정시켜 버린다.

식육용 영계

공장형 농장에서, 많은 질환을 널리 전염시키는 한 겹의 짚으로 덮은 콘크리트 바닥의 창문 없는 우리에서 자란다. 억지로 먹이를 먹게 되고 성장

촉진 항생물질을 먹어서 무게가 늘어나게 된다. 움직일 수가 없어서 빈번하게 심한 손상을 입는 관절통과 부상으로 시달린다. 이들의 평균수명은 7년 정도지만, 6주 내지 7주만에 도살된다.

파테 드 푸아그라

맛있는 푸아그라*를 만들기 위해 거위나 오리는 강제로 먹이를 먹게 된다. 하나의 관을 목 밑으로 집어넣고 고압 펌프에 부착시켜서 소화기 계통에 외상을 입는다. 불빛이 어둑한 빽빽하게 채워진 우리에서, 거위나 오리는 이들의 몸뚱이끼리 부딪치며, 그래서 몇 시간 동안이나 몸을 똑바로 세우려고 몸부림치기도 한다.

어류

예를 들어, 연어를 양어장에서 기를 때 찌꺼기와 먹다 남은 작은 알갱이가 급속히 쌓인다. 오물로 인해 홍조류와 이 같은 기생충이 생긴다. 전염을 막기 위해 항생물질이나 살충제가 이용되며, 그리고 연어의 몹시 생기가 없는 육질에 때깔을 좋게 보이기 위해 분홍색 염료액을 먹인다. 연어로 꽉 채워진 양어장에서 서로서로 부딪치면서 펜스에도 부딪치게 된다. 그래서 기형이 되거나 스트레스 관련 상처를 입는다.

공장형 농장

동물들은 죽을 때까지 고통을 받는다. 사람들은 이런 동물들을 거칠게

---

* 식도에 관을 넣어서 곡물사료 곤죽을 먹여서 살찌운 거위나 오리의 간.

다루고, 지나치게 덥게 또는 지나치게 춥게 사육하기도 하며, 음식이나 물을 안 주기도 한다. 정부 관청에서 도살장에 관한 법률을 관장하고 있으며, 현대의 도살기법에서는 효율적이고 고통 없이 도살하게 되어 있다. 그러나 이런 기법은 완벽하지는 않다. 총살법(탄환이 없는 화약을 이용)에 의한 한 방으로 축우를 도살하기 전에 기절시키며, 그래서 많은 고통을 느끼지 않게 한다. 그러나 이런 한 방이 빗나갈 수 있다. 돼지, 닭 그리고 소는 죽이기 전에 전기로 기절시키지만, 볼트 수치가 잘못되면 가축의 감각이 마비되지 않을 수 있다.

공장형 농장은 사람들에게도 직접적인 고통을 야기시킨다. 예방대책이 없으면, 이런 농장에서 일하는 노동자는 만연하는 박테리아나 유독성 가스로 인한 질환에 걸릴 수 있다. 도살장 노동자는 미국에서 가장 위험한 직업이며, 저임금에 부상률이 가장 높은 직업이다. 청소 전담반은 주로 가난하고 비자도 없는 이민자들로 구성되어 있으며, 위험한 염소나 뜨거운 물을 고압호스로 뿌리면서 일하고 있다.

이런 방식으로 가축을 사육해서 많은 생명체는 고통을 받게 되며, 고기를 안 먹는 사람도 마찬가지다. 이런 작업은 우리의 환경에 크나큰 악영향을 미친다. 이곳에 동물이 많이 집중되어 있어서, 각 동물 농장에서 매년 수억 파운드의 물이 유출되고 있다. 넘쳐흐르는 오물 유수지로 인해 지하수는 오염되고 물 속의 환경은 열악해지며, 황화수소나 암모니아 같은 온실가스가 배출된다. 작업을 위해 너무나 많은 물과 화석연료가 필수적이며, 이런 것들도 환경오염을 가중시킨다.

이런 농장을 유지하는 데 많은 천연자원이 허비된다. 일반적으로, 동물성 단백질 1파운드를 생산하기 위해 약 8파운드의 식물성 단백질을 동물에게 먹이로 주어야만 한다. 자연산 어류 5파운드를 생산하기 위해 들어가는 자원의 금액으로 양식어류 1파운드를 가져온다. 멕시코와 남아메리카에서는, 농장주가 소를 기르기 위해 열대림을 벌목하고 있고, 산림벌채로 야생생물에게 파괴적인 영향을 미치고 있으며 기온 및 기후에도 마찬가지다.

대부분의 우리는 이런 일에 직접 종사하지는 않지만, 닭다리를 먹을 때 닭, 농장 종업원, 그리고 정육업자의 고통과 분노를 먹는 셈이 된다. 마음을 챙기는 식사법을 실천하는 사람들은 자신들의 식이요법 선택, 동물들의 삶의 조건, 농부와 상인의 삶의 방식 그리고 환경 상태를 인식할 수 있다. 사람들이 아무리 신경을 많이 쓰더라도, 공존에 따라서 도살장을 운영하는 사람들과 밀접한 관련이 있다. 틱낫한은 말한다. "살인행위는 공동의 문제이다. 사람들은 쉽게 잊어버려서 자신의 사는 방식은 정당하고 식육시장 종업원의 사는 방식이 잘못됐다고 생각하면서 이 종업원들과 자신들을 별개라고 생각할 수 있다……. 그러나 정당하게 사는 방식도 공동의 문제이다."

인간은 자신의 마음 속에 분노를 줄일 수 있다. 고기를 먹지 않는 것은 비폭력을 향한 일을 하는 하나의 방법이다. 놀랄 것도 없이, 틱낫한을 비롯한 많은 수도승은 채식주의자다. 하지만 모든 수도승이 채식주의자여야 하는지는 뜨거운 논쟁거리다. 그래서 많은 사람들이 '진실로 불교를 수행하면서 동물 상품을 먹지 말아야 한다.'라는 이슈로 토론을 하고 있다. 붓다가 채식주의자인지 아닌지도 논쟁거리다. 선(禪) 사원에서는 흔히 고기가 없는 음식만 먹지만, 달라이 라마를 포함한 많은 티베트 수도승은 고기를 먹는다. 고기를 먹어야 할지 말아야 할지에 관한 선택에 영향을 미치는 욕구는 각자의 체질에 따라 다르다는 사실을 인식하는 것이 중요하다.

자신의 식이요법에서 동물 상품을 뺐다고 해서 우월감을 느끼는 사람들도 있다. 하지만, 채소로 만든 핫도그로 음식을 바꾸었다고 해서 비폭력을 배양하는 것은 아니다. 몇 톤의 설탕, 초콜릿, 카페인을 섭취하는 채식주의자들도 있을 수 있다, 가장 왕성하게 고기를 먹어대는 사람보다 이들이 더 사려깊다고는 말할 수 없다. 나무와 식물에서 자연적으로 떨어지는 과일, 견과류, 씨만 먹는 철저한 과식(果食)주의자일지라도, 죽이는 것을 피할 수 없음을 기억해야만 한다. 고통은 인간의 일부이다. 눈 한 번 깜빡일 때마다 모낭충들이 죽어간다. 물을 끓이거나 셀러리를 씹을 때 몇 백 만의 미생물(微生物)을 죽이게 된다. 인간의 몸과 마음에는 일정 부분의 폭력과 일정 부분의 비폭력이 존재한다. 인간은 결코 완전히 비폭력적일 수는 없지만, 점점 이런 방향으로 나아갈 수 있다.

대부분 사람들이 매 순간의 감각작용에 집중하기란 어려우며, 자신들의 음식 섭취로 인해 생기는 더 큰 결과는 생각지도 못한다. 이에 반해 붓다는 우유를 마셔도 다른 생명체에게 고통을 초래하지 않는지를 골몰히 생각했다. 초기 불교 경전에서, 붓다는 최소한 송아지를 낳은 지 열흘이 지난 어미소에서 짠 우유만 마셨으며, 어린 새끼로부터 어미의 우유를 빼앗고 싶어 하지 않았다. 요점은 우리가 붓다가 한 일을 의심할 바 없이 답습하라는 게 아니며, 또한 송아지를 낳은 지 아흐레가 된 어미소의 우유를 먹는 것이 '잘못된' 일이라는 것도 아니다. 이 이야기에서 중요한 것은 그런 식으로 마음을 챙기면서 음식을 먹는 것이다.

또한, 달라이 라마의 경험담은 마음을 챙기면서도 고기를 먹을 수 있음을 보여준다. 티베트는 고도가 높고 기후는 추워서 농사짓기가 어렵고 대대로 채소는 부족하다. 티베트 사람들은 야크(소의 일종)의 고기를 먹고 야크의 젖을 마신다. 농사를 지어서 충분한 영양물을 공급하기가 어렵기 때문이다. 기억하기 바란다, 자신의 식이요법을 자신의 체질에 맞추어야 한다는 것을. 1959년에 달라이 라마는 인도에서 망명생활을 시작했으며 많은 채식주의자와 교류했다. 그는 고기를 먹는 데 따른 결과를 골몰히 생각했으며, 그래서 채식주의자가 되기로 결심했다. 유감스럽게도 그의 몸은 채식에 적응하지 못했으며, 그래서 얼마 안 가 병이 들었다. 의사들은 그의 건강을 위해 고기를 먹도록 설득했으며, 그래서 이전처럼 그렇게 했다. 그래서 붓다처럼 달라이 라마도 건강한 모습으로 그리고 최선으로 다른 사람들을 제도했다. 바로 이것이 마음챙기기의 본질이다.

우리가 고기를 먹든 먹지 않든, 우리는 동물의 고통을 알아차릴 수는 있다. 달라이 라마는 말한다. "시장에 가서 이리저리 움직이지도 못하고 날개를 펼 공간도 없는 비좁은 새장에 꽉 채워진 닭들을 보고, 그리고 물이 없는 곳에서 퍼덕거리며 서서히 죽어가는 물고기를 볼 때마다, 나는 이들을 측은히 여기는 마음이 절로 우러난다. 동물도 삶을 사랑하고 죽음을 두려워하는 감각이 있는 존재로서 특별히 간주할 수 있게 되어야 한다." 이것을 실현하기 위해 우리는 살아가면서 비폭력을 향해 힘찬 전진을 해야 한다.

첫 번째 마음을 챙기는 훈련에서 우리는 먹는 것을 포함한 인간의 모든 행위는 카르마를 생기게 한다는 점을 명심해야 한다. 인간 각자가 주변 사회와 지구 주변에 영향을 끼치고 있다. 이런 카르마가 긍정적인지 부정적인지는 우리가 하기에 달려 있다. 음식을 섭취하면서 마음을 챙기지 않으면, 우리의 현재 행위는 미래의 세대에게 부정적인 결과를 가져올 것이다.

태아 알코올 증후군*은 임신 기간 동안 무책임한 과다 섭취로 인한 비극적인 결과의 명백한 예이다.

또한, 인간이 동물을 사냥하는 방식으로 인해 파멸로 이르게 하는 세계적인 유행병 두 종류가 있다. 사람에게서 에이즈를 야기시키는 바이러스인 HIV-1은 침팬지를 감염시키는 바이러스와 밀접한 관련성이 있지만, 침팬지는 이 바이러스에 면역성이 있다. 과학자들은 영장류 바이러스가 사람들에게 전이되는 것은 후천성 면역 결핍증이 원인이라고 밝히고 있다. 다른 연구논문들과 마찬가지로 제인 구달 연구소에 따르면, 야생동물 거래가 늘어나면서 아프리카에서 사람들은 너무나 많은 수의 야생동물을 죽여서 먹기 시작했으며, 침팬지의 바이러스가 사람한테 번식되어 급속도로 지구상에 퍼졌다. 유사하게 사스(SARS, 중증급성호흡기증후군)를 일으키는 바이러스도 중국에 있는 사향고양이와 다른 치명적인 포유동물을 섭취하기 위해 도살하면서 비롯되었다.

고통과 카르마에 대해 마음을 챙기려 한다면 동물 제품의 섭취를 줄이거나 대체품을 만드는데 주력해야 할 것이다. 공장형 농장을 포기하고 훨씬 인도적인 조건에서 동물을 키울 수 있다. 소규모로 가족이 운영하면 연민을 느끼면서 동물을 다룰 수 있다. 유기농법 농장에서 가축은 호르몬이나 항생물질을 먹지 않아도 된다. 방목농장에서 동물들은 넓은 목초지로 둘러싸인 공간에서 생기가 돌게 된다. 사람들이 이런 제품으로 방향을 전환하면, 이런 농장의 운영을 지속적으로 지원할 수 있고 주변환경의 오염을 줄일 수 있다.

----

* 임신부의 알코올 과다 섭취로 인한 신생아의 기형이나 기능 장애.

펜실베이니아주 댈러스에는 비폭력에 공헌하는 한 불교신자의 농장이 있다. 대만인 부부 유 하이와 후이 리엔이 운영하는 오션 로터스 농장(Ocean Lotus Farm)에서는 화학약품을 쓰지 않고 닭과 염소를 놓아 기르고 채식 위주의 식당을 운영하고 있다. 두 부부는 가축을 기르는 방식으로 비폭력을 일상생활에서 실천하고 있다. 유 하이는 말한다. "암탉의 달걀 산출량이 줄어도 도살하지 않아요. 바로 지금 우리의 암탉 중에 적어도 세 마리는 둥지에 달걀이 없더라도, "부화"하고 있죠. 몇 주 동안이나 달걀을 낳지 않기도 해요. 사람들은 닭의 기운을 북돋우려면 윗부리 끝을 자르거나, 얼음녹인 물이나 매운 후춧가루 탄 물을 뿌려보라고들 하지만, 우리는 이런 방법을 택하지 않았고, 자연 그대로 닭들은 평안하게 자라고 있죠." 이 닭을 연민의 정으로 다루었다는 것을 여러 명의 절대 채식주의자는 알고 있기 때문에 그녀의 달걀을 편안한 마음으로 먹는다고 그녀는 덧붙이고 있다.

미국의 가족농장 가운데 협동조합인 니만 목장에서 생산한 고기를 불교도들은 마음 편히 먹을 수 있다. "우리의 소를 귀중하게, 그리고 소중하게 다룬다. 목장 관리자들은 가축의 매일의 삶에서 스트레스 양을 줄이기 위해 필요한 일은 무엇이든 한다."라는 이 농장의 인도적인 접근방식은 첫 번째 마음챙기기 훈련을 생각나게 한다. 공장형 농장과 달리 돼지와 새끼 양은 넓은 사육장에서 자라고, 소는 목초지에서 풀을 뜯어먹는다. 발육 촉진용 항생물질이나 호르몬을 결코 사용한 적이 없다. 가축을 도살하는 과정조차도 조심스럽다. 목장 사람들은 소를 도살장에 데리고 가서, 여러 방면으로 오염을 방지하기 위해 정부로부터 인가받은 시설에서 항상 아침에 도살한다.

사람들이 이런 농장을 지원하면 좋은 카르마를 쌓는다는 증거가 있다. 방목해서 만든 그리고 호르몬이 없는 제품이 더 맛있다는 것을 소비자들은 알고 있다. 또한 인체에 더욱 더 유익하다. 「마더 어스 뉴스」*에 따르면, 오션 로터스 농장이 생산한 달걀에는 일반 달걀보다 콜레스테롤은 50% 정도 적게 들어 있고, 비타민 E가 두 배, 베타카로틴이 두 배에서 여섯 배, 그리고 오메가-3 지방산이 네 배 정도 많이 들어 있다. 자연산 연어는 양식 연어보다 오염물질과 다이옥신** 수치가 낮다. 풀을 먹여 기른 쇠고기에는 곡물로 사육한 쇠고기에 비해 유익한 오메가-3 지방산이 몇 배나 함유되어 있다. 풀을 먹여서 놓아 기른 유기농 고기 제품의 장점은 제2부에서 상세히 다룰 것이다.

먹는 고기의 양을 많이 줄이고, 훨씬 조심스럽게 다뤄서 생산한 고기를 먹기로 하더라도, 고기 양이 많지 않다. 윤리적인 방식으로 가축을 다뤄서 키우는데 많은 비용이 들어가므로, 대부분 이런 고기는 터무니없이 비싸다. 또한, 이렇게 조심스럽게 키워서 만든 고기는 공장농장에서 만든 고기와는 달리 널리 퍼져 있지 않으며, 사람들은 즉석식품 식당에서 앞으로도 확실히 이런 고기를 찾지 못할 것이다. 하지만, 영리목적으로 절실한 필요성이 있었더라도 즉석식품 식당에서 이런 고기를 팔지 않을 것이라는 의미는 아니다. 이런 내용을 이해하면서 사람들이 먹는 방법에서 조금이라도 변화를 주는 데 도움이 되기를 바란다.

다른 생명체에게 해를 끼치는 일은 어쩔 수가 없지만, 우리가 동정심을

---

* Mother Earth News, 환경문제를 주로 다루는 미국의 격월간 잡지.
** 독성, 발암성이 강한 유기염소 화합물.

76 붓다의 밥상

느낄 기회는 많다. 우리의 기본적인 목표가 여타의 식이요법으로 먹는 것과는 달리 마음을 챙기면서 먹는 것이라면, 우리의 인식을 비폭력적으로 영양물을 섭취하는 데 집중할 수 있다. 즉각적인 욕구를 채우기 위해 또는 자신의 용모를 개선시키기 위해 먹는 방법과 달리, 마음의 평화와 조화를 위해 음식을 선택해야 할 것이다. 자신의 선택 모두가 카르마를 생기게 한다는 사실을 유념하기 바라며, 우리 모두의 건강을 촉진시키기 위한 방법으로 영양물을 섭취해야 할 것이다.

두 번째 마음챙기기 훈련 : 보살의 자비

요즈음 서구의 도상학(圖像學)에서 티베트 예술은 대단한 인기다. 티베트의 이미지를 티셔츠에 프린트해서 쇼핑몰에서 팔기도 한다. 하지만, 이런 이미지들이 무엇을 의미하는지는 거의 알려지지 않았으며, 이것이 마음챙기기 훈련과 어떤 연관성이 있는지는 더더욱 알려지지 않고 있다.

윤회를 소재로 티베트에서 생생하게 묘사한 작품을 본 사람들도 있다. 불교의 세계관에 따르면, 수많은 종류의 생명체가 윤회의 굴레 속에 있다는 것을 다시 한 번 생각해 보자. 윤회의 길은 지옥도(地獄道), 축생도(畜生道), 아귀도(餓鬼道), 인간도(人間道), 아수라도(阿修羅道), 천상도(天上道)라는 여섯 가지 경계(境界)로 분류하며, 각 경계에서 존재영역을 그림으로 해설하고 있다. 명백히 모든 존재는 고통을 받고 있는데, 특히 지옥도에서는 불길로 괴로움을 받고 있고, 아귀도에서는 사지가 연약해 거의 똑바로 설 수도 없다.

인간도에서도 역시 많은 고통을 체험한다. 하지만, 윤회관에 따르면 우리가 인간도에서 태어난 것은 매우 다행한 일이다. 우리가 끊임없이 괴로움만 받는다면 마음챙기기 훈련은 거의 불가능하다. 또 한편으로, 천상도처럼 수많은 보석으로 장식된 궁전에서 살지도 않는다. 우리의 일상생활은 고통도 있고 즐거움도 있다. 걸으면서 노숙자들도 보고, 뉴스를 통해 기아로 고통을 받는 사람들의 이야기도 알게 된다. 빈번하게 고통을 의식하고 있으며, 이런 의식 때문에 고통에서 벗어나려고 애쓰게 된다. 이런 이유로 인간도가 불법을 수행하는데 가장 적합한 곳이라고 한다.

이미지 그림을 자세히 살펴보면, 무시무시한 귀신이 굴레 순환을 꽉 붙잡고 있는 것을 보게 될 것이다. 그것은 야마(夜魔), 즉 염라대왕의 모습이며, 그는 모든 경계를 뚫어지게 보고 있다. 이런 이미지를 통해 인간도와 천상도를 포함해 윤회 속에 있는 모든 생명체는 고통과 죽음과 직면하고 있음을 알 수 있다. 윤회의 굴레에 얽매인 우리는 고통을 겪게 된다.

이런 윤회의 중심부에는 하나의 순환 속에 서로를 쫓고 있는 뱀, 돼지, 그리고 수탉이 각각 한 마리씩 있으며, 각각 앞선 동물의 꼬리를 물고 있다. 각각의 동물은 증오(뱀)와 탐욕(돼지)과 정욕(수탉)이라는 세 가지 미혹을 상징한다. 이런 파괴적인 감정은 인간의 기본적인 무지에서 유발되었으며, 인간 불행의 근본적인 이유를 표현해 준다.

세 동물 가운데 탐욕을 상징하는 돼지가 가장 살찐 동물인 것은 딱 들어맞는 표현이다. 현재 서구사회의 비만 유행을 사회나 즉석식품 산업계 탓으로 돌리고 싶다. 하지만 조금 더 깊이 살펴보면 근본적인 문제는 탐욕이다. 먹이 그릇에 몰려드는 돼지들처럼, 인간은 자신이 가진 것만으로는 결코 만족을 느끼지 못한다. 사람들은 엄청나게 큰 분량을 원하며, 즉석식품 매점은 그런 수요에 편승해 갑자기 부를 축척하게 된 것이다. 소비자들은 값싼 인스턴트 식품을 찾게 되고 제조업자들은 비용을 줄이기 위해 일부 수소를 첨가한 기름(반경화유), 그리고 모노나트륨 글루타민산염(MSG)을 사용하고 있다.

윤회에 따르면 탐욕은 고통만을 수반할 뿐이다. 먹는 것과 관련해서, 이 말이 실제로 틀림없음을 인간은 알고 있다. 얼마나 많은 사람들이 커다란 슬러피*를 마시고는 병이 났을까? 또 얼마나 많은 사람들이 마음껏 먹을 수 있는 인도식 뷔페를 먹고는 배앓이를 했을까? 인간은 육체적으로 최상의 만족을 느끼기 위한 욕구로 인해 자신을 해치는 방식으로 행동하기도 한다. 내 친척 하나는 몸매를 훨씬 아름답게 만들고 싶다는 생각에 새의 타액으로 만든 구역질나는 까만 액체를 매일 마셨다.

인간은 자신의 다이어트로 몸부림치는 데만 골몰해서, 다른 사람들이 아주 다른 부류의 먹는 문제로 고민하고 있음을 잊어버리고 있다. 세상에 영양부족으로 고통받는 사람들을 백분율로 보여주는 원그래프를 언급한 어린이용 책자를 본 기억이 난다. 부유하게 먹는 사람들은 현저하게 작은 부분이었고, 도표의 중앙에 빙 돌리는 화살표가 붙어 있었는데 빙빙 돌릴 때마다 화살표는 거의 영양실조 부분에서 멈추었다.

이 그래프는 윤회와 유사점이 있다고 말하는 불교신자들도 있다. 우리는 윤회 속에서 얽매어 다음 생에 아귀도에서 환생할 수도 있다. 물론, 윤회라는 불교 개념을 부정하는 사람들도 있다. 하지만, 약 10억 명의 사람들이 매일 기아에 허덕이고 있다. 이들은 굶주린 배와 쭈그러진 피부로 끊임없이 고통을 받고 있으며, 이들의 모습은 아귀(餓鬼)와 같다. 불교의 관

---

* 슬러시 스타일의 빙과류.

념을 통해 전혀 기아를 체험하지 않은 사람들은 행운아라는 것을 느낄 수 있다. 자신의 미혹을 극복하고 고통받는 사람들을 돕기 위해 우리의 덧없는 행운을 최대한으로 활용해야 한다.

부유한 나라에 태어나서 친구나 가족들이 언제나 먹을 것이 풍족하더라도, 우리가 직접적으로 서로 영향을 미치는 범주를 넘어서도 공존은 인간의 영향을 받는다. 시내에서 몇 구획 떨어진 곳에는 하루 세 끼조차 먹을 여유가 없는 가족도 있다. 미국 농무부 보고서에 따르면, 1998년에 미국인 3천 1백만 명이 "음식: 불안정"이라고 언급하고 있다, 즉 이런 인원은 굶주리거나 다음 끼니를 어떻게 때울까 걱정하는 사람들이다. 이런 가족들은 충분한 영양이 있는 음식을 자식에게 제공해주지 못하기 때문에, 아이들은 구루병 같은 발육상의 질환으로 고생하고 있다고 의사들은 생각하고 있다.

건강하게 먹는 것이 극도로 어려운 환경에서 살고 있는 사람들도 있다. 『빈곤의 경제』(Nickel and Dimed)를 쓴 저널리스트 바바라 에렌라이히는 자신이 직접 저임금 노동자가 되어 그런 이들의 삶을 체험함으로써 이런 사실을 체득했다. 스토브 없는 이동식 주택에서 살면서 얼마 안 되는 수입으로 영양가 있는 식사를 요리하기란 불가능했다. 노동자들이 가족을 먹여살리기 위해 고전할 때, 감자칩이나 소다수처럼 고칼로리 음식을 사는 것이 돈이 적게 든다.

우리 몸에 맞는 다채로운 다이어트를 접할 수 있는 우리는 행운이다. 하지만 세상은 덧없는 것이라고 불교도들은 강조하고 있다. 현재 백만장자인 사람일지라도, 자신의 풍요로운 상태가 오래 지속된다고 장담할 수는 없다. 세상사의 덧없음은 인간의 가장 큰 두려움일 것이다. 자신의 아들이

집을 나가서 금욕주의자가 되지 않도록 궁전에 가두어서 기르려 했던 붓다의 부친처럼, 사람들은 현상유지를 위해 자신의 벽을 쌓고 있다. 윤회에서 벗어나는 길은 없으며, 그것은 부자나 유명인사, 권력자, 미인도 마찬가지다. 사람이 사는 세상은 항상 수많은 행복과 수많은 고통이 따르기 마련이다.

두 번째 마음챙기기 훈련에서 착취, 사회 편견, 도둑, 그리고 억압으로 일어나는 고통을 알아차리게 된다. 많은 사람들이 고통을 항상 인식하고 있으면, 그때 더 이상 즐거움을 누릴 수 없다는 생각을 갖게 된다. 이것은 사실이 아니다. 인간에게 탐욕과 부정이라는 장애물을 없애라고 가르치고 있다. 고통을 피할 수 없지만, 고통에 대한 자신의 반응은 바꿀 수 있다. 우리는 곤궁에 처한 다른 사람들에게 도움을 베풀 수 있으며, 그리고 마음을 챙기면서 먹고, 마시고, 요리를 할 수 있다.

불교 비구와 비구니는 다양한 방법으로 두 번째 마음챙기기 훈련을 수행하고 있다. 그들 스스로는 평신도들의 기부에 의존하기 때문에 "음식 : 불안정"이라는 고통을 알고 있다. 비구와 비구니는 보수를 받지 않기 때문에, 다른 사람들이 후원하지 않으면 먹을 수 없게 된다. 산에서 자란 풀로 쑨 묽은 죽을 몇 주 동안 먹을 수도 있으므로, 속세에서 기부하는 음식이 무엇이든 사원에서는 고맙게 받아들인다. 이런 수행자들은 자주 돌아다니며 탁발을 하며, 주는 대로 발우(승려의 밥그릇)에 겸허하게 받아들인다. 그들이 탁발하는 모습을 보는 것도 고통스럽고, 그들처럼 하기도 싫을 것이다. 하지만, 불교의 비구와 비구니는 자신이 먹는 음식에 대한 감사의 마음을 자연스럽게 익히고 있기 때문에 기꺼운 마음으로 먹는다. 그들은 매일 자신의 고통이 배가되므로 행복과 복지를 확연히 알고 있다.

자선을 바라는 탁발은 사원 공동체를 위해 적절한 수행 방법이 될 것이다. 서구의 도심에 사는 사람들은 이런 행위를 몹시 특이한 것으로 여기며 내심 달갑잖은 반응을 보일 것이다. 비구와 비구니처럼 직접 탁발하기보다는 오히려, 일반 사람들은 단순히 음식을 사랑하는 사람들과 함께 나누면서 마음을 챙김으로써 고통에 접근할 수 있다. 저녁 파티에서, 많은 사람들이 조용히 앉아서 우호적인 분위기에서 식사를 하는 행복한 시간을 보내기 어렵다는 사실을 우리는 알고 있다. 마음을 챙기는 식사를 하게 되면, 자신의 행복에 대한 감사의 마음을 갖게 되면서 다른 존재들의 고통을 깨달을 수 있다. 고통을 식별할 수 있을 때, 고통에서 도피하기보다는 오히려 고통에서 자유로워지는 것을 식별할 수 있게 된다.

두 번째 마음을 챙기는 훈련을 이해할 수 있으면, 자기 자신을 초월해 나아갈 수 있고 모든 감각이 있는 존재들의 고통에 접근할 수 있다. 윤회의 고뇌는 세상 모든 곳에 존재하고 있다. 다행히, 우리는 보살과 더불어 살고 있으며, 보살은 헌신적으로 우리를 돕고 있다. 대승불교에서는 근본적인 지혜와 자비심을 강조한다. 보살은 윤회의 고통 속에 얽매여 있지 않지만, 공존을 양지하고 있으면서 자신의 개인적인 깨달음에 만족하지 않는다. 그래서 다른 사람들을 열반에 이르게 하기 위해 가르침을 펼친 붓다를 생각하면서, 보살은 모든 사람들이 고통에서 벗어나 깨달음을 얻을 수 있게 하기 위해 윤회의 세상에 머물러 중생 구원을 서원하고 있다.

보살은 자기 스스로를 여전히 고통받고 있는 수많은 존재에게 내던지면서 무아를 몸소 실현하고 있다. 8세기의 인도 성인 산티데바는 이런 열의를 설명한다. "무한한 공간 도처에 거주하는 무수한 감각이 있는 존재들을 위해 흙과 다른 요소들이 다양한 방법으로 유익하게 이용되는 것과 마찬가지로, 무수한 존재들이 고통에서 벗어날 때까지 공간 도처에 머무르는 감각이 있는 존재들을 위해 다양한 방법으로 나 자신이 그들의 삶의 근원이 되려고 나는 서원한다."

유명한 '플라톤의 동굴'에서도 보살의 자비심을 이해할 수 있다. 인간은 동굴 속에 쇠사슬로 매여 있는 죄수와 마찬가지이다. 동굴 벽을 마주보고 등은 화로를 향하고 있고, 그래서 벽면에 확 깔린 그림자가 생기게 된다. 우리는 무지하여 이런 인형극을 무서운 현실이라고 받아들인다. 그러나 쇠사슬을 떨쳐버리고 동굴을 벗어날 수 있다. 일단 밖으로 나가면, 우리는 진리를 외면하면서 얼마나 무지했는지를 깨닫게 된다.

동굴의 어두움을 윤회라고 생각할 수 있다. 우리는 그림자에 집착하기 때문에 윤회의 사슬에 얽매어 있다. 행복한 현재의 상태가 근본적으로는 덧없다는 사실을 알지 못하고, 고통만 키우는 탐욕 같은 망상에 사로잡혀 있다.

다행히도 우리 개개인은 깨달음의 성품 즉, 불성(佛性)을 갖고 있다. 자신의 사슬을 떨쳐버리고 동굴 밖으로 나갈 수 있다. 하지만, 밖으로 나온 보살은 가벼운 마음으로 다니면서 꽃향기를 맡는 데에 만족하지 않으며, 오로지 윤회에 얽매인 다른 존재들을 생각하고 있다. 고통에서 벗어난 보살은 기꺼이 다시 동굴 속으로 들어가 중생의 쇠사슬을 풀어 밖으로 인도하고 있다. 보살은 자신의 몇몇 친구를 구원하는 데 만족하지 않고, 모든 생명체가 자유로워질 때까지 동굴 속에 남아 있을 것이다.

보살의 서원을 받아들이게 되면, 우리는 자신을 위해서가 아니라 윤회에 얽매인 모든 존재들을 위해 불성을 성취하려고 결의하게 된다. 두 번째 마음챙기기 훈련의 정신으로, 보살은 놀라운 관용과 기쁨을 이행하고 있으며, 인간의 고통을 덜어주기 위해 기꺼이 값진 희생을 감수하고 있다.

사심 없는 보살의 마음은 붓다에 관한 이야기에서 좋은 본보기가 되고 있다. 전생에 붓다는 마하살이라 불리는 젊은 남자였다. 어느 날, 마하살은 굶주린 암펌과 새끼들과 마주치게 되었다. 그는 이 동물들에게 마음이 끌렸다. 무아라는 자신의 본성을 이해하기 때문에, 자신이 이 암펌과 새끼들과 다르지 않다는 것을 알고 있다. 이들과 마찬가지로, 이번 생 또는 다음 생에서 오랜 기간 굶주림과 고통에 직면하게 될 것이다. 근본적인 자비심의 실천으로, 마하살은 자신의 신체를 포기해 이들이 생존할 수 있도록 몸을 이들에게 내주었다.

마하살은 자비심을 도야하기로 서원했기 때문에 위대한 보살이다. 이해하면서 실천하지 않는다면 서원하는 것이 무슨 소용이 있겠는가? 모든 불교와 관련해, 틱낫한의 말을 빌자면 불교는 행동의 방편이다. 방안에 틀어박혀서 다른 사람들의 굶주림을 덜어주지 않으려는 사람들도 있을 것이다. 탐욕의 근원을 인식적으로 파악할 수 있지만, 살아가면서 마음챙기기를 구체적으로 실현하지 않는다면, 언제까지나 순환 속의 돼지 부류에 속해 있게 될 것이다.

인간은 탐욕으로 자신을 절제하지 못하는 책임을 지고 있다. 산스크리트/팔리어인 '다나(보시)'는 남에게 베푸는 것이다. 보시를 행동으로 받아들이면 덧없이 세속적인 소유물에 집착하지 않게 된다. 어떤 반대급부도 바라지 않고 다른 사람들에게 자신을 개방하게 된다. 마음을 챙기면서 베풂을 실천하면, 인내심과 온정처럼 좋은 마음가짐을 점점 더 많이 가지게 될 것이다. 인간의 자비심은 대개 자신의 도움을 필요로 하는 존재들에게 빛을 발하게 될 것이다.

다양한 방법으로 보시를 실천할 수 있다. 자선 단체들을 후원하는 많은 조직들이 있다. 이들 모두와 함께 일을 할 수는 없으며, 그렇게까지 하지 않아도 된다. 하나의 자선 단체일지라도 마음을 다해서 후원하거나, 한 개인이라도 도와줌으로써 보시는 빛을 발하게 된다.

또한, 자신의 행복에 도움이 되는 훌륭한 일에 힘을 쏟으면서 최선으로 보시를 실천할 수 있다. 자신이 먹는 문제로 고전하고 있으면, 이를 극복하기 위해 보시를 활용할 수 있다. 개인의 실천은 지역의 무료급식 단체에 기부하는 것만큼 단순할 수 있다. 전세계 기아의 종식을 목표로 하는 평판이 좋은 사회봉사 단체에 돈을 기부해도 좋다. 곤궁에 처한 사람들에게 급식을 제공하는 자원봉사를 해도 좋다. 이런 종류의 보시가 불편하다면 국가에서 관리하는 일을 도와주거나 자선행사에 참여하는 등의 방법으로도 실천할 수 있다.

보시를 실천할 때, 궁극적으로 벽에 드리워진 그림자인 자신의 먹는 고통을 버리기 시작하게 된다. 자신의 실천을 외부로 쏟으면, 더불어서 자신도 만족감을 느끼는 것을 알게 된다. 보시로 인간은 열린 마음을 갖게 되고 점점 더 사려깊은 마음을 갖게 된다. 자원봉사를 하거나 자선 단체를 후원하면, 새로운 친구들도 생기게 될 것이다. 이런 실천으로 자기 자신과 다른 사람들의 관계를 돈독하게 해 줄 것이다. 13세기 일본의 소토종(曹洞宗) 설립자인 도겐(道元) 선사는 음식 보시를 실천함으로써 인간은 자신의 불성을 깨달을 수 있다고 가르친다.

붓다에게 우유 한 잔을 제공한 여인이 지닌 성실한 마음 때문에, 이 여인은 다음 생애에 연각(홀로 불교의 진리를 깨닫는 성자)이 되리라는 예언을 했다. 아소카왕은 자신의 마지막 좋은 행동으로 임종하면서 자신을 돌보던 승려들에게 망고 반 쪽을 주었기 때문에, 죽는 순간에 모든 고통에서 벗어나게 되었다.

과일처럼 단순한 보시라도 순수하게 성실한 마음으로 행해지면, 인간은 완전한 깨달음에 이를 수 있다. 보시를 실천하면 윤회 속에서 탐욕 많은 돼지는 되지 않을 것이다. 지속적인 수행을 통해, 자비와 기쁨을 구체적으로 나타내는 보살이 될 수 있을 것이다.

세 번째, 네 번째, 다섯 번째 마음챙기기 훈련 :
알코올, 마약 등 취하게 하는 것과 감각음식

마음챙기기를 실천하는 일은 강에 있는 댐을 물샐틈없이 지키는 것과 똑같다. 이 일을 게을리하면 강물이 밀려올 때를 알지 못하게 될 것이다. 그러면 강물로 수문이 부서지고 사람들은 갑작스런 재해로 물에 빠져 죽게 된다. 그러나 우리는 댐이 무너지지 않게 스스로 대비할 수 있다. 항상 목표에 시선을 기울이면, 우리가 나아가는 방향에서 떠돌고 있는 분노와 폭력, 그리고 무지를 알 수 있게 된다. 마음을 챙기게 되면 순간순간의 변화를 인지해 이를 밖으로 흘려보낸다.

우리는 마음을 챙기기 위해 단호히 결의할지도 모른다. 그러나 우리의 마음이 취하게 하는 것에 대한 생각으로 가득 차면 수행을 할 수 없게 된다. 언젠가 하루종일 학교수업이 빡빡한 날이 있었는데, 정신이 맑지가 않았다. 나는 카페인이 정신을 예민하게 하리라 생각해 재빨리 큰 잔으로 두 잔의 커피를 마셨다. 정반대의 효과가 발생했다. 몸과 마음이 신경과민이 되어버린 나는 펜도 제대로 쥘 수가 없었으며, 교수가 강의하는 말도 잘 알아들을 수 없었다. 두세 시간 뒤에야 조금 진정이 된 듯했고, 이런 불쾌한 경험을 되풀이하지 말자고 다짐하지 않을 수 없었다.

다섯 번째 마음챙기기 훈련을 통해 우리는 헌신적인 최고의 댐 지킴이이 될 것이다. 우리의 몸과 마음이 건강해야 최선의 일을 하게 된다. 술과 마약류가 미치는 해를 알고 있기 때문에 평온을 유지해주는 품목만을 섭취하기로 맹세한다. 여러 가지 독소가 자신을 망치기 전에 이것들을 식별할 수 있기를 바란다.

마음을 나빠지게 하는 물질이라 하면 우리는 보통 카페인, 마약류 그리고 알코올을 생각하는데, 취하게 하는 것은 다양한 병들과 용기 형태로 공급된다. 아이들의 학교 급식조차도 해를 일으키는 식품에 포함될 수 있다. 설탕은 현대 사회에 가장 널리 퍼진 독소 가운데 하나다. 우리의 에너지 수준과 심리상태에 심각한 영향을 미치는 달콤한 음식을 우리가 상용할 수 있음을 잘 기억하기 바란다. 음식에 들어 있는 화학약품도 사람을 해친다. 농장의 동물들에게 항생물질을 먹이면 새로운 종류의 의약품에 강한 박테리아가 출현해 사람에게 심각한 질환을 유발시킬 수 있다.

독한 술을 가끔 마시다가 술을 끊기는 쉽다. 그렇다면 우리가 배불뚝이건, 다음날 숙취로 고생을 하든 무슨 상관일까? 그러나 우리는 무아와 공존의 가르침에 따라 우리가 먹은 것이 고스란히 우리 모두에게 영향을 미친다는 것을 알았다. 음주운전, 태아 알코올 증후군*, 그리고 알코올과 관

---

* 임신부의 알코올 과다 섭취로 인한 신생아의 기형이나 기능 장애.

련된 폭력은 너무나 치명적인 결과를 초래하는 3가지 예이다. 아무 생각 없이 마시고 먹다 보면, 감각 작용이나 감정에 현명하게 반응하기 힘들어질 수도 있다. 알코올, 약물, 또는 처방약 때문에 나중에 후회하게 될 방식으로 행동할 수도 있다. 알코올, 약물, 또는 처방약의 영향을 받고 있다면, 감정의 일치는 항상 중요하지는 않다.

세 번째 마음챙기기 훈련은 주변 사람들을 존중하는 방식으로 섭취할 것을 맹세하는 것, 취함으로써 생겨날 수 있는 성적인 음행이나 고통을 인식하는 것이다.

우리는 자신이 입에 넣은 독소로 말미암아 고통을 받을 수 있음을 알고 있다. 그러나 우리가 먹는 것의 일부인 또 다른 종류의 해로운 음식이 있는데, 이런 음식으로 더욱 더 취하게 될 수 있다. 이런 음식은 우리의 눈, 귀, 코, 입, 몸, 그리고 마음을 자극시키는 감각 자극 식품이다. 우리는 우리가 생각하는 양만큼 음식을 섭취한다. 부정적인 말이나 이미지가 우리의 의식 속으로 들어오면, 가장 영양가 있는 음식을 먹더라도 그것은 독이 된다.

스트레스를 받거나 슬프거나 어리석게도 경솔할 때, 우리는 많은 양의 즉석식품을 먹어치울 수 있다. 그러나 마음을 챙기고 있지 않을 때도 역시 감각 음식을 잔뜩 먹어치운다. 매일 건강에 해로운 말이나 영상에 노출되어 있지만, 그것이 얼마나 해로운지 알지 못한다. TV를 배경음악처럼 켜놓고 있을 때 우리는 어떤 메시지를 받아들이고 있을까? 특정한 잡지들을 훑어보면서 어떤 탐욕이나 욕망을 키우고 있는 것일까?

슬픔을 달래고 싶을 때 우리는 즉석식품을 탐닉하기도 한다. 인위적인 만족감을 충족시키기 위해 알코올에 의존할 수도 있다. 불행하게도, 우리는 이와 똑같은 행동을 감각식품을 통해서 하고 있기도 하다. 외로울 때 우리는 어떤 누군가와 이야기를 나눌 기회를 얻기 뛰쳐나간다. 우리는 새로운 친구가 하는 말을 듣지만 그가 무슨 말을 하는지는 생각하지 않는다. 만약 그 사람이 편협함을 표출하면 우리는 분노를 빨아들인다. 나중에, 누군가 우리에게 의견을 물어보면 이런 편견을 자동적으로 표현하게 될 것이다. 그리고 우리가 즐겨먹는 기름기 많은 식품에 집착하듯이, 쉽게 이런 편견에 집착하게 된다.

우리는 말을 할 때마다 머릿속에 축적되었던 부정적인 감각 식품을 전달할 수 있다. 이 사실을 알기 때문에, 네 번째 마음챙기기 훈련에서 서술한 대로 신중하게 할 말을 고르고 충분히 주의를 기울여 남의 말을 들을 것을 맹세한다. 우리는 선정적으로 인기를 끌려고 하지 말아야 한다. 그래서 헛된 소문을 퍼트리거나 불화를 일으키지 않기를 결의한다. 다섯 번째 마음챙기기 훈련에서는 TV 프로그램, 잡지, 책, 영화, 그리고 대화를 무분별하게 받아들이면 우리에게 해가 된다는 것을 가르치고 있다.

대중매체로 공급된 많은 독소들은 우리의 몸을 바라보는 방식에 나쁜 영향을 미치고 있다. 현재 사회의 문화는 다이어트와 육체적 외모에 집중되어 있으며, 그래서 TV 이미지와 잡지 사진으로부터 혼란스러운 메시지를 받아들이고 있다. 패션 카탈로그에 따르면, 최신유행인 고급옷을 입으려면 특정한 몸매를 유지해야만 한다. 체중감소와 체조운동 광고는 정해진 방식대로 무조건 따라서 하면 소비자는 욕망을 충족시킬 수 있다고 선전하고 있다. 변신 리얼리티 프로그램을 방영해 성형외과 수술을 받아서, 아름다운 몸매로 행복하게 살 수 있다고 권하고 있다.

이성적으로는 이런 메시지에 면역이 되어 있다고 말할 수도 있다. 우리는 많은 패션모델들이 위험할 정도로 말랐으며, 잡지 표지는 에어브러시로 수정하고, 영화배우들도 이따금 대역을 쓰고 있음을 알고 있다. 하지만, 우리가 자신을 바라보는 방식에 감각 식품이 중요한 영향을 끼치고 있음은 부정할 수 없다. 심각할 정도로 많은 사람들이 몸매 이미지로 고심하고 있다. 이런 종류의 걱정을 직접 체험하지 않더라도, 그들의 근심으로 인해 우리의 의식은 영향을 받게 된다.

이룰 수 없는 몸매 이미지의 강박은 우울증, 자존심의 손상, 그리고 건강에 해로운 식사 습관을 낳는다. 비현실적인 외모를 만들기 위해, 많은 사람들이 강박관념에 사로잡힌 식습관에 의존해서 거식증이나 과식증에 걸리기도 한다. 먹는 것과 관련된 질환은 여성, 특히 젊은 여성들에게만 해롭다고 생각하는 사람들이 많지만, 남성들도 외모로 고민하고 있음을 잊지 말아야 한다. 여성과는 달리, 이런 질환을 가진 남성들 중 약 50% 정도는 큰 근육을 바라고 있다. BDD*라 불리는 질환을 가진 이런 남성들은 심하게 운동을 하기도 하고, 스테로이드나 해로운 보디빌딩 제품으로 몸을 가꾸기도 한다.

왜 많은 남성과 여성이 자신의 몸매를 이런 왜곡된 방식으로 알고 있을까? 주요한 원인 가운데 하나는 그들이 감각 식품과 관련해 마음을 챙기지 못하고 있다는 것이다. 많은 사람들이 대중매체의 부정적인 정보를 거르지 않고 그대로 받아들이고 있다. 이런 독소들로 인해 우리는 현재의 순간에 집중하지 못하고 마음이 흔들려 버린다. 그러나 이런 독소의 뿌리를 알아보고 한 번 더 확인하면, 우리 자신에게 책임이 있음을 알게 된다. 우

----

* Body Dysmorphic Disorder, 몸에 두드러진 결함이 없는 데도 자신의 몸매를 불안해 하는 정신질환.

리는 잡지를 비난할 수는 없다. 광고주들은 미남 미녀를 표지에 실어서 잡지를 후원하고 있을 뿐이다. 광고주만 비난하기도 어렵다. 그들이 팔고 있는 뷰티제품, 옷, 다이어트 보조제 따위를 사들이는 사람은 결국 우리이기 때문이다.

그러나, 이런 독소들의 존재에 대해 마음을 챙기는 힘을 기르면 왜곡된 몸매 이미지에 종지부를 찍을 수 있다. 이제, 잡지를 휙휙 넘기면서 문장이나 사진에 대한 순간순간의 반응을 마음에 새긴다. 예전에 마음을 챙기지 않고 먹을 때 받아들이던 독소를 계속 섭취할 것인가? 욕망과 기대감을 동일시하지 않으면, 더이상 이런 독소에 넘어가지 않게 된다.

몸매 이미지에 관한 사회의 통념도 엄밀히 검토해 볼 필요가 있다. 몸매에 관한 정보를 접할 때, 사람은 대안의 개념을 모색하기 전에 무의식적으로 부정적인 체험담을 자기 것인 양 받아들이고 있다. 한 가지 단순한 예로, 잡지광고를 읽고 고정관념으로만 생각하면 정해진 수영복을 입을 수밖에 없다. 하지만 우리는 이런 왜곡된 고정관념을 맹목적으로 받아들이지 말아야 한다. 마음을 챙기게 되면서 우리는 자신에게 유용한 다양한 관점이 있음을 알게 된다.

예를 들면, 현재 사회에서는 「플레이보이」지 모델을 아름답고 바람직한 이상형으로 평가하곤 한다. 그러나 불교도들은 인간을 형성하는 모든 것, 다시 말해 용모나 피부, 골격만이 아니라 콧물이나 땀, 그리고 배설물 전부를 주시한다. 이런 방식으로 인간을 생각해도 여전히 그런 이상형을 갈망하게 될까? 이런 놀랄 만한 마음의 수행으로 모든 구성 개념이 관련되어 있음을 연상하게 된다. 결국, 자신을 원자의 집합체이거나 기관들의 혼합체로 여길 수 있다. 자신이 당연시하는 아름다움의 이상형을 재검토할 수 있으며, 집착이나 탐욕에 종지부를 찍을 수 있게 된다.

불교도의 수행을 통해 우리는 덧없음의 진리를 배우게 된다. 최고의 모델이라도 나이들고 병들고 죽는 것을 피할 수 없다. 더구나, 미의 기준이 모든 세계에서 동일하지 않다는 것을 우리는 알고 있다. 나이지리아와 가나 같은 나라에서는 마른 체형이 아름답다고 여기지 않는다. 르네상스 시대의 그림 속 풍만한 여인이나 1950년대의 관능적인 젊은 여배우를 보면, 세월의 흐름에 따라 미의 기준이 터무니없이 달라지는 것을 알 수 있다. 모든 것이 끊임없이 변하고 있으므로 현재 기준에 얽매어 있는 것은 사리에 맞지 않다.

현대 사회는 대중매체에 크게 의존하고 있기 때문에 우리의 의식 속에 독소를 심는 이미지나 개념을 피할 수는 없다. 감각 자극 식품은 우리의 음식에서 피하기 어려운 일부 식품이지만, 마음을 챙기면서 이런 식품에 접근하면 자신을 망치지 않게 된다. 신체적인 외모에 관한 고정관념을 재검토하고 다수의 관념에 마음을 열어놓을 때, 충동적이며 자신을 망치는 행동에 쉽게 빠지지 않을 것이다. 우리를 지지하는 가족이나 친구들을 갖게 된다면, 그것이야말로 가장 이상적이다.

무의식적인 나쁜 습관에서 벗어날 때, 우리는 자연스럽게 받아들임을 배양할 수 있을 것이다. 자신 자신만의 어떤 특별한 개념을 받아들인다는 뜻은 아니다. 오히려 마음챙기기를 통해서, 우리가 경험했던 몸매의 복합성을 통찰할 수 있다는 말이다. 우리 스스로 여러 가지 대안적인 관점을 세울 수도 있고, 특정한 개념에 얽매이지 않고 상황에 어울리는 개념을 적용할 수도 있다. 그래서 자신의 체질량 지수(비만도 측정치)에 더 이상 마음을 빼앗기지 않게 되었을 때 우리의 마음은 가벼워진다. 마음챙기기를 통

해 우리는 집착에서 벗어날 수 있으며, 마음의 평화와 즐거움, 그리고 안
정감을 다시 얻을 수 있다.

중도, 불이론, 무집착

젊은 왕자 시절에 붓다는 맛있는 음식을 배불리 먹었다. 금욕주의자로서는 거의 굶주렸다. 그러나 양 극단에 있는 중도의 길을 선택해 열반을 얻었다. 중용의 중도를 받아들이면, 우리도 자신의 태도, 말, 그리고 인생의 여러 방면에서 편견을 없애고 현명해지려고 애쓰게 된다. 맹목적으로 집착하지 않고 합리적인 조사를 통해 이해하려고 노력하게 된다.

틱낫한이 만들어낸 신어(新語) "참여불교"의 교훈 가운데 3가지는 중도를 표현하고 있다. 현재 사회에서 이런 윤리적인 지침은 불교도들이 마음 챙기기를 수행하는데 도움이 된다. 틱낫한의 참여불교가 가르치는 14가지 교훈은 부록 D에 실어두었다.

첫 번째 교훈

어떤 원칙, 이론, 이데올로기, 불교의 가르침이라도 맹신하거나 얽매이지 않는다. 불교의 사유(思惟) 방식은 깨달음에 이르게 하는 방편이며 절대적인 진리가 아니다.

유명한 어느 선 격언은 말한다. "길에서 붓다를 만나면, 그를 죽여라!" 이 황당한 말을 이해하기 위해 첫 번째 교훈을 숙지해 본다. 불교사상을 포함해 어떤 종류의 집착으로부터도 마음이 자유로워야 한다는 뜻이다. 일부 사람에게 당연한 것이 모든 사람들에게 당연한 것이 아닐 수 있기 때문에 붓다를 맹목적으로 모방하지 말아야 한다. 중도를 개인의 독특한 환경과 이해수준에 맞추어야 한다.

예를 들어 불교의 비구는 아주 적은 양의 식사를 하며, 하루에 한 끼만 먹는 스님들도 있다. 좀더 정신을 맑게 하기 위해 또는 마음을 챙기기 위해 저녁식사를 걸러야겠다고 결심하는 사람들도 있을 것이다. 그러나 비구는 하루의 대부분을 조용히 명상하면서 보낸다. 일반적인 사람들은 훨씬 더 육체적이고 자극적인 환경에서 살고 있으며, 직장에 다니거나 학교나 기타 수업을 받기도 하고, 쇼핑몰로 운전을 해서 가거나 식료 잡화류를 나르기도 한다. 개개인의 칼로리 필요량은 서로 다르므로 각자에게 맞는 음식을 적당히 먹지 않으면 마음을 챙기기 어렵다.

미국 로체스터 선 센터 설립자인 로시 필립 캐플로는 첫 번째 교훈의 지혜를 일깨워준다. 그의 몇몇 친구는 일본과 미얀마의 사원에 상주하러 가서 선사들과 같은 음식을 먹었다. 하지만 이런 음식을 먹으면서 친구들은 깨달음에 접근하기 힘들었으며, 대신에 각기병, 변비 그리고 빈혈이 생겼다. 비구들과 달리, 이들은 많은 양의 밥과 일본식 된장식품에 익숙하지 않아 자신의 신체에서 영양소를 추출하려고 애써야만 했다. "선 규정식"이 없다는 것을 이들은 힘들게 깨우쳤다.

5가지 마음챙기기 훈련과 사성제는 자아 깨달음의 본질을 구체화하고 있으며, 그래서 인간이 고통에서 벗어나는데 도움이 된다. 그러나 이런 훈련과 진리는 이해를 얻기 위한 지침일 뿐임을 첫 번째 교훈은 일깨워주고 있다. 완벽한 마음챙기기를 위해 이런 훈련과 진리를 공식으로 활용하기로 결심하면, 담겨진 요점을 꿰뚫어볼 수 있을 것이다. 두 번째 진리를 돌이켜 생각해보자. 고통은 무지와 집착에서 생긴다. 붓다의 가르침에 완고하게 얽매여 있으면, 이런 지혜의 보물 때문에 사실은 오히려 뒤처지게 될 것이다.

뗏목에 관한 붓다의 우화는 무집착을 이해하는데 도움이 된다. 윤회에서 벗어나는 것은 거친 대양을 건너는 것과 똑같다. 피안, 즉 열반에 이르기 위해서는 거센 풍랑을 헤쳐나가야 한다. 대양을 항해하려면 뗏목이 필요하다. 뒤집히지 않고 순항하기 위해서는 주의깊게 뗏목에서 버텨야 한다. 하지만 단단한 지반 위에 닿으면 뗏목이 무슨 소용이 있는가? 무거운 뗏목을 자신의 어깨 위로 열심히 짊어지고 가야 하는가? 뗏목을 타고 대양을 건너왔지만, 더 이상 이것은 필요 없으므로 뗏목은 버려야 한다.

불교의 가르침을 뗏목으로 간주할 수 있으며, 아무리 귀중한 가르침이라도 그것은 인간이 피안에 이르게 해주는 방편일 뿐이다. 마음챙기기 훈련은 인간의 안전한 여행을 보장해주는 안전지침 같은 것이다. 하지만 목적지에 도착하면, 뗏목과 뗏목 조작 매뉴얼은 더 이상 필요 없다. 이런 것들을 포함한 모든 견해와 개념을 버려야 한다.

마음챙기기는 구명재킷처럼 인간이 물에 빠지지 않게 해준다. 그러나 문맥은 중요하다는 점을 다시 한 번 강조한다. 술은 사람의 마음을 어지럽히기 때문에 일본에서 자신의 비구 스승들은 술을 마시지 않는다고 캐플로는 쓰고 있다. 어느 날 저녁, 스승들은 정종을 대접하는 파티에 초대받았다. 스승들은 자신들이 술을 마시지 않겠다고 하면 친구들과의 관계가 소외되고 교묘하게 자신들을 힐난할 것이라고 생각했다. 그래서 그들은 아주 작은 컵에 두세 방울을 따라서 진심으로 잔을 들어 함께 건배했다. 글자 그대로는 다섯 번째 마음챙기기 훈련을 어겼지만, 그것은 순수한 자비심에서 우려난 맑은 행동이었다.

두 번째 교훈

현재 자신이 갖고 있는 지식이 절대불변의 진리라고 생각하지 않는다. 편협한 마음을 갖지 않고 현재의 개념에 얽매이지 않는다……. 평생에 걸쳐 배우고 우리 자신과 세계 속에서 언제나 진리의 실체를 관찰하기로 다짐한다.

두 번째 교훈에서 모든 사물이 끊임없이 변화하는 것을 알 수 있다. 인간이 애써서 얻으려 하는 이상적인 영양소 정답은 없다. 개개인은 갓난아이 시절 아주 상이하게 영양 섭취를 하고, 나이가 들어감에 따라서 자신의 식사 방식을 바꿔나간다. 살아가면서 먹는 음식도 아주 크게 바뀔 수 있다. 지난 어린 시절 즐겨 먹었던 여러 종류의 물고기가 지금은 희귀종이 될 수도 있으며, 살충제를 뿌려서 기른 물고기가 밥상에 오르기도 한다. 다른 나라로 이주한 사람들은 너무나 많은 새로운 음식을 접하게 된다. 유행에 따라서 성하고 쇠하는 음식이 있으며, 교배종이나 유전자 변형 제품을 포함한 신상품이 매일 불쑥 시판되기도 한다. 마음을 챙기면서 먹으려면 환경변화에 맞추어서, 그리고 영양소에 대해 점점 늘어나는 이해력에 맞추어서 자신의 식이요법을 바꾸어야 한다.

건강하게 식사하는 방법에 너무 매달리는 바람에 실제로는 오히려 자신을 해치는 사람들도 있다. 유기농 과일과 채소, 씨앗, 그리고 견과를 주식으로 하는 절대 채식주의자는 자신을 "순수한" 사람이라고 여길 수 있다.

실제로 건강한 몸을 유지할 수도 있다. 그러나 그렇다고 해서 자신과 다른 음식을 먹는 친구들을 무시한다면 친구들은 난처해 할 것이다. 그런 사람은 아마도 유제품에 살짝 적신 브로콜리 한 조각을 "오염된" 음식이라고 입에 대지도 않을 것이다. 이처럼 언제 어디서나 음식에 대해 끊임없이 근심걱정을 하고 있으면, 어떻게 마음의 평화를 누릴 수 있겠는가? 바로 이런 점 때문에 "건강에 좋은" 음식이 반드시 마음을 챙기는 음식과 일치하지는 않는다.

두 번째 교훈을 통해, 정의나 개념에 빠지지 말고 능숙하게 이것을 활용해야 한다. 영양소를 탄수화물, 단백질, 그리고 지방으로 구분하는 지식도 가져야 한다. 다량 영양소가 더 단순한 구성 성분으로 세분화될 수 있으며, 원자나 분자 수준으로 분류된다.

두 번째 교훈도 역시 불이론(不二論)이라는 불교의 복잡한 사상을 설명해주고 있다. 인간의 잘못된 생각으로 자아가 영원하다고 믿는 것처럼, 이원론에 대한 생각을 착각하고 있다. 선과 악, 그리고 순수함과 순수하지 않음 사이에 구분을 강조하고 있다. 그러나 이런 이분법을 엄밀히 따지면, 이런 방식에 대해 다시 생각하게 된다. 예를 들어 10년 전에는 달걀에 많은 양의 콜레스테롤이 들어 있기 때문에 달걀은 금기식품으로 여겨졌다. 현재 달걀은 탄수화물이 없는 고단백질 식품으로 저탄수화물 다이어트의 대표 식품이다. 달걀은 건강에 유익할까, 해로울까? 선과 악이라는 한 마디로 달걀을 분류할 수 있을까?

콩식품에 관한 논란은 불이론의 또 다른 실례이다. 콩은 오랫동안 가장 건강에 유익한 식품으로 여겼지만, 최근에는 콩식품을 먹는 데 따르는 잠재적인 위험에 관한 연구 자료가 알려지게 되었다. 아시아산 콩은 가장 높은 수치의 피틴산을 지닌 콩과 식물들 중 일부이며, 이 피틴산은 아연, 철, 구리, 그리고 마그네슘의 흡수를 방해한다. 건강한 성인이 오랜 기간 동안 콩을 먹었을 때 갑상선 질환에 걸렸다는 사실을 일본 학자들이 연구자료에서 발표했다.

콩을 둘러싼 문제로 인해, "선과 악"의 이원론에 매달리면 고뇌를 안겨 준다는 사실이 명확해졌다. 미국 사람들은 콩이 식물성 단백질, 비타민, 그리고 미네랄의 우수한 공급원이라고 알고 있다. 전통적으로 콩식품을 먹고 있는 일본인들이 더 오래 살고 더 건강하다고 TV광고를 통해 미국인들에게 홍보했다. 그래서 그들은 즉시 콩을 몸에 유익한 음식으로 분류해서 많은 양을 섭취하기 시작했다.

북아메리카의 소비자들은 일본 사람들이 콩식품을 항상 적당히 먹고 있음을 알지 못했다. 더구나, 그들은 훨씬 적은 양의 피틴산을 포함하고 있는 일본식 된장국, 낫토*, 템페** 형태로 발효된 콩을 주로 먹는다. 소비자의 수요에서 이득을 노리기 때문에, 업체들은 "분리된 대두 단백질"(90% 이상의 단백질 함유)처럼 심하게 가공된, 그리고 유기농이 아닌 유전자 변형 식품을 시장에 대량으로 공급하고 있다. 이런 성분들은 특히 포장식품과 고기 대체품에 많이 들어 있다. "콩"이라고 표시되어 있는 것은 절대적으로 건강에 좋을 것이라고 생각한 많은 사람들은 실제로 이런 독소들을 대량으로 먹게 되었다.

마음을 챙기는 식사법이 반드시 고기를 먹지 말아야 하고, 술을 마시지

----

* 콩을 발효시킨 식품.
** 콩을 발효시켜서 만든 인도네시아의 대표적인 식품. 겉모양은 두부와 비슷하지만 발효음식이라는 점에서 청국장과 더 가깝다고 할 수 있다.

말아야 하고, 티라미스*도 먹지 말아야 한다는 규칙은 없다. 달걀이나 콩은 본질적으로 옳거나 그르지 않다. 채식주의나 자연식주의 등의 모든 꼬리표는 우리의 자유를 옭아맬 수도 있음을 상기해야 한다. 대신에, 음식을 먹는 방법에서 중용의 도를 받아들여야 한다.

세 번째 교훈

권위적인 태도, 협박, 금전거래, 선전, 또는 심지어 교육과 같은 어떤 수단으로도 아이들을 포함한 다른 사람들에게 자신의 견해에 따르라고 강요하지 않는다. 그러나 자비로운 대화를 통해, 다른 사람들이 맹신이나 편협한 마음을 버리도록 도움을 주기로 다짐한다.

친구들이 맥도널드에 가고 싶다고 할 때마다 이들을 비웃는다면 우리는 마음챙기기를 실천하는 것일까? 이들을 나무라면서 햄버거를 못 먹게 할 수도 있다. 그렇지만 친구들은 실제로 마음을 챙기면서 먹지 않을 것이다. 맹목적으로 우리의 말에 따르거나, 아니면 우리 시야에서 벗어나 몰래 햄버거를 먹을 것이다.

다른 사람들의 동의를 무시하고 자신의 견해를 강요하는 것은 마음을 챙기는 것이 아니다. 자신의 정당한 행동에 대한 집착이 생기고 한층 더 윤회에 얽매이게 된다. 자신이 생각하기에 "정당한" 방식으로 다른 사람들에게 식사하는 방법을 강요하면 이들은 해를 입게 된다. 선의를 갖고 있더라도, 이런 행동은 이해보다는 오히려 좌절의 씨앗을 심는다.

인간은 각 개인의 특성과 능력, 그리고 선호하는 것이 서로서로 다르다. 자비심을 실천하기 위해 모든 생명체는 나름대로의 근거와 상황에 지배되

---

* 크림 치즈와 생크림의 부드러운 맛이 폭 밴 이탈리아 디저트.

고 있음을 알아야 한다. 독단적인 견해를 갖고 이를 다른 사람들에게 강제하면 종종 무서운 결과를 초래한다, 어떤 절대 채식주의자 부부는 자신들의 갓난아이를 오로지 개밀, 코코넛 우유, 그리고 아몬드 우유를 먹여 키웠다. 이런 음식은 몸에 좋지만 부모에게나 맞는 식품이었다. 부부가 그들의 건강한 다이어트에 대한 견해에 집착했기 때문에 아기는 영양실조로 죽고 말았다.

이데올로기를 기꺼이 뛰어넘어 관찰하지 않으면 스스로도 심한 해를 입을 수 있다. 요가 강사인 톰 빌링즈의 개인적인 이야기를 통해 우리는 금욕주의자로서의 붓다의 경험을 떠올려볼 수 있다. 빌링즈는 자신의 건강과 정신 상태를 개선시키려고 노력하는 동안에 철저한 과일 상식(常食)자였으며, 씨앗을 맺는 식물에서 식용의 생식(生殖) 부분만을 먹었다. 엄격한 식이요법으로 한때 그의 몸은 심하게 망가졌으며 몸무게는 88파운드나 줄어들었다. 잠깐 해외에 있을 때는 한 달 내내 만다린 오렌지만 먹기도 했다.

그러던 빌링즈는 먹는 방식에 차츰 융통성을 갖게 되면서 붓다처럼 마음의 활력과 평화를 얻었다. 다이어트라는 올가미에 걸려든 다른 사람들을 구하기 위해, 그리고 그 자신도 채식주의를 초월해서 세 번째 교훈에 어울리는 유익한 정보를 제공하는 웹사이트를 운영하기 시작했다. 그는 고기를 먹지 않는 다양한 다이어트법과 건강에 미치는 효과에 관한 과학적인 정보와 체험적인 정보를 제공하고 있다. 이 사이트의 메시지에서 제공하는 정보에 따르면, 인간은 다른 사람들을 존중해야 하고, 자신을 위한 최선의 방법으로 먹어야 하며, 어떤 특정 다이어트가 효과가 없으면 기꺼이 바꿔야 한다.

다이어트 하는 사람의 특정한 체질에 맞지 않으면, 이런 다이어트는 건강에 좋지 않다. 가공하지 않은 무염의 땅콩은 영양가가 높지만, 땅콩 알레르기가 있는 사람에게는 치명적일 수 있다. 특정한 음식 알레르기가 있는 사람은 자신의 다이어트 방식을 잘 취사선택해야 하며, 그래서 특정한 음식을 먹지 못하더라도 충분한 비타민, 미네랄, 그리고 영양소를 확실하게 섭취해야만 한다. 당뇨병이나 특정 질환을 앓고 있는 사람은 별도의 식이요법으로 먹어야 하고 보완식품을 섭취할 필요가 있으며, 그리고 채식주의자는 비타민 B_{12}, 아연, 그리고 철분 보조식품을 먹을 것을 자주 권하고 있다.

우리의 신체와 신진대사는 독특하기 때문에, 다이어트는 우리들 개개인의 생리적 요구를 반영해야 한다. 여러 가지 음식이 사람에게 어떻게 영향을 미치는지를 알아야 하고, 그리고 의료 전문가와 상의해야 한다. 예를 들면, 스포츠 음료는 운동선수가 가장 좋은 상태로 운동하는 데에는 도움이 될 수 있지만, 주로 앉아서 일하는 사람들에게는 이런 농축된 칼로리가 유익하지 않다.

중도를 따르면 지나치게 탐닉하지 않으며 절제할 수 있다. 우리는 어떤 음식이 우리 건강에 해로운지를 알고 있다. 그래서 마음을 챙기면서 먹으면 이런 음식을 요리 목록에서 빼버릴 필요까지는 없다. 친구들과 집에서 만든 특별 디저트를 나누어 먹는 것과 가게에서 그냥 사온 파이를 먹는 것은 차이가 있다. 파티에서 한 잔의 와인을 받아들이는 것과 자신의 고통을 잊으려고 한 병의 와인을 들이키는 것은 차이가 있다.

마하나마 왕이 붓다와 수행 비구들을 위해 음식을 마련했을 때, 붓다는 왕이 가장 맛있는 음식을 대접했다고 말했다. 붓다의 말대로, 음식의 즐거움을 부인할 필요는 없다. 맛있는 식사에 집착하지 않고 이런 식사로 즐거움을 누릴 수 있다.

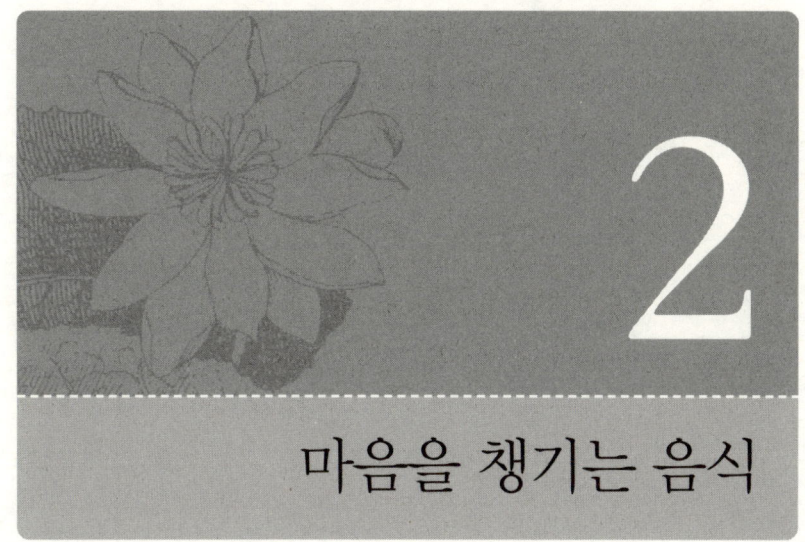

2

마음을 챙기는 음식

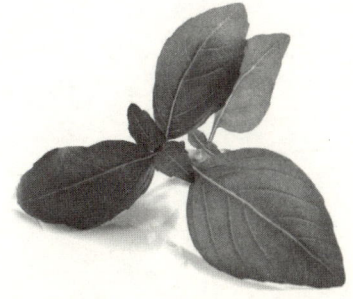

건강한 식사법을 위한 지침

모든 음식은 신진대사 구조로 분해된다. 우리는 여러 기관이 작용하는 복잡한 체계를 알고 있으며, 사람의 DNA를 배열할 수도 있다. 우리는 이런 지식을 참고로, 완벽하지는 않아도 우리의 몸을 건강하게 하는 방법에 관한 엄청난 양의 지식을 갖고 있다. 건강을 위한 마법의 알약은 없지만 다음 두 가지 지침에 이의를 제기하는 의료 전문가는 거의 없을 것이다.

1. 건강하게 살고, 질환을 피하고, 건강한 식이요법으로 먹고, 적당한 운동을 할 것.
2. 몸무게를 줄이고, 조금 덜 먹고, 더 건강하게 먹고, 좀더 운동을 할 것.

자신의 몸에 관심을 갖고 있든 그렇지 않든, 우리는 이미 우리 몸에 좋은 음식에 대해 많은 것을 알고 있다. 아마도 우리는 어머니가 칩 과자를 너무 많이 먹지 말라고 하셨을 때 처음으로 영양에 대해서 이해했을 것이다. 신문이나 잡지를 대충 읽고 우리 몸에 좋은 음식과 그것이 좋은 이유에 관한 기사에 빠져들기도 한다.

하지만 어떤 단어를 보거나 듣더라도 뜻은 모를 수도 있다. "트랜스 지방", "산화방지제", "플라보노이드" 따위의 단어를 들은 적이 있을 것이다. 그러나 우리는 이 말들이 무엇을 의미하는지 알고 있을까? 우유광고는 칼슘이 뼈를 튼튼하게 해준다고 선전하는데, 그것은 왜일까? 많은 사람들은 칼로리를 '에너지원으로 소모되거나 많은 양은 피해야 하는 것' 정도로만 알고 있다.

우리는 다른 의견을 맹목적으로 받아들이면 안 되듯이, 건강이나 다이어트에 관한 조언도 맹신하지는 말아야 한다. 열린 마음을 갖고 많은 질문을 해서, 우리의 합리적인 생각과 우리의 삶에 맞는 것만 받아들여야 한다. "칼라마 주민을 향한 가르침"에서 붓다는 우리에게 의심을 많이 하라고 권한다. 우리는 뭔가를 결정할 때 루머(소문), 텍스트, 스승의 말에 근거를 두지 말아야 한다. 과학자들처럼 이런 말을 하나의 가설로서 다루고 철저하게 판단해야 한다. 우리와 모든 이들에게 유익한 어떤 것이 있다면 그것을 받아들이고, 그것과 더불어 살 수 있다.

건강한 식사법을 평가하는 불교의 접근방식은 지적이고 현명하다. "당근은 사람의 눈에 좋다." 같은 말을 단순하게 그냥 받아들이지 말고, 어떤 특정한 품목을 제니 크레이그*가 말했다는 이유로 그것이 자신에게 좋을 것이라고 믿지 말아야 한다. 마음을 챙기는 식사를 하려면 우리가 먹는 음식을 주의깊게 조사해야 한다. 영양학에 정통하면 우리가 먹는 방식에 대해 자신있게 결정을 내릴 수 있다.

----

* 미국의 체중감량 권위자.

적정한 영양소에 관한 과학적인 탐구

건강하게 먹는 방법을 조사하기 위해서는 소화체계부터 시작하는 것이 이치에 맞을 것이다. 종종, 우리는 소화과정을 스스로 제어할 수 없는 마법 같은 과정이라고 생각한다. 아이스크림이 입으로 들어가면 곧장 넓적다리로 직행한다고 확신하고 있다. 그런 사람은 생물 교과서를 다시 펼쳐봐야 할 것이다. 분자 수준에서 우리의 몸은 그야말로 우리가 먹는 음식과 같다. 음식은 입으로 들어가서 식도 아래로 내려가고, 소화기관을 거치면서 기계적인 운동과 산, 그리고 효소에 의해 분해된다. 영양소, 비타민, 미네랄, 물은 주로 상부 작은창자벽을 통해 흡수된다. 입자들은 저장, 사용, 또는 추후 화학적 변이를 위해 혈액을 통해 몸의 다른 부위로 분배된다. 죽은 세포와 소화되지 않는 물질을 포함한 노폐물은 결장으로 이동해 배설

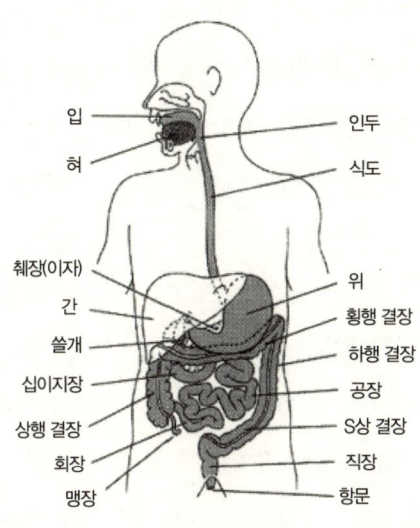

소화체계

111

물로 나간다. 음식이 소화되면 가장 단순한 분자 성분으로 분해된다.

탄수화물은 가장 작은 기초단위(포도당, 과당, 갈락토스)로 분해되어 세포변화를 위한 에너지를 공급하기 위해 혈액을 통해 분배된다. 남은 포도당은 글리코겐으로 전환되어 간과 근육에 저장되거나 지방으로 전환된다.

단백질은 아미노산으로 분해되어 세포벽과 다른 세포 성분을 만들기 위해 혈액을 통해 신체의 각 부위로 분배된다.

지방은 글리세롤 및 지방산으로 소화되어 더 큰 지방 분자로 재합성되고, 가슴의 정맥으로 연결시켜주는 림프관으로 보내진다. 피는 몸의 여러 부위에 있는 저장소로 지방을 나른다. 지방은 세포막과 혈관을 유지하고 필수 호르몬을 만들고, 피부와 몸에 난 털을 건강하게 유지하는 데 도움을 준다. 눈, 면역체계, 그리고 골격에 적절한 기능을 위해 필수적인 비타민 A, D, E, 그리고 K를 흡수하는 데도 필요하다.

요약하면, 소화란 사람의 몸이 세포에 에너지를 공급해 세포를 보강할 수 있도록 하기 위한 최소한의 구성 요소로 음식이나 음료를 분해하는 과정이다. 사람이 먹는 음식은 몇 조 개에 이르는 세포 속으로 들어가서 인체를 구성한다. 적당한 영양소를 충분히 먹지 못하면 우리의 세포는 약해져서 재생과 회복능력을 잃게 된다.

건강하게 먹기 위한 전략

다음에 언급하는 내용은 인체를 최상의 상태로 유지하기 위한 지침으로 널리 인정된 것이며, 과학에 근거를 둔 것이다. 이 지침은 어떤 특정한 다이어트를 편집한 것이 아니고, 결코 모든 것을 포함하는 개념도 아니다. 마음챙기기 훈련과 마찬가지로, 이 지침은 유익한 목적을 충족시키기 때문에 안전하게 먹는 데 도움을 줄 수 있다. 이런 정보는 의료 및 영양학 전문가들로부터 검증을 받았지만, 각 개인의 특이한 의학적인 체질은 고려하지 않았다. 자신의 식습관에 획기적인 변화를 주기 전에, 언제나 주치의와 상담을 해야 한다.

습관성 음식의 섭취로 생성된 에너지는 계속해서 몸에 해로운 방식으로 먹으라고 우리를 부채질하고 있다. 그래서 우리는 건강에 해로운 많은 방식에서 벗어나지 못하고 있다. 모든 다이어트 전략과 관련해서 스스로에게 너그러워지기 바란다. 우리는 지금까지 사회와 주변인들에 의해 조장되어온 오랜 습관을 바꾸려 하는 것이다. 할 수만 있다면 마음을 챙기는 식사법을 중심으로 가족의 도움이나 의료진, 서로 도움을 주는 친구 모임 등 적절한 후원 모임을 갖기 바란다. 어느 정도의 안전망이나 도움없이 우리의 몸과 마음에 배어 있는 습관과 탐욕을 이겨내기는 힘들다.

건강한 식사법을 위한 지침

1. 다이어트 지침의 범위 안에서 균형잡힌 식사를 할 것.

2. 불포화 지방에 관심을 갖고, 포화 지방과 트랜스 지방을 피할 것.

3. 지방이 적은 단백질과 식물성 단백질에 관심을 가질 것.

4. 영양소가 풍부한 탄수화물에 관심을 갖고 정제된 탄수화물과 당류를 피할 것.

5. 비타민과 미네랄을 충분히 섭취할 것.

6. 소금 섭취를 줄일 것.

7. 많은 양의 물을 마실 것.

8. 카페인을 피할 것.

9. 술을 피할 것(아니면 적당히 와인을 마실 것).

10. 유기농 식품에 관심을 가질 것.

11. 지역식품과 계절식품에 관심을 가질 것.

12. 천연의, 가공하지 않은, 날 것인 식품에 관심을 가질 것.

13. 슈퍼푸드에 관심을 가질 것.

부록 A에 언급한 마음을 챙기는 식품 리스트는 슈퍼마켓에서 이런 지침에 근거한 쇼핑을 하는 데 도움이 된다. 식품을 선택할 경우에 주의해야 할 재료 및 내용을 식별하고 있다.

1. 다이어트 지침의 범위 안에서 균형잡힌 식사를 할 것

어떤 사람이 자몽만 먹기로 결심했다고 해보자. 자몽에는 사람에게 필수적인 비타민 C가 풍부하다. 그러나 비타민 C를 과다하게 먹으면 초과분을 장에서 흡수하지 못해서 심한 복통과 구역질이 따를 수 있다. 또한 자몽은 저단백 식품이어서 인체에서 효율적으로 세포를 만들어낼 수 없어 근육에 있는 영양분을 활용할 수도 있다. 감귤류 다이어트는 붓다의 중용의 도에 어긋난다.

우리는 균형잡힌 단백질, 탄수화물, 지방, 물, 비타민과 미네랄을 섭취

관심을 가질 것	피할 것
불포화지방, 지방이 적은/식물성 단백질, 영양소가 풍부한 탄수화물, 식이섬유, 물, 비타민과 미네랄, 천연의/ 날 것의/ 유기농/ 지역의/계절적인/ 슈퍼푸드	가공식품과 고지방식품, 정제된 탄수화물, 설탕, 포화지방과 트랜스지방, 유전자 변형 식품, 카페인, 술, 소금, 해로운 첨가제

해야 한다. 그러나 현실적으로 우리의 몸을 약화시키고 질병의 위험을 키우는 불안정한 다이어트가 수없이 존재한다. 또한, 적당량의 영양분을 받아들이는 것도 중요하다. 사람은 자신의 몸을 효율적으로 가동하기 위해 충분히 먹고 싶어 한다. 붓다가 우리보다 앞서 체험했듯이 소식이나 과식으로 생기는 곤란한 상황을 피해야 한다.

균형잡힌 다이어트로 식사하는 데 확실히 도움이 되는 방법은 국내의 정부가 권장하는 다이어트 지침을 참조하는 것이다. 캐나다, 미국과 많은 국가에서 제조업자들은 법적으로 식료품 포장지에 재료와 영양소 명세를 기재해야 한다. 미국 FDA(식품의약품 안전청)는 이런 영양소 분석을 2,000칼로리 다이어트에 기준을 두고 있다.

건강을 유지하기 위해 모두가 하루에 2,000칼로리를 먹어야 하는 건 아니다. 개인의 신진대사, 나이, 성별, 활동 수준, 그리고 몸무게에 따라 하루에 소비하는 칼로리량은 사람마다 크게 다르다. 몸무게가 132파운드(약 60킬로그램)정도이고 적당하게 활동하는 성인 여성이 체중을 유지하기 위해 하루에 필요한 열량이 2,000칼로리이다. 미국 여성을 위한 평균 유지 수준은 하루에 2,000~2,100칼로리이며, 남성의 경우는 2,700~2,900칼로리다. 하루에 먹어야 할 칼로리 수치를 잘 모르겠다면 많은 웹사이트에서 제공하는 칼로리 계산표와 공식에 관한 정보를 참조할 수 있다.

칼로리는 음식의 가치를 나타내는 유일한 수단이 결코 아니며, 측정하고 고려해야 할 많은 요인들 가운데 하나일 뿐이다. 칼로리는 에너지나 열의 양이며 '물 1그램의 온도를 섭씨 1도(화씨 1.8도) 올리는 데 필요한 열량'을 의미한다. 음식의 열량은 탄수화물, 지방, 단백질, 알코올 등 네 가지 공급원에서 생겨난다. 단백질 1그램이나 탄수화물 1그램은 4칼로리이며, 알코올 1그램은 7칼로리, 그리고 지방 1그램은 9칼로리이다. 중량 비율로 지방이 가장 높은 칼로리를 갖고 있지만, 인체의 주요 에너지 공급원은 탄수화물이다. 탄수화물은 빨리 그리고 쉽게 포도당으로 분해되어 인체에서 쉽게 에너지로 전환된다.

식료품에 기재된 영양소 정보를 참조해서 적당한 칼로리를 확실하게 먹을 수 있다. 개개의 분량판에 있는 식품 라벨에 칼로리 수치를 표시하고 있으며, 대개는 1회 분량이다. 그렇지만, 이따금 2회 또는 그 이상 분량을 포장지에 표시하고 있어서, 우리가 알고 있는 것보다도 더 많은 칼로리를 섭취할 수 있다. 예를 들면, 오레오 비스킷 봉지의 영양성분 명세 라벨에는 "칼로리: 160"이라고 적혀 있다. 그러나 이런 라벨에서도 "용기당 분량: 약 15"라고 표시하고 있다. 한 봉지의 절반을 먹으면 1,200칼로리(160×7.5)를 섭취하게 되는 것이다. 이 수치는 많은 사람들의 하루 필요 칼로리와 거의 맞먹는다!

영양소 라벨을 이해함으로써 알맞은 비율로 충분한 영양소를 먹고 있음

체중유지에 필요한 하루 칼로리 섭취량 추천

체중(파운드)	칼로리	체중(파운드)	칼로리
100	1400	170	2380
110	1570	180	2520
120	1680	190	2660
130	1820	200	2800
140	1960	210	2940
150	2100	220	3080
160	2240	230	3220

주 : 이 수치는 남성과 여성에 따라 달라질 수 있음. 1파운드= 0.4536kg

을 확신할 수 있다. 우리의 식품 저장소에 있는 식품을 조사해 보면, 영양소 명세란에 표시되어 있음을 알 수 있다. 개개의 라벨에는 식품이 포함하고 있는 주요 영양소의 양이 기재되어 있고, 성분이 많은 수량에서 적은 수량 순으로 기재되어 있다. % 영양소 기준치(1일 영양소 기준치에 대한 비율)를 이해함으로써 어떤 음식이나 음료가 특정 영양소를 얼마나 포함하고 있는지 가늠할 수 있다. 미국 FDA 웹사이트에서 (농수산물 같은 포장하지 않은 식품을 포함해) 식품의 정확한 영양소의 함량을 조사할 수 있다.

FCDA는 유명 공중보건 전문가들의 권유에 근거해서 2,000칼로리 규정식을 위한 하루 영양소 기준치를 다음과 같이 추천하고 있다.

지방 총계 : 65그램 미만

트랜스 지방 : 1 또는 2그램 미만

콜레스테롤 : 300밀리그램 미만

포화 지방 : 20그램 미만

나트륨 : 2,400밀리그램 미만

탄수화물 : 300그램 정도

식이섬유 : 적어도 25그램

FDA는 설탕의 하루 기준치를 권장하지 않고 있지만, 많은 양의 설탕을

오레오 샌드위치 쿠키
(크래프트 식품 글로벌 회사 제공)

영양소 명세

1회 분량 크기 34g
용기당 분량 약 15

1회 분량당 함량
총칼로리 160, 지방 칼로리 60

	% 영양소 기준치*
전체 지방 7g	11%
포화지방 1.5g	7%
콜레스테롤 0mg	0%
나트륨 210mg	9%
전체 탄수화물 24g	8%
식이섬유 1g	4%
설탕	13g
단백질	2g

비타민A 0%	비타민C 0%
칼슘 0%	철분 8%

* 퍼센트 영양소 기준치는 2,000칼로리 규정식을 근거로 산출함. 구매자의 소요 칼로리 양에 따라서 더 높아지거나 낮아질 수 있음.

	칼로리:	2,000	2,500
전체 지방	미만	65g	80g
포화지방	미만	20g	25g
콜레스테롤	미만	300mg	300mg
나트륨	미만	2,400mg	2,400mg
전체 탄수화물		300g	375g
식이섬유		25g	30g

섭취하지 말라고 권한다. 역시 단백질에 대한 기준치도 없지만, 하루에 필요한 단백질 양은 대개 성인 체중을 기준으로 1킬로그램(2.2 파운드)당 0.8그램으로 계산한다. 대부분 사람들이 40~60그램 정도 섭취해야 하는 것이다. 이런 수치는 유익하지만, 중도를 수행하는 사람들은 이 숫자에 얽매이지 말아야 한다. 영양소의 추천사항은 인간의 작품이며, 시대의 흐름에 따라 꾸준히 재평가되고 있다.

2005년 초에 미국과 캐나다는 음식에 대한 가이드라인을 수정했다. 최신 연구성과를 반영하고 있는 이 새로운 가이드라인은 칼로리 감소와 운동에 좀더 중점을 두고 있다. 우리의 현재 식사 패턴에 가장 적정한 정보를 제공하기 위해 캐나다의 새로운 팸플릿은 두부와 청경채* 등에 비중을 둘 것이다.

● 전략

· 자신의 에너지 소요량을 알고 이에 맞추어 먹을 것.

· 정부의 다이어트 추천 사항의 범위 내에서 먹을 것.

· 현명하게 영양소 라벨을 읽을 것. 1회 분량 크기, 칼로리 수치, 1일 영양소 기준치에 대한 비율, 기재된 성분의 순서를 주시할 것.

· 다른 식품의 영양소 명세 및 성분과 비교할 것.

· 다이어트 추천 사항에 대한 변화 내용 및 이의 제기 내용과 관련된 최신 정보에 주의를 기울일 것.

----

* 중국음식에 많이 쓰이는 중국 배추의 한 가지.

2. 불포화 지방에 관심을 갖고 포화 지방과 트랜스 지방을 피할 것

지방은 규정식의 필수 영양소지만 여러 가지 지방이 인체에 다양한 영향을 미치고 있다. 우리는 종종 콜레스테롤을 지저분한 단어로 여기지만 세포막과 많은 호르몬이 콜레스테롤에서 유래된다는 것을 기억해야 한다. 우리 몸, 특히 간에서는 일반적으로 몸에 필요한 콜레스테롤을 모두 생성한다. 동물성 식품, 특히 달걀과 내장 부위를 먹을 때도 콜레스테롤을 흡수하게 된다.

"몸에 유익한" 또는 "몸에 해로운" 콜레스테롤이란 말을 자주 듣는다. 콜레스테롤 분자는 핏속에서 용해되지 않으며, 리포 단백질이라고 불리는 특별한 매개체에 의해 세포로 오간다. 자동차 모델처럼 리포 단백질도 여러 가지 모델이 있다. **저밀도 리포 단백질**(LDL, low density lipoprotein)은 일반적으로 "몸에 해로운" 콜레스테롤이라고 불린다. 이것은 자동차 모델로 말하면 스포츠카에 해당하는 단백질로, 크고 비효율적이다. 너무 많은 LDL이 핏속에서 순환하면 동맥벽에 들러붙어 플라그를 생기게 한다. 동맥이 막히면 심장이나 뇌로 가는 피의 흐름을 방해해서 심장질환이나 뇌졸중을 부른다. **고밀도 리포 단백질**(HDL, high density lipoprotein)은 "몸에 유익하다." 쓰레기 수집차량과 같은 역할을 하기 때문이다. HDL은 콜레스테롤을 동맥에서 간으로 운반하고 그것은 인체에서 분비된다.

우리는 쓰레기 수집차량을 장려하고 도로를 혼란케 하는 스포츠카를 피해야 한다. 리포 단백질은 음식에 들어 있지 않지만 콜레스테롤이 높은 식품을 먹으면 핏속의 콜레스테롤 수치가 높아진다. 이에 상응해 LDL 콜레스테롤 수치가 올라가므로 심장질환의 위험이 높아진다. LDL 수치를 높이는 특정한 종류의 지방을 피해야 하고, HDL 수치를 높이는 다른 지방을 먹어야 한다.

식이지방 컨테스트를 개최한다면 아마도 **불포화 결합 1개를 갖는 지방**이 우승의 영광을 차지할 것이다. 이 지방은 아주 낮은 온도에서도 액체 상태이며, 올리브유, 땅콩유, 그리고 캐놀라유* 같은 식물성 기름과 견과류에 들어 있다. 이 지방은 전체 혈액의 콜레스테롤을 감소시키고, HDL 콜레스테롤을 낮추지 않으면서 LDL 콜레스테롤 수치를 낮추기 때문에, 장기자랑 부문에서도 우승할 것이다.

고도 불포화 지방은 실온에서 보통 액체이고, 옥수수유, 홍화씨유, 콩기름, 해바라기씨유 같은 식물성 기름에 들어 있다. 고도 불포화 지방은 LDL 콜레스테롤을 낮추지만, '좋은' 콜레스테롤이라 불리는 HDL 콜레스테롤도 낮춘다. 인체가 스스로 만들어낼 수 없는 필수지방산류, 즉 오메가-3과 오메가-6 지방산이 이런 지방에 들어 있다. 오메가-3은 응고되지 않으며 혈소판이 엉겨붙지 않게 해서 동맥경화나 심장병 위험을 감소시킨다. 연어와 고등어처럼 기름기 있는 어류에 오메가-3 산이 많이 들어 있다. 오메가-6 지방은 해바라기유, 홍화씨유 그리고 옥수수유에 많이 들어 있다.

포화 지방은 실온에서 고체 상태다. 팜유나 코코넛기름과 마찬가지로 모든 동물성 지방은 포화 지방을 함유하고 있다. 포화 지방은 장기자랑 부문에서 완패한다. 핏속의 콜레스테롤 수치를 높이기 때문이다. 그러나 포화 지방은 완전히 골칫덩어리만은 아니다. 심장과 다른 여러 기관에 에너지를 공급하고, 면역체계를 강화하고, 칼슘이 뼈에 결합하는 것을 돕는다.

----

* 개량 변종한 유채에서 추출한 기름.

포화 지방과 마찬가지로 **일부 수소 처리 지방**은 실온에서 고체 또는 반고체 상태이다. 가공식품, 마가린, 식물성 쇼트닝에 들어 있다. 일부 수소로 처리한 지방은 '가슴에 봉브라를 넣은 수영복'을 입었다는 이유로 컨테스트 참가자격을 상실한다. 수소 처리하는 과정에서 수소 원자가 불포화 지방에 부가되어 더욱 단단한 상태로 만든다. 제조업체들은 이런 인공 지방을 활용한다. 버터보다 원가가 싸고 일부 수소 처리로 인해 제품의 안정성과 보존기간이 증가하기 때문이다. 그러나 이 과정에서 신진대사를 망치는 독소와 똑같은 혐오스러운 부산물이 생겨난다. 바로 **트랜스 지방**이다.

트랜스 지방은 세포의 기능을 해치고 인체가 필수 지방산을 받아들이는 것을 방해한다. 우리 몸은 이런 공업화 시대의 부산물에 익숙하지 않기 때문에 그것을 인식해서 배설하기는 힘들며, 그래서 암발생을 촉진시킬 수 있다. 덧붙여서, 이런 지방은 해로운 LDL 콜레스테롤은 심하게 높이는 반면, 몸에 좋은 HDL 콜레스테롤은 저하시킨다. 많은 국가에서 트랜스 지방으로 만든 음식 제품을 없애려는 조치를 취하고 있거나, 최소한 라벨에 이 지방을 명기하라는 입법을 통과시키고 있다.

목화씨 기름도 참가자격을 상실한 출전자다. 심지어 식용으로 여겨지지도 않기 때문이다. 솜을 빼고 난 목화씨에서 추출하는 목화씨 기름의 목화는 특이하게 식용이 아닌 농작물로 규정하고 있어서, 목화씨 기름은 잔존 농약으로 심하게 오염될 수 있다. 그럼에도 불구하고, 감자칩이나 그 밖의 스낵류를 만드는 데 일반적으로 사용된다. 목화씨 기름은 오메가-6 지방산이 풍부하고, 종종 일부 또는 전부 수소로 처리된다. 역시 유전자 변형 목화 농작물에서 추출될 수 있다.

트리글리세이드는 핏속에 들어 있는 지방산이다. 우리가 잉여 칼로리를 섭취하면 간에서 트리글리세리드를 생성해서 지방으로 저장한다. 높은 트리글리세리드 수치는 심장질환과 관련이 되어 있으며, 특히 다른 여러 가지 위험 요인과 관련되어 있다. 알코올, 포화 지방, 그리고 단당류(單糖類)는 트리글리세리드의 생성을 자극시켜서 더 높은 수치로 올라가게끔 한다. 피 속에 있는 여분의 당류도 마찬가지로 간에서 트리글리세리드를 생성하게 한다.

슈퍼마켓 판매대에는 수많은 요리용 기름이 있으며, 각각 다른 비율의 포화 지방과 불포화 지방을 함유하고 있다. 기름의 추출 과정도 영양소 가치에 영향을 미치고 있다.

고온 압착 기름은 사용 가능하게 하기 위해 여러 번 처리해야만 한다. 아몬드와 옥수수 같은 원재료를 옥탄이나 핵산 같은 유독 용매로 빨아들인다. 이런 화학제품은 기름의 보존기간을 늘리기 위해 쓰이며, 나중에 고온으로 끓여서 악취를 제거한다. 그러나 이런 기름에는 여전히 약간의 용매 잔여물이 남아 있으므로, 이런 기름을 고르는 것은 가장 현명하지 않은 선택이다. 덧붙여서, 이런 식물에 농약이 포함될 수도 있으며, 특히 옥수수는 빈번한 유전자 변이 식품이다. 이렇게 가공된 기름은 정제된 기름이다. 반면에 정제되지 않은 기름은 이런 식으로 가공하지 않으며, 그리고 아주 영양이 많고 소화도 잘 된다. 엑스트라 버진 올리브유와 버진 올리브유는 정제되지 않은 기름이다.

냉온 압착 기름 착유기로 짜낸 기름은 화학제품이나 용매를 사용하지 않고 기계로 짜낸다. 대개 유기농 견과나 씨앗으로 만들며, 그러므로 상업용 오일에 들어 있을 수 있는 잔재물이 함유되지 않는다. 냉온 압착해서 짜내는 동안에 외부의 열을 가하지 않아 대부분의 영양소를 고스란히 간직하고 있다.

그러나 모든 기름은 조금씩만 사용해야 한다. 영양학자들은 지방은 건강한 몸을 위해 필요하지만, 현대인은 지방, 특히 포화 지방과 수소 처리한 지방을 과다 섭취하는 경향이 많으므로 지방 섭취량을 줄이라고 조언한다. 점심식사로 맥도널드 치킨 스무 조각을 먹으면, 11그램의 포화 지방을 포함해서 49그램의 지방을 섭취하게 된다. 특대 사이즈의 캐러멜 프라푸치노를 마시면 16그램의 지방, 이 가운데 10그램의 불포화 지방을 섭취하게 된다. 머핀이나 땅콩이 든 초콜릿 과자를 추가하면 20~40그램의 지방을 섭취하게 된다.

연구 논문에서 알려진 대로, 평균 미국인의 식사에서 지방의 양은 지난 반세기에 걸쳐서 급상승했다. 2000년에 미국인들은 즉석식품을 사는 데에 1,100억 달러를 지불했다. 먹는 음식에서 여분의 지방은 인체 속에서 여분의 지방을 초래해 심장질환, 당뇨병, 결장 및 유방암과 그밖의 많은 질환을 부른다. 의심할 여지 없이, 건강한 다이어트는 건강한 기름과 지방 컨테스트 우승자들 위주로 적당히 섭취해야 한다.

● 전략

· 지방이 적은 고깃덩이와 저지방 유제품을 살 것.

· 트랜스 지방을 함유한 즉석식품과 가공식품을 피할 것.

· 유기농, 냉온 압착과 착유기 압착, 정제되지 않은 기름을 사용한 음식에서 영양소 섭취를 최대화할 것. 엑스트라 버진 올리브유를 선택할 것.

· 요리할 때 기름을 조금씩만 사용할 것.

· 고기를 익히거나 오븐이나 석쇠로 굽거나, 삶을 것. 요리한 후 지방을 없앨 것.

· 마요네즈 대신에 무첨가 요구르트를 먹듯이, 저지방 대체식품을 먹을 것.

· 어떤 제품의 지방 함량에 의문이 생기면 온라인으로 영양소 자료를 찾아볼 것.

3. 지방이 적은 단백질과 식물성 단백질에 관심을 가질 것

비폭력과 첫 번째 마음챙기기 훈련과 연관해서 고기를 먹는 것에 대해서는 앞에서 이미 말했다. 영양소의 관점에서 동물성 단백질도 또한 대체품이 있다. 고기와 달걀 및 유제품 같은 동물성 식품은 단백질이 풍부한 "완벽한" 공급원으로 여겨지며, 인체에서 합성되지 않는 모든 아미노산을 함유하고 있다. 그러나 간 쇠고기처럼 일부 고기 조각에는 포화 지방과 콜레스테롤이 아주 많이 들어 있다. 고기 및 식용 사육 조류는 위험한 미생물을 포함하기도 해서, 완전히 익히지 않으면 인간은 심각한 병에 걸릴 수 있다. 다량의 지방이 있는 어류도 수은 및 PCB* 같은 오염물질 수치가 높아 신경 계통에 해를 끼치며 태아와 어린이는 특히 감염되기 쉽다. 덧붙여서, 사람이 먹는 동물성 단백질 1그램마다 인체의 뼈에 든 평균 1.75밀리그램의 칼슘을 소비하는데, 이것은 소변으로 배설된다.

단백질 역시 식물, 특히 콩과 식물에 들어 있지만 고기에 들어 있는 양보다는 적다. 동물성 단백질과 달리 식물 공급처는 대개 저지방이고 칼슘을 걸러내지 않는다. 그러나 식물성 단백질은 하나의 공급원이 항상 모든 필수 아미노산을 함유하고 있지는 않으며, 콩과 식물은 메티오닌(필수 아미노산의 일종)이 부족하고, 곡물은 리신(필수 아미노산의 일종)이 부족하

---

* 폴리염화비페닐, 공해물질.

다. 그러나 간장용 콩식품은 인체에서 만들어지지 않는 모든 아미노산을 함유하고 있다. 이런 식품은 뼛속의 칼슘을 유지 강화시켜주는 "식물 속에 함유된 화학물질"을 지니고 있고 해로운 LDL 콜레스테롤을 감소시켜 주기 때문에 FDA에서는 간장용 콩을 섭취하라고 권하고 있다. 그러나 발효되지 않은 간장용 콩의 과다 섭취는, 제1부에서 언급했듯이 바람직하지 못한 결과를 가져올 수 있기 때문에 주의해야 한다. 어떤 선(禪) 비구는 거의 매일 두부를 먹어도 되지만, 이런 식사법이 다른 사람들에게도 알맞은 것은 아니다.

윤리적인 농장 제품을 사는 것은 동물의 고통을 줄여줄 뿐 아니라, 야생에서 풀로 길러진 유기농 식품이야말로 영양소가 많다는 이점이 있다. 풀을 먹여 기른 가축에서 나온 고기는 곡물로 기른 가축에서 나온 고기보다 저지방이며, 비타민 E가 더 많고, 오메가-3 지방산을 2~4배 더 함유하고 있다. 자연산 연어는 양식 연어와 비교해 20% 더 많은 단백질과 20% 더 적은 지방을 함유하고 있다. 양식 어류는 오메가-3 지방산이 더 적고 훨씬 많은 다이옥신*과 잠재적인 발암물질을 함유하고 있다.

● 전략

· 붉은 색 고기(쇠고기, 양고기 등) 대신 오메가-3 산이 많고 포화 지방이 적은 어류를 섭취할 것.

· 템페처럼 발효된 아시아산 콩 발효식품을 먹을 것. 유기농 두부를 선택할 것.

· 지방이 적은 고기 조각이나 상등품 동물성 식품을 선택할 것.

----

* 독성과 발암성이 강한 유기 염소 화합물.

안전을 위한 어류 선택 전략(제공처: 어린이 건강 및 자연환경보호연합, CHEC)

- **질문에 대답을 잘 하는 판매인에게 어류를 살 것.** 어디서 잡았는지, 일반적으로 언제가 제철인지, 자연산인지 양식인지를 물어볼 것.

- **물고기를 먹을 때는 항상 해산물 요리 취식에 관한 권고사항이 있는지 확인할 것.** 자신이 거주하는 주(州) 보건부로부터 정보를 얻거나, 온라인으로 각 주별 어류 권고사항 목록을 확인할 것.

- **일반적으로 오염물질이 가장 적은 어류**는 크기가 작고, 지방이 적고, 그리고 바닷가재처럼 수로의 바닥에서 살지 않는 어종이다.

- **대부분 어종에서, 양식 대신 자연산을 택할 것.** 양어장은 환경이나 건강에 부정적인 결과를 초래할 수 있다. 특히 대서양의 연어는 그렇다. 일부, 양어장 생선이 자연산보다 더 좋은 경우도 있으며, 또는 어떤 특정한 포획 방법이 최선인 경우도 있다. 아래 차트를 참조할 것.

- **(참치나 황새치처럼) 큰 포식성 어종을 피할 것.**

- **적당한 분량을 지키면서 끼니마다 다른 종류의 해산물 요리를 먹을 것.** 성인의 1회 분량은 대략 4~6온스이다. 아이에게는 조금 덜 줄 것 – 2~3온스 정도(또는 참치 샌드위치 하나). 일주일에 한 번 이상 같은 생선이나 조개류를 먹지 말 것.

- **지방을 줄이는 요리법을 이용해서 어류 및 조개류에 들어 있는 폴리염화비페닐, 다이옥신, 그리고 살충제를 없앨 것.**
  - 가시를 빼낸 생선 조각의 윗면 또는 한가운데를 따라서 지방, 껍질, 아주 빛깔이 짙은 살점을 잘라낼 것.
  - 게의 겨자 독성 및 바닷가재의 간을 제거할 것.
  - 해산물을 요리할 때 그냥 굽거나, 석쇠로 굽거나 익히거나 찔 것. 고기굽는 팬이나 스팀용 기구처럼, 생선에서 지방을 뚝뚝 떨어지게 하는 팬을 사용할 것.
  - 생선에서 떨어진 액체나 요리한 물로 만든 소스를 피할 것.
  - 내장을 손질하지 않은 통 생선 요리를 피할 것.

  주: 이런 식으로 해서는 수은 수치를 낮출 수 없음. 다음 차트에서 "피할 것" 란에 기재된 어종은 수은 수치가 높음.

- **남획(마구 잡음)하거나 양어하거나 환경보호 측면에서 의심스러운 방식으로 포획(차트에 이탤릭체로 표시함)한 어류의 섭취를 줄일 것.**

- **어종 선택 및 먹는 빈도수를 위해 다음 일람표를 이용할 것.** 확실하게, 전반적인 월간 평균을 각 범주의 한도 내로 유지하도록 전체 어류 섭취를 고려할 것.

이 차트는 어린이와 여성, 가장 저항력이 약한 사람들을 대상으로 만들었음. 남성들도 역시 어류 오염물질로 건강에 악영향을 받을 수 있으며, 대부분의 남성의 경우 영향받기 쉬운 태아나 아이보다 더 많은 오염 물질에 노출되어 있다. 건강에 미치는 악영향을 피하기 위해, 남성들도 어느 정도까지는 자신의 다이어트에서 섭취량 제한 및 어종 선택을 고려해야 한다.

CHEC의 안전을 위한 어류 차트

빈번한 섭취	1주일에 1번	한 달에 한번 또는 미만	피할 것
1주일에 2~3번	여타 생선과 함께 섭취하지 말 것	여타 생선과 함께 섭취하지 말 것	오염물질을 다량 포함하고 있거나 마구 잡은 것
멸치, 대합조개(양식), 가재, 생선튀김, *대서양산 가자미류(여름에는 여름 가자미, 겨울에는 납서대과 어류)*, 무지개 송어(양식), 작은 새우(양식), 작은 새우(통발로 잡은, 캘리포니아산 반점 참새우, 대서양 북부산 작은 핀 새우).	메기(양식), *대서양산 대구*, 태평양산 대구, 게(멕시코만산 청록색을 띤 대형게 제외), 크래피(작은 민물고기), 해독(대구류), *대서양산 헤이크(대구류)*, 태평양산 헤이크, 청어, 낚싯줄과 바늘로 잡은 마히마히(돌고래 고기), 대서양이나 보스턴산 고등어, 굴(양식, 단 멕시코만 굴 제외), 퍼치(농어의 일종), 태평양산 폴럭(대구류), 알래스카와 태평양의 자연산 연어, 정어리, 줄무늬 농어(양식), 만에서 자란 가리비, 바다에서 자란 가리비(양식), 빙어, 선피시(납작하고 작은 민물고기), 틸라피아(양식), 캔으로 된 때깔이 있는 참치 덩어리(백색 제외함)	머리가 큰 물고기, 스페인산 수컷 고등어, 홍합(양식), 굴(멕시코만의 양식장), *대서양산 폴럭(대구류), 양어장 연어(모든 대서양산 연어를 포함함)*	민물고기 농어, 큰 아가리를 가진 농어, 바다농어, 전갱이류, 잉어, 수로 바닥에서 자란 자연산 메기, 멕시코만산 청록색을 띤 대형게, 미국의 5대호에 있는 물고기, 그루퍼(농어과), 태평양산 핼리버트(큰 넙치), 대서양산 핼리버트(큰 넙치), 바닷가재, 킹 매커럴(고등어), 오렌지 러피, 창꼬치류, 붉돔, 상어, 황새치, 옥돔, 참치 스테이크, 캔으로 된 백색 참치(긴 가슴지느러미의 대형 참치), 눈알이 큰 물고기, 백색 민어. *캐비어(철갑상어알), 대서양산 대구, 대서양산 가자미류 어류, 태평양산 가자미류 어류, 그루퍼, 대서양산 헤이크, 대서양산 핼리버트, 쥐노래미과, 바닷가재, 아귀, 오렌지 러피, 대서양산 폴럭, 붉돔, 대서양산 자연산 연어, 칠레산 바다 농어(파타고니아 메로라고도 알려짐), 상어, 대서양산 납서대과 어류, 태평양산 납서대과 어류, 철갑상어, 황새치, 옥돔, 초대형 참치.*

· 풀을 먹여 키운, 방목한, 유기농 동물성 식품을 찾을 것. 자연산 어류, 특히 연어를 살 것.

· 동물성 단백질을 완전히 익힐 것. 특별히 외식할 때 주의할 것.

· 소비된 칼슘을 보충하기 위해 짙은 녹색 잎이 많은 채소와 유제품을 먹을 것.

· 에너지가 많은 단백질 대체품으로 견과류와 씨앗을 먹을 것.

4. 영양소가 풍부한 탄수화물에 관심을 갖고 정제된 탄수화물 및 당류를 피할 것

지방과 마찬가지로, 탄수화물도 다양한 형태로 나온다. 전분(녹말)으로 알려진 **복합 탄수화물**은 사슬 모양의 구조로 결합한 다당류(多糖類)이다. 효소가 이런 결합을 분해하는 데는 잠깐이면 된다. 그래서 복합 탄수화물을 섭취해도 인체의 포도당 수치는 급등하거나 급강하지 않는다. 완전 곡물, 일반곡물, 과일, 콩과 식물, 얌이나 옥수수처럼 전분이 있는 식물에는 복합 탄수화물이 많이 들어 있다.

이런 식품은 대개 저지방이고 필수비타민과 미네랄이 풍부하다. 기장과 키노아 같은 완전곡물*은 '식물 속에 함유된 화학물질' 이라 불리는 천연 식물 합성물을 함유하고 있어 심장질환, 암과 당뇨병의 위험을 줄이는데 도움이 된다. 그래서 복합 탄수화물은 균형이 잡힌 규정식의 중요한 영양 성분이다.

식이섬유는 칼로리가 없는 복합 탄수화물이다. 사람은 식이섬유를 소화할 효소를 갖고 있지 않지만, 규정식에 필수적인 식품이다. **불용성 식이섬유**는 물에 녹지 않고 노폐물을 쌓이게 하며 아주 빠르게 장을 지나가게 한다. 변비와 결장 질환도 막아준다. **가용성 식이섬유**는 지방산과 결합해서

---

* 씨눈과 기울을 포함한 곡물.

장 내의 산성도를 알맞은 수준으로 조절하고 혈액 콜레스테롤 수치를 낮춘다. 그리고 혈당흡수와 인슐린 반응을 지체시켜 준다.

제빵 공장의 진열대에 가보면 선택할 수 있는 많은 곡물이 있다. 밀처럼 일반적인 곡물에 대해 많은 수확량, 다양한 상품, 그리고 해충의 저항력을 높이기 위해 품종을 개량하거나 잡종번식을 하는 경우가 많다. 비름, 키노아, 캐머트 밀, 기장, 그리고 스펠트 밀 같은 **옛날곡물**은 대량 생산되지 않고, 그래서 더욱 폭넓은 영양소를 제공한다.

완전곡물은 빻거나 정제하지 않은 곡물이고, 섬유질 식품과 기울, 씨눈, 그리고 내배유의 영양소를 간직하고 있다. 그러나 "밀가루" 또는 "흑빵"이

전체 영양소*	식물성 섬유 함유량	단백질
내림차순	1회 분량 g수	1회 분량 g수
1. 비름	1. 보리	1. 비름
2. 호밀	2. 비름	2. 귀리
3. 귀리	3. 완전 밀	3. 호밀
4. 야생 벼	4. 호밀	4. 야생벼
5. 기장	5. 메밀	5. 기장
6. 보리	6. 기장	6. 키노아
7. 키노아	7. 귀리	7. 보리
8. 메밀	8. 야생벼	8. 완전 밀
9. 완전 밀	9. 키노아	9. 메밀
10. 현미	10. 옥수수	10. 옥수수
11. 백미	11. 현미	11. 현미
12. 옥수수	12. 백미	12. 백미

*다음 영양소에 따라 가장 일반적인 12가지 곡물에 대해 기재함: 칼슘, 철분, 아연, 폴산.

칼슘	철분	아연	폴산
내림차순	내림차순	내림차순	내림차순
1. 비름	1. 키노아	1. 야생벼	1. 기장
2. 키노아	2. 비름	2. 호밀	2. 야생벼
3. 귀리	3. 귀리	3. 비름	3. 호밀
4. 보리	4. 보리	4. 귀리	4. 비름
5. 호밀	5. 호밀	5. 키노아	5. 귀리
6. 완전밀	6. 완전밀		

라고 표시된 품목이 실제로 완전곡물인지는 정확히 추정할 수 없다. 부록 A와 더불어 마음을 챙기는 식품 쇼핑 목록을 보면 이런 유행어에 대해 확실한 견해를 갖게 된다.

단순 탄수화물은 포도당, 과당, 그리고 갈락토스처럼 단당류(1개의 분자로 이루어진 당류)를 말하거나 또는 락토오스(젖당)같은 이당류(二糖類)를 말한다. 이런 탄수화물은 급속히 분해되므로, 이것이 제공하는 모든 에너지를 보통 인체의 세포는 필요로 하지 않기 때문에, 일부 포도당은 대개 글리코겐으로 그리고 지방으로 저장된다. 단순 탄수화물은 우유나 과일처럼 영양소가 풍부한 음식에 자연적으로 들어 있다. 과일에 든 당은 식이섬유와 결합하기 쉬워서, 한층 더 서서히 분해되어 혈액의 포도당 수치를 급증시키지 않는다.

완전곡물이 가공될 때 대부분의 섬유질과 영양소와 더불어 속겨와 겉겨가 제거된다. 흰 빵(표백한 흰 밀가루로 만든 빵), 파스타, 쌀, 구운 식품을 포함해 사람이 먹는 많은 음식에는 이런 **정제된 탄수화물**이 들어 있다.

이런 탄수화물은 영양학적으로 당과 마찬가지다. 왜냐하면 인체 내에서 거의 순식간에 포도당으로 분해되기 때문이다. 정제된 탄수화물은 "칼로리가 비어 있으므로" 당을 신진대사하기 위해 인체에 저장된 영양소를 끌어내야 한다. 체내에 저장된 영양소를 다 써버리면, 세포는 효율성이 점점 떨어져서 많은 질병에 걸리기 쉽다. 엎친 데 덮친 격으로, 가공한 페스트리처럼 트랜스 지방과 콜레스테롤이 높은 식품에는 종종 정제된 탄수화물이 들어 있다.

너무 많은 당을 섭취하면 응용 영양학 전문가와 치과의사의 상담과 치료를 받아야 한다. 혈액 내 높은 당 수치는 동맥 내벽을 끈적거리게 만들어서, 지방과 콜레스테롤이 들러붙어 동맥을 단단하고 비좁게 만든다. 그밖의 부정적인 결과는 활동항진 증상, 치아 손상, 그리고 면역체계의 약화가 있다. 당은 인슐린 수치를 급상승시키고, 당뇨병과 저혈당증 위험을 증대시킨다. 인슐린 반응과 지방의 관계는 다음 장에서 다룰 것이다.

그럼에도 불구하고 우리는 입맛을 만족시키기 위해 음식에 **감미료**를 듬뿍 집어넣는다. 그래뉼당(알갱이로 된 설탕)은 사탕수수나 사탕무에서 정제된다. 약간 변형된 설탕에는 당밀이나 캐러멜로 착색된 흑설탕과 당밀 대부분을 제거한 중백당이 있다. 꿀, 엿기름, 그리고 메이플 시럽은 널리 보급되어 있으며 천연자원에서 얻은 별로 정제하지 않은 감미료다. 이런 품목들이 건강에 더 좋다고 여길 수도 있겠지만, 당은 뭐라 해도 당이다. 한 숟가락의 유기농 꿀은 인체의 혈액에 작고 얇은 한 봉지의 백설탕과 같은 효과를 미친다. 꿀은 더 많은 비타민, 미네랄, 그리고 식물성 화학 물질을 함유할 수 있고, 정제되지 않을 수 있지만, 실제로 한 숟가락의 꿀을 탄차에서 섭취하는 비타민과 미네랄 등의 양은 보잘것 없다.

인공 감미료를 먹는 사람들도 있는데, 이런 감미료는 칼로리 없이 강한 단맛을 가미해주고 인슐린 반응을 일으키지 않는다. 수크라로오스, 사카린, 그리고 아스파르테임은 가장 인기가 있으며 FDA가 인증한 대체품이다. 스플렌더(Splenda)라는 상품명으로 판매되는 수크라로오스는 설탕분자를 변형해 만들어진 것으로 최근 아주 인기가 높았다. 그러나 화학적으로 생산한 감미료가 안전한지는 여전히 불확실하다. 사카린은 방광암과 연관되어 있고, 뉴트라스위트(NutraSweet)라는 상품명으로 판매되는 아스파르테임도 뇌종양과 암의 위험을 증대시킬 수 있다.

● 전략

· 완전곡물을 선택할 것, 특히 옛날곡물에 주목할 것(부록 A 참조).

· 식이섬유를 섭취하기 위해 과일 껍질과 채소 줄기를 먹을 것. 유기농이 아니라면 철저히 씻을 것.

· 설탕 의존도를 버리고 설탕이나 다른 대체품 없이 차나 커피를 마실 것.

· 캔디와 사탕과자 대신에 건강에 유익한 천연 스낵을 선택할 것.

· 디저트로는 가공 처리한 요리 대신에 과일 한 조각을 먹을 것.

· 소다수와 그밖에 설탕이 든 음료수를 끊을 것.

· 라벨을 읽고서 높은 양의 과당 옥수수 시럽, 덱스트로오스(일종의 포도당), 그리고 자당을 함유한 식품을 피할 것.

5. 비타민과 미네랄을 충분히 섭취할 것

인체의 세포 내에서 화학반응을 돕는 비타민과 미네랄은 필수 영양소이다. 그러나 사람들이 널리 믿는 것과는 대조적으로, 이런 미량 영양소는 미량으로 필요할 뿐이다. 수용성 비타민에는 비타민 C와 8가지 비타민 B 그룹이 있는데, 티아민(B₁), 리보플라빈(B₂), 나이아신, 피리독신(B₆), 판토텐산(B₅), 비타민 B₁₂, 비오틴, 그리고 폴산(엽산)이다. 이런 비타민은 장에서 흡수해 혈류를 통해 분배된다. 인체에 저장되지 않아 음식을 통해 계속 공급해야 한다. 인체에 보존되는 지용성 비타민에는 비타민 A, D, E 그리고 K가 있다. 우리는 음식을 통해 비타민을 섭취하지만, 인체에서 이런 비타민을 만들어내기도 한다. 장은 비타민 K를 만들고 우리의 피부가 햇빛을 흡수해서 비타민 D가 만들어진다.

15가지 미네랄은 세포 기능을 정상유지하고, 호르몬을 생성하고, 세포의 구조를 갖추는데 필요하다. 인체는 미네랄을 만들 수 없으므로 음식을 통해 흡수해야 한다. 크롬, 구리, 요오드, 철, 셀레늄, 그리고 아연은 미량으로 필요하다. 칼슘, 마그네슘, 인, 그리고 칼륨은 많이 섭취해야 한다.

비타민과 미네랄의 특정한 이점이나 특히 많이 들어 있는 음식에 대한 정보는 관련된 책이나 웹사이트에서 활용하면 된다. 기본적으로, 다양하고 영양분이 많은 음식을 먹으면 인체의 세포가 최상의 기능을 발휘할 수 있도록 충분한 미량 영양소를 섭취할 수 있다. 대부분 사람들은 추가분을 필요로 하지 않으며, 과일과 채소를 먹는 대신에 알약을 복용한다면, 과일이나 채소가 제공하는 여타 영양소를 놓치게 될 것이다.

영양소가 복합적으로 상호작용을 하는 것을 알 수 있다. 인체에서 흡수하는데 어떤 비타민은 다른 비타민과 경쟁 관계여서, 실제로 활동 범위 밖에서 결핍을 초래할 수 있다. 공생관계에 있는 비타민들도 있는데, 인체 내에서 비타민 A는 비타민 E를 만나면 더 쉽게 흡수되고 이용되고 저장된다. 적당한 양의 비타민 D는 칼슘 흡수를 위해 필요하며, 이런 이유로 종종 비타민을 우유에 첨가하고 있다.

사람들은 늘 TV뉴스를 시청하곤 하는데, 산화방지제의 장점에 관한 이 야기가 있다. 몇 개의 기본물질의 부류가 있으며, 이 가운데 셀레늄과 비타민 C, E, 그리고, A가 들어 있다. 플라보노이드도 역시 산화방지제인데 과일과 채소, 허브의 색깔을 내는 카로티노이드를 포함한 수용성 식물 색소의 한 부류이다.

상세한 연구결과에 따르면, 이런 슈퍼스타(산화방지제)는 암, 심장질환, 그리고 뇌졸중을 포함한 질병을 예방해준다. 유리기*는 세포에서 일어나는 정상적인 화학반응의 일반적인 부산물이다. 이렇게 지나치게 반응하는 유리기로 인해, 건강한 세포의 분자에서 전자가 감소해서 세포가 손상된다. 산화방지제는 유리기와 결합해서 유리기를 중화시키고 손상된 세포를 회복시켜준다.

● 전략

· 널리 다양하게 과일 및 채소를 먹을 것.

· 산화방지제 및 질병 예방에 관한 연구 보고서에 대해 최신 정보를 주시할 것.

· 딸기류 과일, 토마토, 짙은 녹색 잎이 많은 채소 등 천연 산화방지제가 많이 든 슈퍼푸드 에 집중할 것(완비된 목록을 위해 슈퍼푸드에 관해 언급한 내용을 참조할 것).

· 비타민과 미네랄에 관해 더 많은 정보를 얻을 것. 영양분 흡수를 돕는 일련의 음식을 섭취할 것.

· 미네랄이 풍부한 물을 마실 것(물에 관한 내용 참조).

----

* 遊離基(free radical), 짝을 짓지 않은 활성 전자를 가짐.

6. 소금 섭취를 줄일 것

나트륨은 혈량을 유지하고 세포내 수분의 균형을 조절하며 신경 기능을 유지하는 데에 미량으로 필요한 미네랄이다. 우유 등에 이런 미네랄이 들어 있다. 그러나 나트륨의 주요 공급처는 소금이며, 나트륨이 염소와 결합하면 소금이 만들어진다.

식탁용 소금은 가장 일반적인 식용 품종이지만, 심하게 정제되기 때문에 체내에서 쉽게 소비되지 않는다. 이런 소금은 표백된 것으로, 함유된 여러 영양소가 없어지는 온도로 가열해 만들어진다. 그리고 역시 수분을 흡수하기 위해 케이킹 방지제(덩어리 방지제)로 처리한다. 불행하게도, 이런 첨가제들도 기관과 조직에서 증대하는 것이 문제이다.

정제되지 않은 소금은 건강에 더 좋은 대안 소금이다. 천일염은 바닷물을 증발시켜 만들며, 그리고 정제하지 않았을 때 약 100가지의 미네랄을 함유하고 있다. 유타 지역의 고대 해저에서 추출한 오염물질이 없는 품종인, 진짜 소금에는 첨가제나 화학약품이 들어 있지 않다. 갑상선 질환을 방지하기 위해, 정제되거나 정제되지 않은 소금에 요오드를 첨가할 수 있다.

대부분의 사람들은 충분한 나트륨을 섭취하고 있는지 걱정할 필요가 없다. 사실은 정반대이기 때문이다. 가공식품에는 정제된 소금이 많이 들어 있고, 우리는 음식에 필요 이상으로 많은 정제 소금을 뿌려대고 있다. 인체는 일반적인 잉여 소금은 배설할 수 있지만, 콩팥이 제대로 활동하지 못하면 체액의 이상정체를 체험하게 된다. 잉여 체액을 뽑아내기 위해 심장은 더 격렬하게 뛰어야 하고 그럼으로써 혈압이 올라간다. 그래서 영양학자들은 소금 섭취량을 줄이라고 권장하는 것이다.

● 전략

· 식탁 위에서 소금통을 치울 것.

· 소금 대신에 음식에 간을 맞추기 위해 허브와 양념을 사용할 것.

· 감자칩처럼 소금이 들어 있는 스낵을 먹지 말 것.

· 소금이 가미되지 않은 깡통 제품을 살 것. 깡통에 들어 있는 채소나 어류에서 물기를 빼고 헹굴 것.

· 식탁용 소금 대신에 정제되지 않은 소금을 선택할 것. 요오드가 들어 있지 않으면, 해산물 요리처럼 요오드를 함유한 다른 식품에서 충분한 요오드를 섭취할 것.

· 소금이 많이 들어 있는 가공식품과 포장식품을 피할 것.

7. 많은 양의 물을 마실 것

"매일 8~10잔 정도 물을 마셔라!"라는 말을 많이 들었을 것이다. 물은 여러 영양소를 세포로 이동시켜주고 노폐물을 없애준다. 관절을 감싸주고 체온조절에 도움이 되며, 근육이 유연하게 활동하게 해준다. 인체에서 체외배설과 호흡작용으로 없어지는 물은 다시 보충해야 하며, 그렇지 않으면 체내 독소를 제거하기 힘들다.

매일 8~10잔의 물은 경험에 근거를 둔 좋은 방법이다. 그러나 개인별로 차이가 심하다. 몸이 아프거나 심하게 운동을 하고나서는 더 많은 물을 마셔야 한다. 다른 음식이나 음료에서 특히 과일, 채소, 그리고 우유에서 물을 섭취하기도 한다. 그러나 아주 많은 양의 커피나 카페인이 든 소다수를 마시면, 카페인이 배뇨촉진제이므로 체액 배설을 촉진시켜 줄 것이다.

많은 사람들이 수돗물의 안전성을 의심한다. 대부분의 선진국은 마시는 물을 엄격하게 규정하고 있다. 물의 품질에 관한 지역의 보도자료를 확인하는 것이 현명한 처사이겠지만, 일반적으로 수돗물은 안전하다. 개별적인 급수에서는 질병을 유발하는 박테리아, 화학약품, 그리고 납과 같은 오염물질을 함유할 수도 있다. 특정한 종류의 오염물질을 표적으로 만들었지만, 이용 가능한 다양한 종류의 정수 필터 및 정수기가 있다. 불순물을 흡수하기 위해, 근소한 양전기 충전과 더불어 탄소를 이용하는 처리 기구도 있다. 역삼투에서는 반투막을 통해 큰 입자(불순물)를 걸러낸다. 해로운 박테리아의 세포에 스며들어 박테리아의 재번식 능력을 파괴시키기 위해 자외선을 이용하는 기구도 있다.

미국에서 휴대용 용기에 든 생수는 가장 빠르게 퍼져가는 식수 대안이다. 순수 탄산수의 이미지에 현혹되지 말라. 세계야생생물기금이 제공한 자료에 따르면, 비용과는 별도로 휴대용 생수와 수돗물은 거의 차이가 없다. 그러나 휴대용 생수는 변함없는 품질이다. 오존이나 자외선으로 처리했기 때문에 보통 염소로 살균된 수돗물보다 맛이 더 좋을 수 있다.

휴대용 생수에 붙은 라벨을 보면 물의 원천 및 처리방법을 알 수 있다. 광천수(미네랄 워터)는 지하에서 나오고, 모아서 담기 전에 암석을 거쳐 흘러서 광물 함유량이 높아진다. 샘물은 샘에서 직접 모아 담아야 하므로 수원(水源)에서 용기로 받아야 한다. 페리에 같은 소다수는 천연적으로 발생한 이산화탄소를 함유하고 있다. 증류는 액체처리 과정이며, 물을 끓여 증발시키고는 그 증기를 응축해 물로 만든다. 이런 증류 과정에서 미생물이 없어지지만, 물 속에 녹아 있던 미네랄도 제거된다. 증류수를 마시는 것이 건강에 미치는 영향은 많은 논란거리가 된다. 장기간에 걸쳐 증류수를 마신 사람들은 미네랄과 전해질이 결핍될 것이다.

최근에 시판용으로 "디자이너 음료"를 홍보하고 있는 회사들도 있는데,

"디자이너 음료"란 H$_2$O에 허브 추출물, 비타민, 미네랄을 주입한 음료수이다.   그락소 사가 내놓은 스마트워터라든지 게토레이 사의 프로펠 피트니스 워터는 그럴 듯한 광고로 인체의 조직을 수화시켜 독성을 없애준다고 주장한다. 이런 과대선전에 넘어가지 말고, 붓다가 의심하라고 권한 것을 기억하라. 이런 음료 중에는 칼로리 제로인 음료도 있지만, 설탕과 인공 향미료로 채운 음료도 있다. 이런 음료수 대신에 인체에 전해질을 보충하기 위해 더 건강하게 먹는 방식으로 과일과 채소를 먹어야 한다.

● 전략
· 집에 여과장치를 설치하거나 여과 물주전자를 살 것.
· 차와 집안에 휴대용 용기에 들어 있는 생수를 갖춰둘 것.
· 청량음료 대신 물을 마실 것.
· 학교나 직장에서 수원(水源)을 찾을 것. 음용수 냉각기를 설치하거나 구입을 요청할 것.
· 허브차, 우유, 그리고 신선한 주스처럼 건강에 유익한 음료수도 역시 마실 것. 오렌지와 셀러리처럼 수분이 풍부한 식품을 스낵으로 먹을 것.
· 디자이너 음료와 연계된 유행어에 의구심을 가질 것.

8. 카페인을 피할 것

뉴욕의 애스터 구역에는 각각의 블록에 4개의 스타벅스가 있다. 그러나 그것은 그리 특별한 현상은 아니다. 기발한 웹사이트인 www.starbuckseverywhere.net에는 전 세계에 흩어져 있는 몇 천 개의 스타벅스 매장 사진이 있다. 대부분 도심지역에서, 사람들은 쇼핑하는 장소에서 한 구역 정도 내에서 커피를 파는 장소에 이르게 된다. 그러면 많은 사람들은 얼른 커피 한 잔이나 원두를 갈아서 만든 특대 사이즈의 카페라테 한 잔을 사서 마시며, 하루에 여러 번 마신다.

마음챙기기 훈련의 관점에서 보면 카페인은 취하게 하는 물질이다. 뇌가 어수선하면 자신의 심리상태의 변화를 알 수 없어 정상적으로 대처하기가 어렵다. 그리고 우리는 이런 약물에 쉽게 집착하게 된다. 모닝 커피를 마시기 전에 약간의 "허전함"을 느끼기 시작할 때 카페인의 습관성을 감지한다. 의사와 영양학 전문가들은 카페인 섭취를 줄여야 하는 추가적인 이유를 밝혀주고 있다. 짧은 기간 내에 두통과 불면증에 시달릴 수 있다. 많이 마시는 사람은 골다공증이나 고혈압 등과 같은 장기적인 악영향으로 고통을 받을 수 있다. 더구나, 카페인은 건강에 해로운 다른 먹거리를 수반하고 있다. 콜라를 마시거나 커피에 크림과 설탕을 더하면 여분의 칼로리를 섭취하게 된다.

적당한 양의 카페인은 해롭지 않으며, 종이컵을 사용해 카페인 섭취를 줄임으로써 확실히 이익을 얻을 수 있다고 많은 영양학자들이 주장하고 있다. 300밀리그램의 카페인 또는 보통 크기의 커피잔으로 석 잔 정도가 매일 섭취할 적당한 카페인 양이라고 전문가들은 말하고 있다.

마시는 커피량을 줄이거나 다른 대체품을 마시기 위한 다양한 방법이 있다. 항암성분이 들어 있는 차로 대체할 수 있다. 흑차, 녹차, 백차, 그리고 홍차는 커피보다 카페인이 적다. 커피의 강한 쓴 맛을 좋아하는 사람들을 위해 식료품 판매대에는 비슷한 맛을 내는 대체품이 있다. 커피 대체품은 보통 구운 치커리 뿌리, 민들레 뿌리, 캐롭콩, 그리고 보리로 만든다. 로스트아로마(Roastaroma), 티치노(Teeccino), 카픽스(Cafix), 잉카(Inka), 포스텀(Postum), 그리고 페로(Pero)라는 브랜드명도 있다. 또한 신경과민없이 정신을 맑게 해주는 남아메리카의 제르바 마테차(허브차)를 마실 수도 있다.

우리는 마음을 챙기면서 고기를 먹을 수 있듯이, 공존을 존중하는 방식으로 커피를 마실 수 있다. 우리는 찬장에 있는 커피 원두가 멕시코나 니카라과산 수확물에서 시작되었음을 쉽게 잊어버린다. 부유한 선진국은 종종 이런 개발도상국과 불공정 거래를 하고 있다. 커피와 농산물을 아주 싼 값에 사들이고 있으며, 그래서 각각의 재배자들은 공정한 대가를 받지 못하고 있다.

"공정거래 증명서"가 이런 상품의 공정한 가격을 역설하고 있다. 관련 종업원들이 적당한 생활을 유지할 수 있도록 공정 거래된 커피를 구입하여 정명(바른 생활)을 수행해야 한다. 산림과 야생생물을 보존하는 농경을 후원하기 위해 비폭력을 배양해야 한다. 많은 커피 농장주들은 해충방제를 위한 가장 싼 방법으로써 경작지에 화학약품을 이용한다. 우리가 공정한 가격을 지불하면 그들은 유기농으로 재배할 것이며 우리가 마시는 커피에 살충제가 스며들지 않을 것이다.

무아와 공존의 가르침에 따라, 우리가 먹고 마시는 바에 따라 향후 지구 환경이 어떻게 바뀔지 예측할 수 있다. 마음을 챙기면서 커피를 주문하는 것은 헤이즐넛 커피를 마실지 브랙퍼스트 블렌드 커피를 마실지 고르는 것보다 더 중요한 일이다. 우리의 소비 행태는 많은 생명체에게 큰 영향을 미칠 수 있는 일련의 대사건을 만들어낼 수 있다.

● 전략

· 카페인 없는 커피 또는 허브 대체품이나 곡물로 만든 커피 대체품으로 바꿀 것.

· 금단증세를 고려해 긴 주말이나 휴가 동안에 커피를 포기할 것.

· 카페인 없는 허브차를 마실 것.

· 소프트 드링크나 커피 대신 두유, 신선한 주스, 또는 물을 마실 것.

· 카페인으로 인한 칼슘 부족을 보충하기 위해 유제품과 칼슘이 풍부한 음식 섭취를 늘릴 것.

· 카푸치노처럼 증기로 만든 커피음료 대신에 저지방 우유나 두유를 카페인 없는 차에 첨가할 것.

· 공정하게 거래된 커피와 기타 식품을 살 것.

9. 알코올을 피할 것(아니면 적당히 와인을 마실 것)

선 비구와 의사는 알코올을 끊으면 우리 몸이 훨씬 건강해지리라는 점에서 의견이 일치할 것이다. 수도승들은 우리에게 몸을 초월해서 보라고, 그리고 중독이 타인에게 커다란 고통을 부른다는 것을 깨달으라고 말한다. 영양학자들은 말한다. "당신의 몸을 보라, 당신이 간에 무슨 짓을 저지르고 있는지를 말이다!" 마음을 챙기는 애주가는 두 가지 측면을 고려할 것이다. 알코올이 끼치는 신체적 영향을 안다면, 우리는 알코올을 마실 것인지에 관해 좀더 현명한 선택을 할 것이다.

알코올은 우리 몸에 아주 불친절하다. 과음은 위장질환, 간 및 뇌손상, 고혈압, 구강 및 식도암, 신경계통 질병과 관련이 있다. 알코올에 들어 있는 영양가 없는 칼로리가 신속히 더해진다. 맥주 한 캔은 150칼로리 이상을 함유하고 있는데, 밤에 여섯 캔들이 맥주 한 박스를 마시는 사람들도 있다. 간세포는 정상적으로는 에너지원으로 지방산을 이용하지만, 알코올이 들어가면 알코올을 먼저 신진대사해야 한다. 그래서 지방산이 축적되며 심한 배불뚝이가 될 수도 있다. 또한 카페인이 그렇듯이, 알코올도 나쁜 친구를 동반한다. 식사 대신에 마르가리타(데킬라로 만든 칵테일) 한 잔을 마신다면 우리는 중요한 영양소 대신 많은 양의 설탕을 섭취하는 셈이 된다.

그러나 술은 독소를 상쇄하는 특질이 있다. 연구논문에 따르면 적당한 와인 섭취는 사망률, 심장혈관 질환, 그리고 암 발생을 뚜렷하게 감소시키는데 도움이 되며, 특히 남성에게 좋다. 남성은 하루 한두 잔, 여성은 한 잔 정도가 적당하며, 그것은 또한 더 높은 "좋은" HDL 콜레스테롤 수치와 연결되어 있다. 놀랄 것도 없이, 적포도주와 백포도주에는 산화방지제, 특히 폴리페놀과 앤스로시아니딘이 풍부하다. 또한, 복합 레스버라트롤은 혈전이 생기는 것을 막아주어 심장병과 뇌졸중을 예방한다.

불이론에 대한 붓다의 가르침을 상기하라. 어떤 것을 절대적인 선과 악으로만 나눈다면 그것을 제대로 알 수 없음을. 마음을 챙기는 선택을 구성하는 것은 개별적인 상황에 따라 좌우된다. 예를 들어 프랑스 사람들은 일반적으로 더 건강한 방법으로 와인을 마신다. 이들은 빈 속에 여러 잔을 마시지 않고 여유있게 가족과 저녁을 먹으면서 조금씩 마신다. 중용의 도로 마음을 챙기면서 마시면 식사 때 확실히 술을 약간만 마시게 된다.

● 전략

· 혼자서 술을 마시지 말 것. 스트레스를 풀려고 마시지 말 것.

· 천천히 마실 것. 과음하지 않도록 신체가 반응하는 정도를 확인할 것.

· 설탕이 들어 있는 칵테일을 피할 것. 적포도주를 마시려면 산화방지제가 많은 피노 느와르를 마실 것.

· 빈 속에 마시지 말 것.

· 밤에 마시는 양을 정해서 반드시 지킬 것.

· 저탄수화물에다 "가벼운" 알코올 음료라 해도 칼로리가 높을 수 있다. 그것들은 또한 영양가는 낮다.

· 마시는 음료에 들어 있는 알코올 성분을 주시할 것. 확신을 못하겠다면 책이나 웹사이트에서 조언을 구하라.

10. 유기농 식품에 관심을 가질 것

알코올이나 카페인에는 절대 손을 대지 않고 주로 과일이나 채소를 먹는 사람이 있다고 하자. 그런 사람은 자신의 건강에 만족스러워 하며 그것을 자랑거리로 내세울 것이다. 그러나 다섯 번째 마음챙기기 훈련에서 말했듯이 우리를 취하게 하는 것은 다른 수많은 형태로 존재한다. 냉장고를 다시 한 번 살펴보라. 여전히 우리 몸에 들어갈 온갖 종류의 독소가 보관되어 있을 것이다.

가축에게 투입한 항생물질과 호르몬이 결국 사람이 먹는 미트 로프에 들어 있을 수 있음을 기억하라. 우리의 입에 들어오는 다른 먹거리에도 비슷한 화학약품이 들어 있을 수 있다. 공장형 농장에서 농장주는 더 많은 수확물과 이익을 얻기 위해 농작물에 살충제를 뿌리고 화학비료를 사용한다. 이런 화학약품은 소비자에게 전가되어 세포손상을 초래하거나 생물학적 작용을 억제할 수 있다. 농작물을 대량으로 재배하면 비타민, 미네랄, 그리고 영양소도 소실될 수 있다.

몇 년 전에 신문 제1면에 실린 커다란 당근 사진을 본 적이 있다. 내가 본 것 중에서 가장 무시무시한 채소였다. 성난 얼굴과 4개의 팔을 가진 그 당근은 어찌나 거대한지 우리 왜소한 '인간' 들을 공포의 도가니로 몰아넣었다! 이 "프랑켄슈타인 식품", 즉 유전자 변형 식품의 등장은 일부 사람들에게 공포심을 불러일으켰다. 유전자 변형 식품은 기술적으로 DNA 단계에서 변형된다. 유전자 변형 식품이란 일정량의 '유전적으로 변형된 유기체(GMO, Genetically Modified Organism)'를 성분으로 함유하고 있는 음식 제품이다.

공포영화에서 그렇듯이, 과학자들은 새로운 품종을 창조하기 위해 여러 유기체에서 추출한 유전자를 식물이나 동물에게 투입하고 있다. 과일과 채소는 병이나 해충에 더 높은 저항력을 갖게 하거나 숙성기간을 줄여서 수확량을 늘리기 위해 변형시킨다. 1991년에 'DNA 플랜트 테크놀러지'의 연구자들은 북극의 가자미에서 추출한 '몸이 얼지 않도록 하는 유전자'를 함유한 유전자 변형 토마토를 만들었다. 그 뒤로 유전자 변형 곡물은 전 세계로 퍼져 나갔다. 2004년에 미국에서 생산된 아시아산 콩(간장용 콩)의 85%, 옥수수의 45%는 유전자 변형 식품이었다. 미국에서는 유전자 변형 식품을 라벨에 표기할 의무가 없으므로 대부분의 사람들은 유전자 변형 식품을 먹으면서도 그것을 알지 못하고 있다.

유전자 변형 식품을 먹는 데 따른 악영향은 서서히 명백하게 알려질 것이다. 이런 제품은 소비자에게 알레르기 항원이나 다른 질환을 생기게 할 수 있다. 많은 실험 결과는 여러 동물들이 유전자 변형 식품에 선천적 거부반응을 보인다고 밝히고 있다. 2003년에 농장주 빌 래시멋은 한 여물통에는 유전자 변형 옥수수를 담고, 다른 여물통에는 자연산 껍질이 있는 다양한 옥수수를 담아서 소들에게 주었다. "프랑켄슈타인 옥수수"가 들어 있는 통에는 단 한 마리의 소도 입을 대지 않았다. 또 다른 실험 논문에서는 숙성기간을 늦추도록 유전자 변형된 변형 토마토를 쥐들에게 주었으나 먹지 않았다. 강제로 먹인 결과, 여러 마리 쥐에게 위장 손상이 생겼으며 40

마리 중 7마리가 몇 주 안에 죽었다. 그럼에도 불구하고 유전자 변형 토마토는 버젓이 팔리고 있다.

이런 불길한 결과를 보면 유전자 변형 식품을 피하고 싶어질 것이다. 불교의 가르침을 되새겨보면 신중해야 할 이유는 또 있다. 모든 생명체는 상호 연관되어 있으므로 우리는 우리가 먹는 동식물과 유전적으로 연계되어 있다. 동식물의 DNA를 접합하거나 삽입하는 것은 인간의 상호존재를 존중하고 있지 않는 것이다. 이런 과학기술도 역시 야생생물에 폭력을 휘두르는 행위이다. 이 새로운 많은 곡물은 생태계를 파괴하고 있으며, 그리고 이화수분으로 유전자를 다른 식물로 옮기고 있다. 캐나다 중남부의 대평원 지대에 있는 서스캐처원에서는, 근처 유전자 변형곡물에서 나온 꽃가루가 들판을 떠도는 바람에 유기농 캐놀라 농작물이 오염되었다.

유전자 변형 과학기술을 포함해 인공 화학제품이나 농약, 항생물질, 그리고 인공적인 성장촉진제를 사용하지 않고 길러낸 채소와 과일은 유기농 식품이다. 유기농 수확물은 대량으로 생산된 여러 변종에 들어 있는 해로운 잔류물질을 함유하고 있지 않으며, 일반 식품과 달리 더 많은 영양소를 함유하고 있다. 이런 채소와 과일은 확실히 맛도 더 좋다. 갓 자란 시금치로 단순비교를 해보자. 유기농 시금치는 그렇지 않은 시금치보다 1~2달러 정도 비싸지만 맛과 질감은 몇 배나 더 좋다.

요즘은 농장주나 요리사들도 유기농 식품을 먹자고 지속적으로 힘주어 말하고 있다. 1971년에 앨리스 워터스는 유기농 및 계절식품을 제공하는 식당 쉐 파니스를 열었다. 같은 해에, 마음을 챙기는 식사법 접근의 선두주자인 프랜시스 무어 라페는 『소행성을 위한 다이어트』를 펴냈다. 이런 개척자들과 여타 관련자들이 마음을 챙기는 식사법과 자연 환경 보호 사이에 연계성을 강조하고 있다.

아시아의 수도승들은 몇 세기에 걸쳐서 유기농 과일과 채소를 기르고 있다. 많은 선(禪) 사원은 자연과 더불어 인간의 상호의존의 실감나는 본보기인 아름다운 채소밭이나 과수원을 갖고 있다. 화학약품을 쓰지 않아도 그곳의 과일과 꽃들은 큼직하고 싱싱해 보인다. 미국 캘리포니아에서도 '녹색 걸취농장 선(禪) 센터'에서 유기농 원예 프로그램을 제공하고 있다. 수련자들은 일을 하면서 비폭력과 마음챙기기를 행동으로 옮기고 있다. 그들은 땅을 파면서 벌레를 반 토막 내지 않도록 조심한다. 이런 벌레가 반으로 잘려 재생할 수 있어도 그렇게 한다! 선(禪) 정원에서는 인간과 공존하는 살아 있는 생명체의 권리를 존중하고 있다.

우리는 우리의 먹거리를 직접 기르기는 어렵다. 내가 살고 있는 곳의 마당은 콘크리트 주차장이다. 그러나 건강 말고 다른 이유로도 우리는 유기농 식품을 사야 한다. 비폭력적인 재배 기법이 우리의 환경과 더불어 사는 생명체를 존중한다. 유기농 농경으로 여러 가지 동물 친화적인 사료용 수확물을 확보할 수 있기 때문에 이런 농경은 야생생물을 보호해준다. 화학약품의 유출이 없으면 토양은 강화되고, 물자원은 보호되어 우리 모두에게 이익이 된다.

유기농 농장을 후원하면 역시 정명을 실천하는 셈이 된다. 공장형 농장의 가동에도 불구하고, 유기농 농법은 시골 공동체에 남은 몇몇 전략 가운데 하나가 될 것이다. 농장에서 갓 수확한 신선한 유기농 식품을 도시 거주자들에게 연계시켜주는 "공동체 후원 농경 프로그램(CSAs)"에는 많은 소규모 농장이 참여하고 있다. 미국의 거의 모든 중대형 도시에는 CSAs가 있다.

그러나 불이론은 "유기농 식품이 아닌 것"을 "나쁜 식품"이라고 연관짓는 것은 의미가 없다고 우리에게 가르친다. 농약을 친 식품을 사면서 농장주를 비난할 수는 없다. 아마도 그는 가난이 두려워서 어쩔 수 없이 환경을 오염시켰으며 원가를 줄이기 위해 어쩔 수 없이 썼을 것이다. 그러나 우리의 마음을 챙기는 후원으로 화학약품 없는 농경이 번창할 수 있다. 유기농 농장주들한테서 식품을 사면 이들은 환경에 대한 농경의 영향을 최소화하기 위해 적극 노력할 것이다. 우리의 후원으로 농장 노동자들은 해로운 화학약품이나 농약에 노출되지 않게 될 것이다.

유기농 식품은 더 비싸기 때문에 사기가 망설여질 수도 있다. 하지만 우리는 소비하고 먹는 방식에 대해 좀더 확실하게 마음을 챙길 수 있게 된다. 많은 사람들은 많은 양의 먹다 남은 음식을 내버린다. **과도기적 식품**은 또 다른 선택이며, 대개 유기농 식품보다 싸기 때문이다. 과도기적 과일과 채소는 유기농 발육기준을 충족시켜주는 조건 아래 재배되지만, 아직은 유기농 증명서를 받지 못한다. 유기농 증명서 기준은 아주 엄격하다. 이런 재배자가 증명서를 받는 데는 시간이 많이 걸릴 것이다. 과도기적 식품은 증명서 기준을 충족시키기 위한 충분한 햇수 동안 화학 약품의 적용이 면제되지 않은 토양에서 주로 재배된다. 농장주들이 유기농 농경을 실천하는 방향으로 움직일 때 우리가 그들을 후원하는 한 가지 방법은, 이런 식품을 구입하는 것이다.

유기농 식품을 먹음으로써 우리는 더 건강해질 수 있다. 그러나 항상 신중하게 진행해야 한다. 즉 "유기농" 꼬리표가 붙어 있는 모든 음식을 곧바로 먹지는 말아야 한다는 것이다. 유기농 라벨을 붙인 식품 가운데 어떤 것은 본질적으로 "좋은" 식품일 수도 있고, '유기농이 아닌 것' 보다 더 나은 식품이 아닐 수도 있다.

예를 들면 "유기농 사탕수수 설탕"이라는 라벨을 붙인 유기농 과자는 지방과 설탕을 많이 함유하기도 한다. 그리고 "놓아 기른" 닭이 공장형 농장에서 사육한 닭만큼 고통을 받을 수도 있듯이, 유기농 식품도 마음을 챙기지 않은 방식으로 길러질 수도 있다. 한 예로, 화학약품 분무기를 사용하지 않을 수 있지만 드넓은 지역에서 지속적으로 한 종류의 작물만 빽빽하게 기르고 있는 공장형 농장도 있다.

그럼에도 불구하고, 잔류 화학물질 최대 허용치를 지키는 유기농 제품을 구입하는 것이 이익일 것이다. "소비자 연맹 및 환경운동단체"의 연구조사에서는 많은 일반적인 과일 및 채소의 농약수치를 검토했다.

아주 높은 수치의 농약 잔류물을 가진 식품	아주 낮은 수치의 농약 잔류물을 가진 식품
딸기	아보카도
피망	옥수수
시금치	양파
버찌(미국산)	고구마
복숭아	꽃양배추
칸탈루프 멜론(멕시코산)	방울 다다기 양배추
셀러리	포도(미국산, 멕시코산)
사과	바나나
살구	서양자두
초록깍지콩	골파
포도(칠레)	수박
오이	브로콜리
배	
겨울 호박(미국산)	
감자(미국산)	

● 전략

· 유기농 농장을 찾아가서 농장주의 거래시장과 전문 식료품을 시찰할 것. 가게에서 사는 것
  보다 현지 재배자에게 직접 사는 것이 대개는 더 싸다.

· 슈퍼마켓에 유기농 식품 배달을 부탁할 것.

· 유기농 식품을 집까지 배달해주는 농장 후원 프로그램, CSA(공동체 지원 농경)에 직접 참
  여할 것.

· 비슷한 식품 중에서 결정을 내려야 할 때, 유기농이라고 표기된 식품을 선택할 것.

· 유기농 식품을 직접 길러볼 것.

· 유전자 변형으로 재배되기 쉬운, 유기농 식품이 아닌 것을 피할 것. 옥수수, 콩, 캐놀라, 호
  박 그리고 파파야는 최고의 유전자 변형 식품이다. 즉석식품도 유전자 변형 식품을 포함
  하기 쉬우며, 특히 옥수수 시럽과 콩 혼합물이 그렇다.

· 돈을 절약하기 위해 유기농 식품을 대량으로 살 것.

· 증명서를 받지 않은 유기농 식품을 주시할 것. 현장 농장주에게 화학약품 없이, 흙을 오염
  시키지 않는 방식으로 재배했는지 물어볼 것.

· 식료품 비용을 줄이기 위해, 세일 판매하는 유기농 농산물을 살 것. 할인권을 구하기 위해
  유기농 브랜드 상품의 웹사이트를 찾아볼 것.

· 화학 잔류물 최대 허용치를 지키는 유기농 과일과 채소를 살 것.

11. 지역식품과 계절식품에 관심을 가질 것

  나의 고향은 캐나다 태평양 연안의 브리티시 컬럼비아주인데 그곳은 소
규모 블루베리 농장들로 유명하다. 7, 8월은 과일이 익어서 따기에 좋은
달이다. 이런 농장을 찾아가서 두어 바구니, 또는 세 바구니를 채운다. 먹
음직스러운 블루베리는 구슬만큼이나 크다. 블루베리는 자체로도 완벽한

여름 간식이니 그대로 먹어도 좋고 유기농에 무지방 무첨가 요구르트와 다른 신선한 딸기류를 곁들여도 좋다.

대서양 연안에 눈이 내리고 있을 때도 가까운 슈퍼마켓에서 블루베리를 볼 수 있다. 그러나 그런 작은 포장제품은 항상 터무니없이 비싸다. 이런 딸기는 작고 시들어 있으며, 때로는 감히 상등품이라고 부를 수 없을 때도 있다. 아마도 이런 과일은 온실에서 재배했거나 먼 외국에서 들여왔을 것이다. 블루베리는 산화방지제 성분이 많지만 겨울에 산 블루베리 한 상자는 마음을 챙기는 선택이 아니고, 맛도 덜하다.

요즈음 도심에서 살고 있는 소비자들은 특히나 사시사철 모든 종류의 과일이나 채소를 살 수 있다. 그러나 우리가 사들인 망고나 후추는 머나먼 아프리카에서 들여온다. 이것들이 우리의 냉장고에 채워지기까지 생기는 오염물질의 양을 상상해보라. 시간이 흐르면서 영양가도 떨어진다. 그러므로 현지에서 제철에 따서 파는 블루베리와 비교하면 먼 외국에서 들여온 블루베리는 영양이 아주 적을 것이다. 장기간 수송에 대비해 이런 식품을 보존하기 위해 쓰이는 특별포장 탓에 영양소는 감소되기 마련이다. 영양이 풍부하고 맛있는 식품을 원한다면 제철에 거둬들이고, 근처의 생산자들이 길러낸 것을 사야 한다. 되도록이면 자신의 집에서 가까운 곳에서 재배된 **지역식품**과 **제철식품** 또는 현재 익어서 많이 나오는 과일이나 채소를 사야 한다. 이런 식품은 대개 하루나 이틀 전에 따므로 더 맛있고 영양도 풍부하다. 또한 우리는 가장 "지불한 돈에 걸맞는 가치"를 얻을 것이다. 왜냐하면 자국에서 부족하거나 없어서 먼거리를 날아온 식품을 사느라 프리미엄을 지불하지 않아도 되기 때문이다.

계절식품을 먹고 지방농장을 후원하면서 우리는 마음챙기기 훈련을 더욱 잘 수행할 수 있게 된다. 어디를 가든 실내에는 냉난방이 잘 갖춰져 있어서 우리는 미묘한 기후 변화를 알아차리지 못한다. 겨울에 실내에서 열대성 식물을 기를 수도 있으므로 식물군과 동물군의 지역적인 변화에 둔감할 수도 있다. 제철에 맞게 먹는 것은 우리와 자연환경을 다시 연결해준다. 덧붙여서, 지방농장을 방문하면 우리가 먹는 음식에 어떤 것이 들어가는지 잘 알게 된다. 농부와 이야기를 나누고, 수확물을 어떻게 다루는지 알아낼 수도 있다. 또한, 우리가 먹는 음식을 만든 사람들의 노동을 되새겨 볼 수도 있다.

이런 선택은 또한 우리의 다양한 존재연관성을 지지하기도 한다. 공장형 농장은 수확용 산업장비를 견디어 낼 수 있는 과일과 채소를 생산해야만 한다. 그들은 포장이나 선적에 쉽게 손상되지 않고 진열대 위에 오래 둘 수 있는 품종들을 재배한다. 반대로, 지역농장에서는 다양한 작물을 재배하고 유전자 다양성을 유지시키는데, 이 작물들은 훨씬 더 유기농이거나 과도기적인 식품에 가깝다.

계절식품을 먹을 때 우리는 덧없음이 두려운 대상이 아님을 배우게 된다. 여름에 따먹는 첫 블루베리는 사람을 흥분시킬 수 있다. 그래서 겨울에는 블루베리에 집착하지 않을 것이고, 또한 겨울에는 그때에 풍부하게 공급되고 제 맛이 나는 그레이프 프루츠(자몽)가 나오기 때문이다. 지역에서 구입하는 것으로도 정명(바른 생활)을 하게 된다, 왜냐하면 우리의 공동체 농장주들이 환경을 파괴하지 않고 지속될 수 있는 식품산업을 더욱더 구축하고 있기 때문이다. 이들의 식품 판매소에서 구매하면 이들은 충분한 소매가격을 받게 된다; 그래서 이들은 지속적으로 농장 경영을 하면서 유기농 방식을 계속 유지할 것이다.

이런 실천의 효과는 우리의 거주지를 넘어 울려 퍼질 것이다. 우리가 지역식품을 구매하면 지역 농장주는 농사짓던 땅을 재개발용으로 쉽사리 팔아치우지 않을 것이다. 식품을 몇 천 마일이나 수송할 필요도 없고, 온실가스 배출량도 줄어들 것이고 석유 의존도도 감소될 것이다. 이런 단순한 실천으로, 분명히 미래에도 소비자 공동체 농장이 많이 존재할 것이고, 우리의 자손도 영양많고 맛있는 풍부한 식품을 누리게 될 것이다.

● 전략

·어떤 과일과 채소가 제철인지 알기 위해 자신의 지방 농장주에게 묻거나, 웹사이트를 찾아볼 것.

·지방의 식품 협동조합에 가입할 것. 매달 비용을 지불하고, 지방 농장으로부터 한 상자의 신선한 채소를 받을 수 있음.

·식품에 붙은 스티커를 살필 것, 그리고 먼 외국에서 수입한 식품이나 제철이 아닌 식품의 구매를 피할 것. 기나긴 운송으로 크게 건강에 유익한 특질이 완전히 소멸될 수 있음.

·지역과 지역시장을 정규적으로 방문할 것.

·자신의 식료품 가게 주인에게 지역식품 배달을 의뢰할 것.

12. 천연의, 무가공식품, 그리고 날 것에 관심을 가질 것

"가공"이란 단어에서 우리는 플라스틱 포장 상품에 상표 등을 찍는 화학공장을 연상한다. 실제로 "가공식품"은 상품의 맛과 겉모양, 보존기간을 유지하기 위해 방부제, 유화제, 조미료, 색소 등의 첨가제를 함유한 식품이다. 종종 이런 식품을 즉석식품과 동일시하여 "나쁜" 식품이라고 한다. 그러나 정의에 따르면, 트윙키(크림이 든 갈색 스펀지빵)와 참치캔은 가공식품이다. 몇몇 인기 있는 식품 첨가제는 천연의 공급처에서 추출하는데, 예를 들어 해초인 우뭇가사리를 농화제(진하게 하는 약제)로 이용하고 있다. 덧붙여서, 가공식품이라고 해서 반드시 영양분이 적지는 않다. 예를 들어 냉동채소와 통조림 생선은 비타민과 미네랄의 함유량이 높다.

그러나 인체에 몹시 해로운 첨가제도 있다. 포장배달되는 중국 음식에는 글루타민산소다(MSG 화학조미료)가 가미될 수 있다. MSG는 뇌세포를 과다 자극해서 현기증과 두통을 일으키게 한다. 샌드위치용 고기는 아질산나트륨으로 보존 가공되는데, 아질산나트륨은 암을 유발하는 합성물을 함유할 수 있고 혈액의 산소 운반 능력을 없앨 수 있다. 가공된 페스트리, 스낵은 영양가 없는 열량이 높고, 그리고 일부 수소 첨가 기름, 트랜스지방, 나트륨, 인공첨가제, 그리고 정제된 설탕 등 우리가 피해야 할 모든 것들을 함유하고 있다. 놀랍게도, 가공식품은 미국인의 평균적인 먹거리에서 90% 정도를 차지하고 있다. 해로운 가공식품의 섭취를 줄이고 "피해야 할 것" 부류에 속한 다수의 품목을 먹지 않으면, 우리의 건강은 크게 좋아질 것이다.

통조림 제조나 냉동 같은 가공기법으로 원래의 맛이 상실되고, 음식에 새로운 맛이 종종 첨가된다. 『패스트푸드의 제국』에서 지은이 에릭 슐로서는 조리한 고기의 맛이든 신선한 딸기맛이든, 모든 식품의 향기와 맛을 만들어내는 과학자들의 연구실을 방문했다. 슐로서는 용기의 뚜껑을 열고 어떤 냄새를 맡아보았다. 누군가 석쇠로 햄버거용 패티를 굽고 있다고 맹세할 수 있을 만큼 자연스러운 냄새가 났다. 그는 흔히 말하는 "인공" 향미료와 "천연" 향미료가 차이가 거의 없음을 알고는 깜짝 놀랐다. 향미료 XYZ는 허브 X와 YZ를 섞어서 만들면 "천연" 향미료다. 그러나 화학제

XY와 Z를 섞어서 만들면 "인공" 향미료다. 식물이나 뿌리 같은 데에서 추출한다고 해서 반드시 사람의 건강에 더 유익한 것은 아니다. 유행어처럼 쓰이는 "자연의(천연의)"라는 표시는 최악의 선전문구이며 액면 그대로 믿을 수 없다.

자연식품은 가공하지 않는다, 즉 정제되지 않고 향미료나 여타 성분이 첨가되지 않은 식품이다. 화학적으로나 유전자로 변형하지 않으며, 이런 식품의 맛은 그야말로 자연 그대로다. 사과는 자연식품의 예이지만, 애플파이는 그렇지 않다. 그야말로 자연 그대로의 식품을 먹으면, 정제된 탄수화물, 화학 첨가제, 트랜스 지방, 그리고 인체에 해를 주는 여타 물질을 섭취하지 않을 것이다. 또한 자연식품이야말로 비타민과 미네랄, 그리고 영양소가 가장 풍부하다.

우리가 토양에서 바로 나온 음식을 먹는 것은 직관적으로 이치에 맞다. 산업 사회와 원주민 사회를 비교해볼 때, 인공적인 식품으로 우리는 어려움을 겪기도 한다. 북아메리카의 잡화점에는 여드름 크림이 많이 진열되어 있지만, 파푸아 뉴기니의 키타바섬 사람들은 여드름이 뭔지 알지 못한다. 알래스카의 이뉴잇들은 정제된 곡물과 설탕을 먹기 시작하면서 여드름이 생겨났다.

웨스턴 프라이스라는 한 치과의사는 여러 원주민들을 대상으로 왜 그들은 충치나 크라우딩*, 그리고 기타 치과질환으로 좀처럼 고통을 받지 않는지를 밝혀내려 연구했다. 이 부족들은 모두 독특한 식습관이 있었지만 어느 부족도 정제된 음식을 먹지 않았다.

----
* 이가 들쑥날쑥하게 난 상태.

날 음식은 조리하지 않은 자연식품, 즉 영양소와 효소가 원래대로 남아 있는 식품이다. 생식(生食)을 주로 하는 다이어트를 채택한 사람들은 주로 절대 채식주의자이지만, 생선회나 생염소젖처럼 동물성 식품을 먹는 사람들도 있다. 최적의 영양물을 위해, 날 것을 먹는 사람들은 씨앗, 견과류, 곡물 그리고 콩류 열매를 빨아먹으면서, 씨에서 나는 어린 잎과 줄기도 먹게 될 것이다. 이런 식이요법은 먹는 게 제한될 수 있지만, 날 것을 먹는 사람들은 혼합성분이나 건조 성분을 포함한 아주 창조적인 음식 비법을 발전시키고 있다.

예전에 한 번, 국수 대신에 잘게 썬 호박으로 만든 "스파게티"를 맛있게 먹은 적이 있다. 날 것인 디저트는 일반적으로 캐롭콩, 견과류, 바닐라, 그리고 말린 과일로 만드는데 놀랄 만큼 맛있다. 생식을 하는 사람들은 자신의 식이요법이 가장 건강한 식사 방법이며, 요리되지 않은 음식에 필수적인 "생명력"이 들어 있다고 주장하면서 과대선전하고 있다.

우리는 과학적인 관점에서 이런 다이어트를 검토해야 하고 이들의 미사여구에 속아 넘어가지 말아야 한다. 날 음식을 먹는 것은 분명히 건강에 좋다. 많은 필수 비타민 및 미네랄이 요리하는 동안에 없어지는데, 그것은 열이 세포의 분자구조를 변화시키기 때문이다. 날 음식은 더 많은 수화작용(물과 결합해 결정수를 가지는 현상)을 인체에 제공해 강한 소화작용을 통해 수분을 없애지 않는다. 날 것을 먹는 식이요법으로, 영양소가 밀집된 자연식품을 먹고, 그리고 모든 지방이 많은 즉석식품을 피하게 된다.

이런 식이요법은 건강에 좋은 여타 식사습관을 촉진시킨다. 브로콜리를 버터와 소금으로 볶아 먹는 대신에, 날로 먹으면 훨씬 적은 칼로리를 섭취하면서 정제된 소금을 먹지 않게 된다. 조리를 통해 제 맛이 없어지지 않으므로 무공해 제철 채소를 사는 게 더 나을 것이다. 또한, 더 적은 양을 먹게 될 것이다. 생시금치 한 다발로 두 끼나 먹을 수 있지만, 삶아버리면 작은 그릇에 쏙 들어가버린다.

음식을 화씨 118도가 넘는 온도에서 가열하면 인체 내의 화학 반응에서 촉매 역할을 하는 효소는 파괴된다. 생식을 하는 사람들의 주장에 따르면, 요리된 음식을 처리하기 위해 소화기관이 더 힘들게 작용해야만 하는데, 그 이유는 음식에 있던 효소가 활발하지 못하기 때문이라고 한다. 그러나 건강 전문가들의 견해에 따르면, 위산이 어쨌든 음식 단백질을 활발치 못하게 할 것이며, 그리고 인체는 소화기능을 위해 자체의 효소에 의존한다. 연구 결과 토마토의 리코핀과 당근의 카로티노이드처럼 일부 식물 속에 함유된 화학물질들은 채소가 요리되었을 때 인체 내에서 더 쉽게 흡수된다.

특정한 다이어트에 집착하다 보면, 자신을 해치는 경우가 너무 많다. 오직 날 것만 먹는 식이요법은 다양한 음식에 상당한 제한을 두어 영양결핍이 생길 수 있다. 음식에 대한 강박에 사로잡혀 융통성 있게 대처하기를 싫어하면 대인관계가 왜곡된다. 그러나 과일과 채소를 날로 먹는 것은 많은 이점이 있다는 것을 잘 알 수 있다. "날 것인" 식품을 더 빈번하게 선택함으로써 자연식품에 들어 있는 영양소를 충분히 섭취해야 할 것이다.

● 전략

채소를 날로 먹거나 아주 살짝 데칠 것.

날 것인 식품을 먹기 위해 유기농 식품을 사서 주의깊게 씻을 것.

포장된 음식 대신에 집에서 만든 점심 도시락을 먹을 것.

가공식품 대신에 자연식품을 살 것. 여름에는 냉동 딸기나 잼 대신 신선한 딸기를 먹을 것.

· 자신이 알지 못하는 성분이 들어 있는 음식 구입을 피할 것.

· 라벨을 살필 것. "천연 향미료"를 포함해 많은 첨가제가 든 품목을 피할 것.

· 다이어트에 관한 건강 선전 문구를 조사할 것, "생명력(활력)" 등의 말에 현혹되지 말 것.

13. 슈퍼푸드에 관심을 가질 것

공상과학소설에서 음식은 과거의 산물이다. 미래의 시민들은 완벽한 영양소가 원하는 맛에 들어 있는 알약을 복용한다. 아직은 이런 단계에 이르지 못했지만, 요리해 먹기를 좋아하는 사람들이 바라는 미래사회는 아닐 것이다. 모든 음식은 여러 영양소의 독특한 화합물이다. 예를 들어 복숭아는 주로 물과 탄수화물로 되어 있지만, 또한 약간의 단백질과 지방을 함유하고 있다. 음식마다 서로 영양소 함유량이 다르다. 바나나는 칼륨이 풍부하고 호박씨는 아연 함유율이 높다.

가장 영양소가 밀집한 식품, 또는 "슈퍼푸드"를 먹음으로써 영양소 섭취를 최대화하는 것이 사리에 맞다. 모든 슈퍼푸드는 칼로리가 낮고, 천연의 공급처에서 나오며, 건강에 유익한 질적 요소들을 갖고 있다.

"슈퍼푸드"

생균제 식품(요구르트, 케피어*, 사워크라우트**, 김치)

기름기 있는 어류(고등어, 연어)

아시아산 콩(된장, 템페, 두부, 무가당 두유)

----

* 발효된 밀크 음료.

** 소금에 절인 양배추.

딸기류 과일(블루베리, 나무딸기, 딸기)

사과(레드 딜리셔스 품종, 갈라 품종)

감귤류 과일(오렌지, 자몽)

짙은 녹색 잎이 많은 채소(시금치, 케일)

선명한 색을 띤 채소(토마토, 고추, 칠리)

브로콜리

아보카도(열대과일)

호박

올리브(엑스트라 버진 올리브유)

마늘

콩과류(콩, 이집트콩)

완전곡물(키노아, 비름, 귀리, 메밀)

날견과류 및 씨앗(호두, 아몬드, 아마씨)

차(홍차, 녹차)

생균제 식품(요구르트, 케피어, 사워크라우트, 김치)은 발효식품이다. 비타민을 합성시키고, 면역체계를 강화시켜주고, 그리고 건강한 소화관에 도움을 주는 살아 있는 유익한 균을 함유하고 있다.

기름기 있는 생선(고등어, 연어)에는 오메가-3와 고도 불포화 지방이 풍부하다.

아시아산 콩(된장, 템페, 두부, 무가당 두유)에는 칼슘, 비타민 D, 지방저장을 방지하는 이소플라본, 그리고 면역체계를 강화시키는 산화방지제가 풍부하다.

딸기류(블루베리, 나무딸기, 딸기)는 요로감염, 심장혈관 질환, 암, 그리고 당뇨병을 포함한 광범위한 여러 질병을 예방해주는 효과가 있다. 뇌의 노화와 관련된 많은 퇴행성 질환을 더디게 해주거나, 증상을 개선시켜 주기도 한다.

껍질이 붉은 사과는 수용성 섬유질인 펙틴이 다량으로 들어 있는데, 펙틴은 소화관 건강을 위해 필수적이고 혈액의 콜레스테롤 수치를 낮추는데 도움을 준다. 종양이 생기는 것을 막아주는 식물에 함유된 화학물질이 들어 있다. 연구 결과에 따르면 모든 사과는 비타민 C와 그 밖의 영양가도 많지만, 레드 딜리셔스(Red Delicious) 사과의 붉은 껍질은 엠파이어(Empire) 사과보다도 5배나 많은 산화방지제를 함유하고 있다.

감귤류 과일(오렌지, 자몽)은 베타 카로틴, 비타민 C, 폴산, 그리고 칼륨의 좋은 공급처이다. 이런 과일의 펙틴은 섬유질의 탁월한 공급원이다.

짙은 녹색 잎이 많은 채소(시금치, 케일)는 효소와 비타민, 그리고 미네랄을 풍부하게 보유하고 있고, 시력감퇴 및 폐암의 위험을 줄이는데 도움이 된다.

선명한 색을 띤 채소(토마토, 고추, 칠리) 가운데 토마토는 비타민 C와 질병과 싸우는 산화방지제인 리코핀이 많이 들어 있다. 고추는 산화방지제가 풍부하고 LDL 즉 "나쁜" 콜레스테롤을 감소시킨다. 칠리는 고통을 완화시켜주고 신진대사를 촉진시키고 혈액응고를 막는다.

브로콜리는 플라보노이드, 카로티노이드, 비타민 C, 폴산과 칼륨의 큰 공급원이며, 많은 암으로부터 보호작용도 한다.

아보카도에는 비타민 A, B, C, E와 칼륨, 그리고 "좋은" 불포화 결합 1개를 갖는 지방이 풍부하다.

호박은 카로티노이드를 포함하고 있으며, 면역체계를 자극해 종양을 방지한다.

올리브(엑스트라 버진 올리브유)에는 비타민 E와 혈액 콜레스테롤 수치를 감소시키는데 도움이 되는 불포화 결합 1개를 갖는 지방이 풍부하다.

마늘은 콜레스테롤을 낮추고 면역체계를 높여서 종양 및 심장질환을 방지하는 데 도움이 된다.

콩과류(콩, 이집트콩)에는 가용성 섬유질 식품, 비타민, 그리고 미네랄이 풍부하다.

완전곡물(키노아, 비름, 귀리, 메밀)에는 섬유질 식품과 미네랄이 많이 들어 있고 건강한 콜레스테롤 수치를 유지하는데 도움을 준다.

날 견과류와 씨앗(호두, 아몬드, 아마씨)에는 단백질, 섬유질 식품, 불포화 지방, 오메가-3 지방산, 그리고 미네랄이 많다.

차(녹차, 홍차)는 마음을 가라앉혀주며 산화방지제가 풍부하다. 녹차는 암과 싸우는 폴리페놀을 함유하고 있고 인체에서 지방을 분해하기도 한다. 홍차와 녹차는 질병을 예방하는데 도움이 되는 플라보노이드가 풍부하다.

● 전략

· 식료품 쇼핑을 할 때 슈퍼푸드 리스트를 편리하게 소지할 것. 이런 식품을 많이 살 것.

· 식당에서 메뉴표에 슈퍼푸드를 살펴볼 것.

· 슈퍼푸드에 관한 새로운 정보를 확보할 것.

· "가장 좋은 대체품"을 만들 것. 아이스버그 상추 대신에 아루굴라로 바꿀 것. 엑스트라 버진 올리브유를 살 것.

· 슈퍼푸드 각 품목을 체계적으로 연구할 것. 다채(중국 양배추)처럼 짙은 녹색 잎이 많은 새

로운 채소를 먹어볼 것.

체중 감량을 위한 마음을 챙기는 접근법

음식에 관해 마음을 챙기면서 생각하면 우리가 먹는 방식을 덜 염려하게 될 것이다. 그러나 단지 식사법에 대한 새로운 접근방식을 알았다고 해서, 우리의 다이어트 몸부림이 차츰 사라지지는 않는다. 우리는 여전히 우리의 주변상황과 관련되어 있다. 즉석식품을 먹지 않을 수는 있지만, 감각식품의 잠재적인 독소에서 벗어나기는 아주 어렵다. 독이 되는 광고를 항상 접하고 있으면, 외모에 대한 몸부림은 비록 사소하게 보일지라도, 정면으로 그리고 정통으로 우리를 괴롭힌다.

마음을 챙기는 식사를 하는 사람으로서, 목욕탕 체중계로 잰 자신의 체중에 대해 전혀 염두에 두지 않는다면, 그것은 잘못 생각하고 있는 것이다. "체중감량"은 주로 건강에 좋지 않은 고정관념이나 불필요한 걱정과 연관되어 있다. 우리는 매스컴의 이미지에 자극받아 음식에 든 칼로리나 불가능한 신체적 목표에 집착할 수도 있다. 그러나 체중을 줄이거나 늘리려는 우리의 욕구도 마음챙기기에 근거를 둘 수 있다. "체중감량"이나 "체중증가"를 우리 자신뿐만 아니라 다른 사람들을 도울 수 있는 최상의 컨디션이라는 견지에서 생각해 볼 수 있다. 붓다는 기아 다이어트를 버리면서 공존을 위해 건강하게 먹는 방식을 채택했으며, 그것은 다시 말해 체중이 늘어났다는 뜻이다. 우리는 인체의 비만도 측정(BMI)을 유용한 건강측정 기준으로 다룰 수 있으며, 다른 기준도 있을 수 있다.

비만의 급증은 많은 사람들이 건강한 방법으로 약간의 체중을 감소하면 이점을 얻을 것임을 드러낸다. 질병관리센터의 발표에 따르면 해마다 약 40만 명의 미국인이 비만으로 인해 사망하는데, 주원인은 필수 영양소 결핍이나 운동부족이다. 불이론의 가르침대로, 비만 자체는 결코 좋거나 나쁘지 않다. 모든 사람은 생존하기 위해 약간은 살이 찔 필요가 있다. 앞에서 말한 지방의 중요한 기능을 상기하라. 그러나 지방 세포가 과도해지면 인체는 여분의 지방을 간, 근육, 그리고 심장세포 등의 저장소에 저장하기 시작하며, 이것은 심각한 심장질환을 유발할 수 있다. 지나친 체중과다는 신진대사 과정을 방해하고, 혈액 및 콜레스테롤에서 지방질을 증가시키며, 그래서 심장질환과 당뇨병의 위험을 증대시킨다. 비만은 두 팔과 두 다리의 역학적인 문제점을 악화시킬 수도 있으며, 수면 중 일시적으로 호흡이 정지될 수 있는 확률을 높인다.

의사와 상담한 다음에야, 우리는 체중과다를 피해야 할 필요가 있음을 느낄 수 있다. "다이어트"라는 단어를 들었을 때, 첫 번째 진리, 즉 '모든 존재는 고통이다' 라는 말이 떠오른다. 우리는 다이어트를 하면서 종종 불안감을 느끼지만, 이런 고통은 대부분 자신의 그릇된 생각에서 비롯된다. 다이어트가 하나의 종교라면 접근하기 쉽다. 아주 멋진 몸매를 얻고자 하는 욕망으로 정밀하고 통제가 잘된 의식을 치르는 것이다. 잡지광고나 상업광고에서는 자신들의 지침을 추종하라고 소비자를 현혹시키고 있고, 셀룰라이트(피하지방 축적물)를 떨쳐버리고 광고 내용대로 기적적인 몸매를 누릴 수 있다고 과대선전하고 있다.

그러나 의료 전문가들에 따르면 다이어트에는 왕도가 없다. 체중감량에 기적이 없음을 식이요법 전문 과학자들은 지속적으로 증명하고 있다. 단지 39.95달러를 세 번 지불하는 대가로 남의 눈을 피할 수 있는 비법은 없다. 그러나 세 번째 진리의 가르침대로 '고통에는 끝이 있을 수 있다'. 의사들은 건강하고 고통없이, 즉 완하제나 약 없이도 몸무게를 줄일 수 있다고 단언한다. 단지, 음식을 골라먹는 습관을 바꿔야 하며, 당연히 운동도 해야 한다. 아주 간단하다(명심할 것. 이것은 전략이지 가혹한 지침이 아니다. 그리고 자신의 건강상의 필요에 적합한지를 고려해야 한다).

● 체중 감량을 위한 전략

1. 훨씬 단호하게 건강한 식사법을 위한 지침을 따를 것.

2. 현명하게 칼로리를 줄일 것.

3. 지방 섭취를 줄일 것.

4. 탄수화물 섭취량을 줄이고, 단백질과 저혈당 음식에 관심을 가질 것.

5. 식습관을 개선할 것.

6. 운동할 것.

1. 훨씬 단호하게 건강한 식사법을 위한 지침을 따를 것

식습관을 개선하는 것은 체중 감량을 향한 첫 걸음이다. 영양소가 많은 음식을 먹는 13가지 일반적인 지침을 이해해서 채택하면, 자신의 신체 변화가 뒤따를 것이다. 이런 음식 선택은 자연스럽게 건강한 체중을 유지하게 한다. 칼로리가 높으면서, 탄수화물이 결여된, 기름기 많은 가공식품처럼 허기를 채우는 음식을 피한다면 몸무게가 늘어나는 경우는 드물 것이다. 섬유질 식품, 물, 그리고 지방이 적은 단백질은 배를 부르게 하는 성분이며, 그래서 덜 먹게 된다. 자연식품, 특히 슈퍼푸드는 주로 칼로리와 지방이 낮고, 체중 감소를 촉진하는 영양소가 높다. 브로콜리와 요구르트는 칼슘이 풍부하며, 칼슘은 인체가 더 효율적으로 지방을 연소하고, 새로운 지방 생성량을 줄이는 것을 활성화시키기도 한다.

건강에 좀더 유익한 음식을 선택하자. 그러면 우리 자신을 위한 좀더 건강한 생활 방식을 증진하게 된다. 예를 들면, 카페인 의존을 버리고 식품을 통해서 더 많은 비타민과 미네랄을 섭취한다면, 더욱 많은 에너지를 가지게 될 것이다. 이런 새로운 활력으로 인해, 우리는 사서 들고 갈 수 있는 메뉴를 주문하는 대신에 영양분이 있는 식사를 직접 요리하고 운동도 하게 된다. 지방은 더욱 줄어들고 근육이 늘어나 긍정적인 생활 방식을 지속하게 된다. 사실 나 자신도 정제된 탄수화물을 먹던 습관을 버리고 난 뒤로 피부와 기력이 두드러지게 좋아지는 경험을 했다. 대학에 다닐 때는 3층 계단을 오르고나면 숨이 차서 헐떡였다. 그러나 건강에 더 좋은 식사법을 실천하고 규칙적으로 운동을 하기 시작해서 1년이 지나자 3층 계단쯤은 식은죽 먹기가 되었다.

중도의 특성은 유연성과 중용이다. 첫 번째 교훈대로 식품 가이드라인들이 비록 도움은 되겠지만 이에 얽매이지는 말아야 한다. 두 번째 교훈대로 영양분에 관한 추가적인 정보를 찾아야 한다. 세 번째 교훈대로 다른 사람들에게 가이드라인을 강요하지 말아야 한다. 피해야 할 식품은 근본적으로 "나쁘지" 않으며, 어쩌다가 한 번 이런 식품을 먹는다고 해서 우리가 "나쁘게" 되지는 않는다.

● 전략

· 자신이 정말로 즐기는 것이 아닌 습관성 '탐닉'을 버릴 것. 예를 들면, 사무실 파티에서 딱딱해진 케이크를 먹지 말 것.

· 디저트로 아이스크림 대신에 과일과 요구르트를 택하는 것처럼, 건강에 더 유익한 대체품을 선택할 것.

· 커피 음료 대신에 차를 마실 것.

· 자신의 식사에 들어가는 성분 그리고 요리하는 방법을 정확하게 알기 위해 집에서 음식을 준비할 것.

· 최소한으로 먹는 사람이 될 것. 흰 밀가루로 만든 빵 두 조각 대신 완전곡물 호밀빵 한 조각을 선택할 것.

· "건강한 식품" 부류 내에서 더 좋은 선택을 할 것. 다량의 설탕과 칼로리가 들어 있고 식이섬유는 없는 사과주스 대신에 사과 한 알을 먹을 것.

· 밖을 다닐 때 즉석식품을 사지 않도록 생아몬드처럼 건강에 좋은 스낵을 갖고 다닐 것.

· 음식에 관한 자신의 "기본 원칙"을 연구할 것. "자신에게 필수적인 사항들이 더 건강에 유익한 가이드라인이 될 수 있다."

2. 현명하게 칼로리를 줄일 것

열역학 제1법칙(에너지 보존 법칙)에 따르면, 에너지는 창조될 수 없고, 마찬가지로 파괴될 수도 없으며, 다만 하나의 형태에서 다른 형태로 변화될 수 있다. 여분의 칼로리를 먹는 것은 인체에서 필요한 것보다도 더 많은 에너지를 섭취하는 것을 의미한다. 이런 에너지는 지방으로 전환되어 저장된다. 1 파운드의 지방은 약 3,500칼로리와 같다. 큰 사이즈의 바닐라 라테 하나와 맞먹는 350칼로리를 매일 여분으로 섭취하면서 10일이 되면, 여분으로 1파운드(350×10)가 늘어날 것이다. 그러나 필요한 양보다 훨씬 더 적은 칼로리를 먹는다면, 인체 내에서 에너지를 위한 지방 저장량을 써버려 체중이 줄어든다.

칼로리를 줄이는 어떠한 방법으로도 체중을 감소시킬 수 있다. 날마다 초콜릿칩 쿠키 두 개씩만 먹는다면, 인체가 필요로 하는 양보다도 훨씬 더 적은 에너지를 섭취하기 때문에 몸무게는 줄어들 것이다. 그러나 이런 쿠키 다이어트는 명백하게 건강한 식이요법이 아니며, 필수 영양소도 결핍되었고, 항상 공복감에 시달리는 다이어트다. 우리 몸은 에너지원을 위해 반드시 저장된 지방만을 활용하지는 않는다. 우리 몸은 단백질을 에너지로 전환할 수 있는데, 이는 근육을 감소시킨다.

자몽 다이어트처럼 칼로리를 줄이려는 억지 다이어트법이 많다. 이런 방법들은 필연적으로 건강에 해를 끼치게 마련이다. 종종 인체 내에 영양소가 소멸되므로, 잇따르는 피로감으로 결국에는 이런 방법들을 포기할 수밖에 없다. 그러나 우리는 효율적으로 체중을 줄일 수 있고, 현명하게 칼로리를 줄임으로써 건강을 유지할 수 있다. 더 엄격하게 "건강한 식사법을 위한 지침"을 따르면서 슈퍼푸드에 집중할 수 있다. 영양가 없는 식품 대신에 영양소가 밀집된 완전곡물을 먹는다면, 만족감을 더 쉽게 느끼면서 음식을 더 적게 먹을 것이다. 충분한 영양소를 섭취하면 몸의 욕구에 지지 않을 것이다. 덜 먹으면서도 허약함이나 굶주림을 느끼지 않을 것이며, 즉 낮은 칼로리 다이어트를 제대로 이행하기가 훨씬 더 쉬워진다.

많은 연구조사에서 발표한 대로, 단지 칼로리를 줄이는 것은 체중감량에 좋은 전략이 아니다. 충분히 먹지 못하므로 인체는 "기아상태"에 들어가게 되어 지방을 보존하게 되므로, 저칼로리 다이어트는 인체의 신진대사를 더디게 한다. 이런 현상이 일어나면, 인체에서 에너지원으로 근육조직을 분해하게 되고, 그래서 호르몬 변화로 인해 질병이 생기게 된다. 붓다가 금욕 다이어트로 마음을 챙기지 못했음을 기억하자. 더군다나, 계속 배가 고프면 오로지 음식만에 집착할 수밖에 없다. 이런 다이어트를 포기하고 고칼로리의 즉석식품을 실컷 먹어야만 이런 불행이 사라질 것이다. 심하게 배가 고프면 배가 불렀던 시절을 기억하기 힘들며, 그래서 지나치게 탐닉하기 쉽다.

체중감량을 위한 전략으로 단지 칼로리 감소에 국한하지 말아야 한다. 여러 특정한 지방이 콜레스테롤 수치에 상이하게 영향을 주는 것을 기억하자. 영양소들은 서로 다른 속도로 소화되고, 인체에 다양한 영향을 끼친다. 운동은 필수적이다. 음식을 덜 먹는 것보다 육체적인 활동(운동)을 통해 훨씬 많은 칼로리를 소모하며 동시에 근육 덩어리가 늘어난다. 인체의 생물학적인 과정에 관해 많이 배울수록 살을 빼기 위한 건강한 전략도 많아질 것이다.

● 전략
· 매일 자신이 필요한 칼로리 수량을 정해서, 이에 따른 음식을 선택할 것.
· 칼로리와 설탕이 많이 들어 있기 쉬운 병주스처럼 "건강식품"이라고 떠벌이는 식품을 경계할 것.
· 물은 칼로리가 없지만 배를 부르게 한다. 물을 많이 마시면 음식을 적게 먹을 것이다.

· 배부른 느낌을 갖기 위해 많은 물, 단백질, 그리고 식이섬유를 함유한 저칼로리, 영양이 풍부한 식품에 관심을 가질 것. 이것이 셀러리, 오이, 자몽, 그리고 커티즈 치즈(부드러운 백색 치즈)가 본질적인 다이어트 식품인 이유이다.

· 음식의 맛과 향이 그윽하면 건강한 다이어트를 제대로 이행하는 것이 너무 즐거울 것이다. 나륵풀, 나도고수, 로즈메리 그리고 오레가노처럼 신선한 허브나 향신료를 사용하는 것도 하나의 전략이다. 실란트로(향채), 커민, 그리고 심황(인도산 생강의 일종) 같은 카레 혼합물이나 향미료를 시식할 것.

· 매운 맛을 볼 것. 매운 음식을 먹으면 덜 먹는 경향이 있으며, 그리고 칠리처럼 매운 조미료는 신진대사율을 약간 높여준다.

3. 지방 섭취를 줄일 것

다른 영양소와 달리 지방은 그램당 칼로리가 높다. 라드 10그램은 두부 64그램과 같은 칼로리를 함유하고 있다. 지방은 밀집된 에너지원이고 소화하는 데에 오랜 시간이 걸리므로, 주로 인체 내에서 여분의 지방 칼로리를 보존한다. 여분의 100칼로리 지방을 체내 지방으로 전환하는 데 단지 3칼로리가 소요되며, 즉 음식 섭취한 지방 칼로리 97그램이 저장되는 것이다. 대조적으로, 잉여 탄수화물이나 단백질 100그램을 체내 지방으로 전환하는 데 25칼로리가 소요된다. 결과적으로, 단지 75칼로리가 지방으로 저장된다.

체중감량을 위해서는 지방 섭취량을 줄이는 것이 현명한 처사이다. 그렇지만, 극단적인 저지방 다이어트도 지방을 없애는 가장 효율적인 방법은 아니다. 할 이야기는 더 있다. 매일 몇 백 칼로리의 탄수화물을 포함해 몇 천 칼로리를 섭취하면서 단지 5그램의 지방을 먹으면 체중은 십중팔구 늘어날 것이다. 인체는 여러 가지 복잡한 방식으로 작용하고 있다. 굶주림에 대한 인체의 반응을 상기하자. 충분한 지방을 섭취하지 못하면, 빈곤한 몸은 저장된 지방에 의존할 것이다. 식물과 생선기름에서 나온 불포화 지방의 이점에 대해서는 이미 언급했다. 위와 장에 있는 지방은 배가 부르다는 신호를 뇌에 보내서 음식을 덜 먹게 한다. 또 지방은 호르몬 글루카곤의 분비를 자극시켜서 위에서 나가는 음식 속도를 더디게 한다. 결과적으로, 아마 같은 고지방 슈퍼푸드는 건강한 체중감량 전략에 중요한 역할을 할 수 있다.

● 전략
· 지방이 적은 고깃점 및 저지방 유제품 같은 저지방을 선택할 것. 그러나 크림 치즈나 커티지 치즈처럼, 많은 무지방(지방이 함유되지 않은) 제품에 다량의 첨가제와 전분이 많은 혼합물이 함유될 수 있음에 주의할 것.
· 무지방 머핀이나 크래커 같은 많은 저지방 가공식품에는 다량의 설탕과 정제된 탄수화물이 들어 있음을 알 것.
· 불포화 지방에 관심을 가질 것. 그리고 포화 지방과 트랜스 지방을 피할 것. 지방에 대해 언급한 내용을 참조할 것.

4. 탄수화물 섭취량을 줄이고 단백질과 저혈당 음식에 관심을 가질 것

저탄수화물 혁명은 마치 프랑스 혁명처럼 우리에게 너무나 많은 영향을 끼치고 있다. 앳킨스 박사가 저명인사가 되기 전에, 우리의 식이요법에서는 탄수화물의 탁월성을 받아들였다. 거의 하룻밤 사이에 탄수화물은 천덕꾸러기가 되어 버렸다. 탄수화물도 인체에 지방을 선사해서 사람을 나

태하게 하는 것을 확신하게 되었다. 탄수화물도 줄여야 한다! 나쁜 놈은 떡도 주지 말아야 한다! 탄수화물을 배제시키면서 단백질에 의탁하게 되었지만, 새로운 상황은 인간의 이상적인 기대치를 충족시키지 못했다. 환상에서 벗어난 많은 사람들이 서서히 탄수화물을 자신들의 식단에 다시금 받아들이게 되었다. 그러나 여전히 탄수화물을 너무 많이 섭취하지는 말아야 한다.

그럼에도 불구하고 우리는 저탄수화물 혁명에서 많은 것을 배웠다. 우리가 한때 생각했던 것보다도 더 복잡한 방식으로 탄수화물은 인체에 영향을 주고 있다. 탄수화물을 항상 영양소 관점에서만 평가했다. 틀림없이, 1회 분량의 완두콩 및 감자는 1회 분량의 메이플 시럽을 바른 냉동 와플보다 더 많은 영양소가 있다. 전자는 복합 탄수화물로 이루어진 반면 후자에는 설탕과 정제된 탄수화물이 많이 들어 있다. 그러나 탄수화물 혁명에 따르면 양쪽 다 혈당량을 올리는 동일한 효과를 가질 수 있으며, 그래서 체중은 늘어나게 된다.

인체는 탄수화물을 포도당으로 분해하는데, 포도당은 체내의 중요한 에너지원이다. 포도당이 혈류에 들어갈 때, 췌장이 자극을 받아 인슐린을 생성한다. 이 호르몬은 매우 중요하다. 이런 호르몬이 없으면, 에너지로 활용하기 위해 포도당은 세포에 들어갈 수 없다. 그러나 생일 케이크를 과식하다 보면, 잇따른 인슐린 급증으로 몹시 바람직하지 않은 결과가 생기게 될 것이다.

탄수화물을 지나치게, 특히 설탕과 정제된 탄수화물 형태로 섭취하면 혈당이 급격히 치솟는다. 이런 현상은 췌장을 자극해 다량의 인슐린을 생성하게 된다. 인슐린 급증으로 인체는 많은 양의 에너지를 즉시 사용할 수 있다는 것을 감지하고, 그래서 포도당은 지방으로 저장한다. 포도당은 급속히 세포 속으로 흡수되고 혈당량은 급락하여 인체는 피곤해지고 허기진다. 더 많은 탄수화물을 갈망하게 되고, 그래서 또 다시 섭취하면 이런 악순환이 반복된다.

지나친 탄수화물에 대한 인슐린 반응은 인체의 건강에 악영향을 끼친다. 헤로인 중독자가 주사를 맞아야 하는 것처럼, 탄수화물에 집착하게 되서 더 많은 탄수화물을 먹게 된다. 당의 갑작스런 급증에 중독된다, 머릿속에 계속해 이런 생각이 증가하기 때문이다. 그러나 뒤따르는 것은 질환이다. 거의 저혈당이 되기 쉬우며, 혈액 속에 비정상적으로 낮은 포도당 수치를

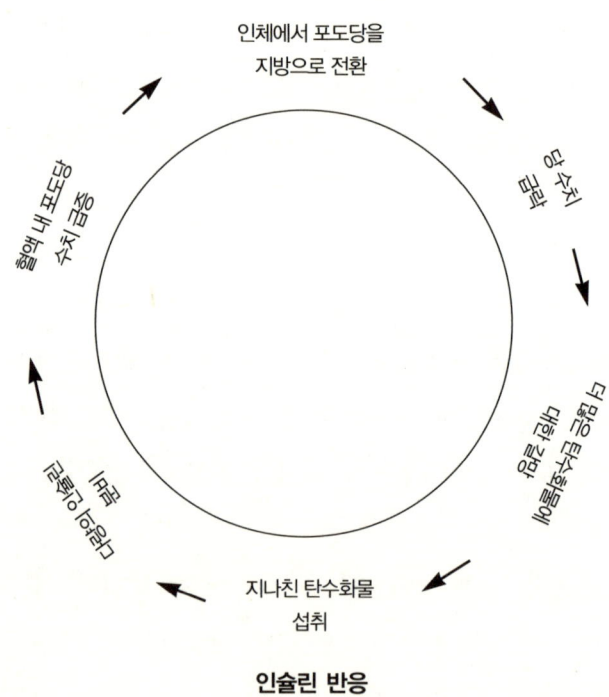

인체에서 포도당을
지방으로 전환

당 수치
급락

더 많은 탄수화물에
대한 갈망 증가

지나친 탄수화물
섭취

인슐린이 운동해

혈액 내 포도당
수치 급증

인슐린 반응

지니기 쉽다. 시간이 지나서, 혈액 내 높은 포도당 수치로 인해 혈관 및 신경이 손상되어 심장질환이나 여타 질병이 생기게 된다.

인체의 탄수화물 "습성"은 끊임없이 높은 인슐린 수치를 초래해, 체내 조직에 해를 끼친다. 인체가 더 이상 인슐린에 반응하지 못하거나 인슐린이 너무 적게 생성될 때 당뇨병이 생긴다. 당뇨병에 걸리면 체내에서 혈액의 포도당 수치를 조절할 수 없으며, 그래서 에너지가 세포 속으로 들어갈 수 없다. 제1형 당뇨병에 걸리는 사람은 나이와는 무관할 수 있다. 자체적으로 인슐린을 생성하지 못해 매일 주사를 맞아야 한다. 제2형 당뇨병은 성인에게 생긴다. 인슐린에 저항력을 가질 때 발생한다. 제2형 당뇨병의 원인은 한 마디로 설명할 수는 없지만, 과다체중인 사람과 탄수화물 상습자가 걸릴 확률이 높다. 환자가 몸무게를 줄이면서 적당한 식이요법을 실천하면 인슐린 감수성은 회복될 수 있다.

인슐린 반응 순환은 12연기론을 생각나게 한다. 일련의 사건이 시작된다(탄수화물 섭취), 형성된 즐거운 감각작용에 집착한다(높은 당류). 그러나 이런 집착은 단지 고통을 수반한다(심리상태는 흔들리고 당뇨병에 걸림). 붓다의 가르침대로, 이런 악순환에서 벗어나기 위해 생기는 여러 가지 느낌에 마음을 챙겨야 할 것이다. 흥분시키는 당류의 쾌감은 헛된 만족감을 생기게 한다. 살아 있는 생명체로서, 인간은 감각작용을 저버릴 수는 없지만 부정적인 감각 음식을 줄일 수는 있다. 마찬가지로, 인슐린 반응을 차단할 수는 없다. 그러나 탄수화물을 너무 많이 먹지는 말아야 한다.

일반적으로 복합 탄수화물은 혈당량을 서서히 높인다는 것을 상기하라. 긴 당류 사슬구조를 분해하기가 더 어렵고, 식이섬유가 많은 음식을 소화하는 시간이 더 오래 걸리기 때문이다. 그러나 탄수화물은 다소 예측하기가 어렵다. 완전 밀가루 빵처럼 복합 탄수화물이 많이 들어 있는 영양소가 많은 일부 식품도 혈액 내 포도당의 급속한 증가를 초래한다. 그리고, 예상과 달리, 사과처럼 단순 탄수화물이 많아 들어 있는 어떤 식품은 높은 포도당 반응을 일으키게 하지 않는다.

혈당지수(GI)는 탄수화물이 포도당으로 바뀌어 혈액 속에 흡수되는 속도에 따라 분류한다. 포도당을 100으로 했을 때, 식품이 소화 흡수되는 양과 속도에 따라 수치가 표시된다. 전분을 함유한 채소와 말린 과일은 혈당지수가 높은 반면에, 콩이나 사과 같은 고섬유질 식품은 수치가 낮다. 구운 콩과 비교하면 아시아산 콩은 상대적으로 낮다.

혈당지수는 소중한 참고 자료이며 인슐린 효과를 조절하는데 도움이 된다. 그러나 이 지수에 근거를 두고 식이요법을 실천하기는 어렵다, 여러 가지의 음식 섭취는 상이한 인슐린 반응을 나타내기 때문이다. 역시, 혈당지수에 근거를 둔 체중감량을 효율적인 방법이라고 판단하기도 어렵다. 그러나 입증된 자료에 따르면, 혈당지수가 적은 식품을 먹으면 체내 혈당량이 안정될 것이고 더 오랜 시간 동안 만족감을 가지게 될 것이다.

체중감량을 위해 높은 혈당지수, 높은 탄수화물 식품 섭취를 줄이는 것이 타당하다. 놀랄 것도 없이 정제된 탄수화물과 설탕이 많이 든 즉석식품은 일순위 식품이다. 그러나 옥수수, 바나나, 그리고 건포도처럼 영양분이 많은 완전곡물에도 역시 다량의 탄수화물이 들었고, 혈당지수도 높다. 이런 식품은 건강한 식단의 일부가 될 수 있지만, 체중감량을 원하는 사람은 이런 식품을 적당히 먹어야만 한다.

탄수화물 섭취를 줄이면, 지방 증가를 초래하는 그리고 허기로 더 많은 탄수화물을 섭취하게 하는 인슐린 급증을 방지하게 된다. 탄수화물 섭취를 심하게 줄이면 에너지로 사용되는 포도당을 충분히 섭취할 수 없다. 인체는 에너지 확보를 위해 저장된 지방을 연소하게 될 것이다. 케톤증(체내에 케톤체가 축적되는 상태)이라 불리는 이런 상태는 다음 장에서 다룰 것이다. 탄수화물 섭취를 줄이면 몇 가지 다른 이유로 체중이 감소된다. 감자튀김 같은 고탄수화물 식품을 더 이상 먹지 않으면, 지방, 첨가제, 그리고 칼로리의 섭취를 줄이게 된다. 토스트빵을 먹지 않으면 설탕이 듬뿍 든 잼과도 결별할 것이다. 그래서 탄수화물을 단백질과 지방으로 대체하면 훨씬 더 포만감을 느끼고 훨씬 덜 먹게 될 것이다.

● 전략

· 건강한 식사법을 위한 지침을 준수하면서 쌀밥 같은 고탄수화물 식품을 줄일 것.

· 단백질/채소 식사에 쌀밥이나 정찬용 롤빵을 추가하지 말 것.

· 멜론이나 파인애플처럼 혈당지수가 높은 열대과일 대신에 딸기류 과일을 먹을 것.

· 당근, 옥수수, 감자보다는 짙은 녹색 잎이 많은 채소를 고를 것.

· 섬유질 식품에 인색하지 말 것. 필수성분이고 거의 혈당량에 영향을 미치지 않음. 1회 분량 표시에 기재된 탄수화물 총 그램에서 식이섬유 그램수를 뺌으로써 해당 식품의 "순수 탄수화물량"을 계산할 것.

· 인체에 끼치는 탄수화물의 영향에 관한 새로운 정보에 관심을 가질 것. 앳킨스류의 저탄수화물 다이어트는 다음 장에서 다룰 것임.

5. 식습관을 개선시킬 것

몸무게는 우리의 입에 들어가는 음식의 양과 종류는 물론, 섭취하는 방법에도 영향을 받는다.

● **식습관을 개선시키는 방법**

· **아침을 거르지 말 것.**

· **자신의 점심 도시락을 갖고 다닐 것**

· **건강한 스낵(간식)을 갖고 다닐 것.**

· **하루에 5번 끼니로 소식(小食)할 것.**

· **산만하게 먹지 말 것.**

· **끼니마다 적당한 간격을 둘 것.**

· **식당에서 현명하게 주문할 것.**

아침을 거르지 말 것

반복적인 연구조사에 따르면, 아침식사를 하면 하루 동안에 더 유익하고 효율적인 에너지가 생성되고 다음 번 식사 때 과식을 줄이게 된다. 대개 집에서 아침을 먹게 되므로, 자신이 먹는 음식에 대해 쉽게 조절할 수 있다. 뱃속에 음식이 들어 있으면, 사무실에서 초콜릿의 유혹에 넘어가지 않게 되며, 자동판매기에서 충동적인 구매를 하지도 않을 것이다.

자신의 점심 도시락을 갖고 다닐 것

카페테리아에서 산 플라스틱 팩에 든 참치 샌드위치는 숨겨진 칼로리 및 모든 종류의 건강에 해로운 성분을 함유할 수도 있다. 이런 빵은 완전 밀가루로 보일 수 있지만, 대개 첨가색소가 든 정제된 밀가루 빵일 수 있다. 빵에 바른 것은 고지방 마요네즈로 만들었을 것이다. 우리가 먹을 점심을 손수 준비하면 음식에 들어가는 성분에 대해 더 마음을 챙기게 될 것이다. 참치에 저지방 요구르트를 섞는다든지 유기농 적상추와 토마토를 완전곡물로 만든 빵조각 사이에 끼울 수도 있다. 물론, 이런 음식은 신선하기 때문에 더 많은 영양소를 간직하고 있다. 덧붙여서, 일회용품이 아닌 계속 쓰는 용기와 보온병을 사용하므로 포장재료를 절약해 환경에 해를 덜 끼치게 된다.

건강한 스낵(간식)을 갖고 다닐 것

하루 스낵 양을 적당하게 갖고 다니는 것이 끼니 때 과식을 피하는 가장 좋은 방법이다. 학교나 직장에서 먹을 적당한 양의 당근이나 과일 몇 조각, 또는 견과류를 갖고 다닐 것. 배가 출출할 때 조금씩 먹으면 적당한 양만큼 먹을 수 있도록 자신을 훨씬 더 잘 제어할 수 있다.

하루에 5번 끼니로 소식(小食)할 것

하루에 1,700칼로리 섭취를 목표로 정했다고 치자. 정오가 되기 전에 목표 칼로리를 대부분 섭취하면, 저녁 때는 배가 고파온다. 매 끼니마다 일정한 간격을 두면 과식을 하지 않게 될 것이다. 하루에 걸쳐 여러 번 끼니를 먹음으로써 혈당량을 안정시키고 소화기 계통의 부담을 줄인다. 먹는 것은 또한 신진대사를 자극하는 효과도 있으므로, 여러 번 소식을 하는 것이 종종 식사 후 얼마동안 칼로리를 연소시키는 속도를 증대시킬 것이다.

산만하게 먹지 말 것

TV를 보면서 정신없이 먹으면 과식하기 십상이다. 먹는 양을 가늠하기 어려우므로 냄비채 먹는 것을 피해야 한다. 천천히, 마음을 챙기면서 먹으면 더 편안함을 느끼면서 배가 부를 때를 뇌가 알아차리게 된다.

끼니마다 적당한 간격을 둘 것

아침 일찍 먹자. 하루에 걸쳐서 칼로리를 연소하는 속도가 늦게 될 것이다. 선천적으로 인체의 신진대사는 저녁 때 느리게 작용하므로, 저녁에는 더 적게 먹어야 해야 한다. 밤늦게 스낵을 먹는 것을 피해야 한다. 잘 때 신진대사가 가장 느리기 때문이다.

식당에서 현명하게 주문할 것

더 건강하게 외식하는 많은 방법이 있다.

· 주요리를 덜 먹기 위해 채소 샐러드로 시작할 것.

· 확실히 수화되도록 많은 물을 마실 것. 갈증이 나면 더 먹어도 좋다.

· 웨이터에게 튀김요리 대신에 찌거나 삶은 채소 같은 대체품으로 부탁할 것.

· 지방이 적은 쇠고기나 생선, 껍질없는 닭고기를 고를 것.

· 주요리를 튀기지 않고 익히거나 오븐 또는 석쇠로 굽거나 삶았는지를 확실히 할 것.

· 곁들여 나오는 요리로 채소를 주문하고, 소스나 버터를 빼달라고 할 것.

· 곁들여 나오는 요리에 끼얹기 위해 저탄수화물 샐러드 드레싱이나, 대용으로 샐러드에 짜 넣을 레몬을 부탁할 것.

· 디저트로는 케이크나 파이, 아이스크림 대신에 신선한 과일을 주문할 것.

● 전략

· 미리 자신이 먹을 음식을 계획할 것. 요리책이나 온라인 메뉴를 살펴보고 냉장고를 건강한 식품으로 채울 것.

· 자신에게 가장 효과적인 전략을 적용할 것.

· 자신의 스케줄에 예상치 못한 변화를 감안할 것. 저녁식사 시간이 한 시간 늦어진다면 허

기를 달랠 약간의 스낵을 먹을 것.

· 어딘가 새로운 곳으로 여행할 때 특별히 조심스럽게 행동할 것. 슈퍼마켓을 찾아서 과일과 견과류를 사둘 것.

6. 운동할 것

식이요법에 더해, 감량프로그램에서 장기간의 건강을 위해 운동이 필수적으로 필요하다. 운동을 하면, 심장은 동맥을 통해 혈액을 힘차게 순환시켜서 지방의 응고 형성을 방지한다. 이런 육체적인 활동은 혈압을 낮추고, "좋은" HDL 콜레스테롤 수치를 늘리고, 심장병 및 뇌졸중을 예방한다. 효소의 생성을 증가시키고 근육으로 이동하는 포도당의 흐름을 원활하게 해서 세포가 더 효율적으로 기능을 발휘할 수 있다. 또한 인체의 혈액순환과 호흡작용을 개선시켜주고, 뼈와 관절의 상태를 원활하게 한다.

궁극적으로는 좋은 건강 상태를 느끼게 된다. 오랜 기간에 걸쳐서 지속적으로 운동을 하면 엔도르핀이 분비되는데, 엔도르핀은 행복감을 생기게 하는 "고통을 없애주는 호르몬"이다. 미보건당국은 1주일에 5, 6일 정도, 한 번에 30분 이상의 적당한 운동을 권하고 있다. 최선의 운동 결합은 유산소 운동과 체력 단련을 병행하는 것이다. 일반적으로, 체중감량을 원하면 부가적인 칼로리를 소모하기 위해 더 집중적으로, 더 자주 운동을 해야 한다.

심장혈관 운동은 유산소 운동이며, 율동적인 활동으로 광범위한 근육군을 작용시키는 운동으로, 지속적인 운동이 가능하다. 유산소 운동 중에는 달리기, 줄넘기, 조정, 그리고 테니스나 탁구 같은 라켓 운동이 있다. 유산소 운동은 많은 양의 산소를 필요로 하며, 즉 더 빨리 공기를 마시고 심장이 더 신속하게 고동친다. 심장과 폐의 기능을 향상시키므로, 체내에서 산소를 더욱더 효율적으로 활용할 수 있다.

저강도(低强度) 운동을 하면, 비축된 지방에서 약 60% 칼로리를 소모한다. 이 수치는 고강도(高强度) 운동을 할 때 35%까지 감소한다. 그러나 고강도 운동을 하고 나면, 전체적으로 더 많은 칼로리 그리고 지방에서도 더많은 칼로리를 소모한다. 지속된 고강도 운동에서는 운동을 한 후에도 몇시간 동안 칼로리가 소모된다.

체력단련은 역도나 윗몸 일으키기처럼 잠시 쉬었다가 짧게 힘을 확 쓰는 운동을 말한다. 체력 단련은 운동시 소모되는 에너지가 산소를 쓰지 않는다는 의미에서 무산소 운동이며, 지방보다는 탄수화물을 주요 에너지원으로 쓴다. 근골 단련은 근육을 증가시키고, 늘어난 여분의 근육 1파운드마다 하루에 약 여분의 50칼로리를 인체가 사용하기 때문에, 이런 운동은 유산소 운동을 보완해준다. 1주일에 세 번, 20분 정도의 체력단련을 하면 근육을 증강시키는 데 충분하다.

스트레칭(유연체조)이 부상을 막고 운동을 하기 위해 신체를 준비시켜주는 점에 대해서는 현재 논쟁중이다. 스트레칭만으로는 지구력이나 체력을 개선시키지 못하지만, 유연성을 개선시키며, 근육통증을 감소시키고, 긴장을 푸는 데 도움을 준다. 요가는 인체의 유연성을 늘려주고, 기관 기능을 향상시키고, 차분함을 길러주는 탁월한 심신단련법이다. 유연성이 늘어나면 일상의 활동을 아주 원활하게 수행할 수 있다.

효율적인 운동순서는 간단한 워밍업(준비운동), 체력단련, 심장혈관 운동, 그리고 간단한 정리운동 순이다. 역도는 에너지원으로 많은 탄수화물을 소모하므로, 유산소 운동을 먼저 하면 이런 탄수화물을 다 써버릴 수 있

다. 100미터 달리기처럼 훨씬 강도가 더 높은 심장혈관 운동은 무산소 운
동이며 심장박동수가 빨라진다.

● 전략

· 되도록 걷거나 자전거를 탈 것.

· 자신만의 헬스클럽을 가질 것. 운동용 공, 가벼운 아령, 그리고 줄넘기 줄을 살 것.

· 자신의 스케줄에 운동시간을 배정할 것. 운동하기 위해 일찍 일어날 것.

· 파트너와 함께 할 것. 친구와 더불어 일상적인 운동을 시작하고 서로 도울 것.

· 육체적인 활동을 위해 조그만 노력도 할 것. 차를 멀리 주차하거나 멀리 떨어진 문을 이
  용해 걷는 시간을 늘리고, 승강기 대신에 계단을 이용할 것.

· 계속 의욕을 갖기 위해, 그리고 비슷한 관심을 지닌 사람들과 만나기 위해 운동 강습이나
  스포츠팀에 합류할 것. 용기를 가져라. 입문과정이 무료인 강습도 많으며, 요가와 스트레
  칭을 결합한 필라테스, 태극권, 스피닝, 암벽타기, 용(龍) 보트경주 등을 시도할 수 있다.

· 원예재배나 박물관까지 걷기처럼 육체적 활동에 도움이 되는 취미를 가질 것.

· 비디오 게임이나 DVD처럼 "스크린 오락"이나 앉아서 하는 여타 기구의 구매를 제한할 것.

유행성 다이어트에 대한 마음을 챙기는 접근법

유행성 다이어트는 우리 삶 속에 깊숙이 파고들어와 있다. 도시에 사는 사람들은 하루에도 몇 번씩 다이어트라는 말을 지겹게 듣게 된다. 출근길에 운전하면서 라디오에서 저지방 다이어트에 관한 최근 연구조사를 듣기도 한다. 흰 밀가루 빵을 먹지 않고 나서 몸이 많이 좋아졌다는 동료도 있을 것이다. 아마씨와 생선기름 알약이 노화현상에서 벗어나 젊어지게 한다고 주장하는 사람도 있다. 점심시간에 서점을 둘러보면 진열대 두 개에 다이어트 관련 책들이 보인다. 빵을 뺀 칠면조 랩 샌드위치를 광고하고 있는 샌드위치 가게에서 샌드위치를 먹는다. 나중에 두유를 사러 가서 멍하게 여러 가지 유행어를 접한다. 유기농, 저지방, 무가당, 천연 향미료, 저칼로리, 고단백……

우리는 이런 상황에서 벗어날 수 없으며, 상황의 영향을 받는 것도 부정하기 힘들다. 다행히도 마음챙기기 덕분에 유행성 다이어트를 제어할 수 있다. 불교는 세상사의 모든 것을 세심하게 관찰하고 있다. 유행성 다이어트가 우리의 건강에 유익한지 그리고 궁극적인 체중감소를 달성할 수 있는지를 결정하기 위해 이런 다이어트를 엄밀히 조사해야 한다. 현재 인기 있는 다이어트를 마음을 챙기는 식사법으로 전환할 수 있는지에 대해서도 생각할 수 있다.

"유행성 다이어트"

1. 저탄수화물 다이어트

   앳킨스, 사우스 비치, 프로테인 파워, 탄수화물 중독, 더 존

2. 저지방, 저칼로리 다이어트

   웨이트 워처스, 제니 크레이그, 오니시

3. 극단적 다이어트

   슬림패스트, 양배추 수프 다이어트, 자몽 다이어트, 서브웨이

1. 저탄수화물 다이어트

(앳킨스, 사우스 비치, 프로테인 파워, 탄수화물 중독, 더 존)

어떤 바비큐 파티에서 주최자는 크래커나 빵, 롤빵 없이 치즈만 내놓는다. 어떤 식당에서 웨이터가 한 바구니의 빵을 내려놓으려고 하면, 손을 흔들어 거부감을 표시하는 친구도 있다. 식료품 상점을 다니다 보면, 품목들 중에 절반은 "저탄수화물이랍니다!" 하고 외치는 것 같다. 북아메리카의 식이요법자들은 저지방 다이어트에서 저탄수화물 다이어트로 전환했는데, 이는 당혹스러운 일이다. 거품을 낸 크림이나 베이컨을 먹을 수 있다고 미친 듯이 좋아하는 어떤 여자친구도 있다. 이 여자친구의 체중은 줄었지만, 그녀의 저탄수화물 다이어트는 핵심적인 영양소 면에서 앞서 언급

했던 모든 내용과 상반된다. 지방이 많은 쇠고기를 먹어서 체중을 줄이는 것은 과연 마음을 챙기는 다이어트일까? 건강 전문가들이 저탄수화물 다이어트를 혹평한 기사들은 왜일까? "케토시스"나 "순수 탄수화물" 같은 전문용어는 어떻게 이해할 것인가?

널리 알려진 개념과는 반대로, 저탄수화물 다이어트는 앳킨스 다이어트와 동의어가 아니다. 특별한 접근 방식을 옹호하는 상이한 탄수화물 다이어트가 많이 있지만, 공통점은 엄격하게 적은 양의 탄수화물 섭취이다. 일반적으로, 저탄수화물 다이어트에서는 자신이 소비하는 칼로리 수량을 엄격하게 규제하지 않으며, 그래서 탄수화물을 지방과 단백질로 대체한다. 탄수화물 섭취량을 심하게 제한하므로 에너지에 굶주린 인체는 지방 분해가 촉진되는 상태(케톤증)에 들어가게 된다. 케톤증은 식이요법자에게 열반에 해당하는 단어이다. 열반은 윤회에서 벗어나는 것을 의미하고, 케톤증은 지방에서 벗어나는 것을 의미한다. 하지만 많은 건강 전문가들의 경고에 따르면, 케톤증은 비정상적인 상태이며 신장 결석의 위험을 키울 수 있다.

로버트 C. 앳킨스 박사가 개발한 앳킨스식 다이어트는 4단계로 되어 있다. 처음에는 하루 탄수화물 섭취량을 20그램으로 제한한다. 차츰 임계 탄수화물 수치, 즉 자신의 체중을 유지하는데 소모되는 탄수화물 양에 이를 때까지 섭취량을 늘려간다. 일반적으로 그 양은 하루 50~100그램 정도이다. 계산할 때, 자신이 소비하는 "순수 탄수화물"로 계산하는데, 그것은 전체 탄수화물 양에서 식이섬유 섭취량을 빼면 된다. 식이섬유는 혈당수치에 거의 영향을 주지 않기 때문이다. 앳킨스 다이어트의 추종자들은 설탕이 많이 든 음식, 빵, 파스타, 시리얼, 전분을 함유한 채소, 그리고 단 과일

같은 가공되거나 정제된 탄수화물을 피한다. 카페인과 알코올은 허용되지 않는다. 그러나 고기, 생선, 치즈, 견과류, 달걀, 그리고 설탕이 적게 들거나 전분이 적은 채소나 과일은 마음껏 먹어도 된다. 앳킨스는 영양이 풍부한 가공하지 않은 식품과 "바이타 영양제"의 섭취를 권장하고 있다.

아더 애것스턴 박사가 개발한 **사우스 비치 다이어트**를 하는 사람들은 하루에 세 끼의 식사와 세 번의 스낵을 먹는다. 배가 부를 때까지 먹지만 과식하지 않으며, 칼로리와 지방, 탄수화물 양을 계산하지 않는다. 처음에는 탄수화물을 제한하지만 차츰 "좋은" 탄수화물을 다시 먹는다. 사우스 비치 다이어트는 "좋은" 탄수화물과 "나쁜" 탄수화물을 구분하며, 빨리 흡수되고 혈당지수가 높은 "나쁜" 정제된 탄수화물을 피한다. 궁극적으로, 과일이나 완전곡물처럼 섬유질 식품과 비타민이 풍부한 "좋은" 탄수화물을 다시 먹게 된다. 앳킨스와 달리 사우스 비치 다이어트에서는 동물성 포화지방 수치가 낮다.

배리 시어즈 박사의 **존 다이어트**는 균형잡힌 탄수화물과 지방, 단백질 섭취에 초점을 맞춘다. 매일 칼로리를 섭취하는데 탄수화물에서 40%, 단백질에서 30%, 그리고 지방에서 30%를 섭취한다. 이런 성분을 적당하게 섭취하면 인체의 인슐린 생성을 조절할 수 있다고 시어즈 박사는 추천하고 있다. 엄격한 저탄수화물 다이어트와 마찬가지로, 존 다이어트도 여분의 인슐린이 인체를 살찌운다는 이론을 근거로 만들었다. 지방 분해 능력을 최대로 하기 위해 영양소를 "이상적인" 비율로 섭취해 혈당량 수치를 유지해야만 한다.

주로 각론에서 차이가 나는 다른 저탄수화물 다이어트도 많이 있다. 허용된 음식 종류 및 영양소 비율, 먹어야 되는 시점, 그리고 케톤증이 바람직한지 아닌지에 관해 각각 조금씩 다른 입장을 취하고 있다. 예를 들면 프로테인 파워 다이어트에서는 하루 탄수화물 섭취량을 20~40그램으로 제한하고 매일 섭취해도 좋은 단백질 양을 계산하는 공식을 활용한다. 이 다이어트에서는 모든 곡물을 제외하지만, 술과 카페인을 허용하며 지방 수량도 제한하지 않는다.

탄수화물 중독 다이어트를 하는 사람들은 두 끼의 저탄수화물 식사를 하고, "보너스"로 세 번째 끼니가 있다. "보너스" 끼니는 "식탐을 줄여주는" 샐러드와 같은 양의 단백질, 채소, 그리고, '좋은' 탄수화물과 '나쁜' 탄수화물의 구분 없이 탄수화물이 풍부한 음식으로 구성되어 있다.

이런 여러 다이어트에는 고집이나 집착에 빠져들게 하는 규칙이나 유행어가 많이 들어 있다. 그러나 마음을 챙기는 방법으로 이런 다이어트에 접근할 수 있다. 탄수화물 섭취량을 알기 위해, 우리가 먹는 음식에 무엇이 들어 있는지를 알아야 하므로 이런 다이어트도 알고 실천하는데 도움을 줄 수도 있다. 예전에 사람들은 대개 실질적인 조사 없이 음식을 선택했을 것이다. 우리는 얼마나 자주 핫초코에 무심코 마시멜로를 집어넣었던가? 저탄수화물 다이어트를 하면, 순진해 보이지만 탄수화물이 듬뿍 든 마시멜로 핫초코에 손을 대지는 않을 것이다. 이런 음료에 들어 있는 성분은 수소가 첨가된 전분 가수 분해물, 변형된 옥수수 녹말, 흰 쌀가루, 그리고 가수 분해된 쇠고기와 돼지고기 단백질이다! 이런 다이어트의 또 다른 이점은 흰 밀가루, 설탕, 그리고 미리 포장한 짠 먹거리처럼 해가 되는 식품을 피하는 데 도움이 된다는 것이다. 인슐린을 급증시키는 이런 음식을 먹지 않음으로써 설탕 탐욕에 종지부를 찍는다.

저탄수화물 다이어트를 하려면 고기를 먹어야 한다고 생각하는 사람들이 많다. 그러나 우리는 고단백, 저탄수화물, 자연식품 다이어트에 근거를 두고 여전히 채식 위주로 식사를 할 수 있다. 불교의 가르침에 따라 다른 생명체에게 해를 끼치지 않도록 마음을 챙겨야 한다. 그러나 인간이 한 번 씹을 때마다 수많은 미생물이 죽는다. 그밖의 식품을 조금 먹든 많이 먹든 채식 위주의 식사를 선택할 수 있다. 달걀과 유제품, 생선을 먹을 것이다. 저탄수화물 다이어트에 근거를 둔 채식주의자는 완전곡물, 견과류, 그리고 씨앗에서 충분한 단백질을 섭취한다.

이미 여러 가지 측면에서 마음챙기기와 저탄수화물 다이어트의 결합은 좋은 효과를 보이고 있다. 이런 다이어트가 더 마음을 챙기게 하는 여러 가지 방법이 있다. 많은 업체들이 인공 조미료, 영양가 없는 "보충물", 그리고 아스파르테임이나 말티톨처럼 설탕 대체품을 함유한 아침식사용 바나 쿠키를 생산하고 있다. 이런 상품은 혈당량을 올리지 않을 수 있거나, 체중증가를 유발하지 않을 수 있지만, 그럼에도 불구하고 독소식품이다. 그런 것 대신에 우리는 채소, 견과류, 그리고 생선 같은 자연식품을 먹을 수 있으며, 유기농이고 지역에서 생산한 제철식품에 초점을 맞출 수 있다.

저탄수화물 다이어트에 접근하면서 붓다의 중도에 다가갈 수 있다. 중용은 필수적이다! 건강한 신체를 위해 탄수화물은 필수 영양소임을 명심해야 한다. 사람들에게 이례적으로 들리는 옛날곡물 먹어보기를 망설일 이유가 없고, 어쩌다 한 번은 땅콩버터가 듬뿍 든 쿠키를 많이 먹어도 괜찮다. 탐욕하는 이유를 숙고해 보면 과식도 하지 않게 되고, 탄수화물이 너무 많은 음식에 의존하지 않아도 된다. 덧붙여서, 어떤 특정한 저탄수화물 다이어트도 추종할 필요가 없다. 다이어트 안내책자에 실린 복잡한 공식, 단계, 그리고 끼니 설명에 집착할 이유가 있는가? 마음을 챙기면서 먹는 습관을 실천하면 올바른 선택을 할 것이다. 자연식품을 먹고, 배가 부를 때 그만 먹는다면 몸무게는 늘어나지 않을 것이다.

다이어트 권위자의 말을 절대적인 것으로 받아들이지 말라. 일부 저탄수화물 다이어트에서는 지방 섭취를 무제한 허용하고 있지만, 지속적인 의학연구 결과에 따르면, 고지방 다이어트는 대부분 사람들에게 건강의 적신호이다. 이런 사실을 명심해 먹는 음식마다 버터를 바르지는 말아야 한다. 오메가-3 지방산과 건강에 유익한 지방에 관심을 두어야 한다. 이런 지방은 올리브유, 씨앗과 견과류에 들어 있다.

최종적으로, 모든 사람의 요구는 천차만별이므로 우리는 열린 마음을 가져야 한다. 어린이와 임산부가 저탄수화물 다이어트를 하는 것은 현명하지 않다. 저탄수화물 다이어트는 과거 몇 십 년 동안 인기가 있었지만, 우리는 의료연구기관의 최신발표 자료에 관심을 기울이면서 우리가 의식하고 있는 대로 실천해야 한다.

2. 저지방, 저칼로리 다이어트
(웨이트 워처스, 제니 크레이그, 오니시)

저탄수화물 다이어트 혁명이 일어나기 전에는 저지방 다이어트가 다이어트 세계의 왕좌에 앉아 있었다. 저지방 다이어트는 탈지유와 저지방 고깃덩이를 선택하라고 가르쳤다. 서서히, 이 왕은 절대군주가 되었으며 모든 브랜드에 그의 이름이 붙게 되었다. 사람들은 절대군주의 이름이 들어간 상품이라면 다량의 쿠키를 먹어도 된다고 생각하면서, 저지방 다이어트의 슬로건을 계속 추종했다. 저지방 다이어트는 현재 왕좌에서는 밀려났지만, 영향력 있는 몇몇 후원자 그룹이 아직도 명맥을 유지하고 있다. 웨이트 워처스와 제니 크레이그가 가장 유명한 저지방 다이어트 이름이다.

웨이트 워처스 다이어트에서는 매일 일정한 음식 포인트 수치를 배정한다. 체중이 감소함에 따라 이 수치는 줄어든다. 음식마다 특정한 포인트 값을 배정하며, 이런 값은 슬라이드 기구(포인트를 찾아주는 계기)로 산출할 수 있다. 어떤 식품의 포인트 값을 알기 위해 영양소 성분 라벨이나 웨이트 워처스가 펴낸 안내 책자를 참조해도 된다. 다이어트를 하는 한 주 동안에, 매 끼니 때마다 자신이 먹은 포인트 수치를 특정한 일지에 기록한다. 이 다이어트를 근거로 원하는 음식은 먹을 수 있지만, 하루의 포인트 제한량을 넘게 먹으면 안 된다. 또한 포인트를 적립해서 적립분을 어떤 특정한 날 먹는 데에, 예를 들어 결혼피로연 때에 쓸 수도 있다.

제니 크레이그 다이어트는 '미국 식품가이드 피라밋'*을 일반적으로 따르는 칼로리 감소 다이어트이다. 이 다이어트는 약 60%의 탄수화물, 20%의 지방, 그리고 20%의 단백질로 구성되어 있으며, 채소와 과일에 대해서는 너그럽다. 제니 크레이그 다이어트를 하는 사람들은 조언자나 후원그룹과 매주 만나면서 특별히 만든 음식을 사먹는다.

이런 부류의 기타 다이어트들도 다양하고 의욕적인 전략을 갖고 있으며, 어떤 저지방 음식을 포함하는 있는지가 다르다. 모두가 지방 섭취를 줄이고 칼로리를 감소하는 것이다. **딘 오니시의 라이프 다이어트**에서는 저지방 채식주의 접근 방식을 취하며, 전체 칼로리의 10% 미만을 지방에서 섭취하라고 권한다. 오니시 다이어트는 콩, 과일, 채소, 그리고 완전곡물에 초

---

* US Food Guide Pyramid, 개인별 음식군, 칼로리, 주요 양양소, 운동 등에 관한 정보를 제공하는 미국 농무성 웹사이트.

점을 맞추며, 가공식품과 지방이 없는 유제품을 적당히 허용한다. 단당류와 술은 허용하지 않는다.

마음을 챙기는 식사법의 관점에서 보면 저지방, 저칼로리 다이어트는 시사하는 바가 크다. 이런 다이어트에서는 과일과 채소의 섭취를 강조하고, 그리고 먹는 양에 마음을 챙길 것을 장려하고 있다. 이런 다이어트도 그룹 모임을 갖기도 하며, 자신들의 분투를 공유하면서 서로 후원하고 있으며, 살아 있는 생명체의 범위를 폭넓게 생각하고 공존의 깊은 이해심을 나누려고 한다.

그러나, 저지방 다이어트나 저칼로리 다이어트에서 허용된 식품에도 독소가 포함될 수 있다. 만약 하루에 쿠키 두 개씩만 먹는다면 이 쿠키가 저지방이든 아니든 몸무게는 줄어든다. 그러나 우리가 마음을 챙긴다면 체중감량이 최우선 고려사항이 아니게 된다. 우리는 항상 우리뿐 아니라 다른 존재에도 해를 끼치지 않도록 주의해야 할 것이다. 덧붙여서, 우리는 칼로리를 계산하는 포인트 제도나 다른 복잡한 방법에 집착할 수도 있다. 이런 수치나 비율에 얽매여 정해진 수치나 비율을 유지하지 못하면, 스스로를 책망하게 된다. 제니 크레이그의 주간 계체량에서 궁극적인 목표는 체중감량이며, 이는 우리를 오로지 체중에만 집착하게 한다.

누구나 원하는 건강한 식사법 선택 이유를 제대로 알고 있으면, 마음을 챙기게 하는 저지방, 저칼로리 다이어트를 따를 수 있다. 정제된 식품 대신에 유기농 자연식품을 먹으면 되고, 공정거래된 커피처럼 윤리적으로 문제가 없는 식품을 사게 된다. 자신의 소비행태를 통해 다른 사람들을 도울 수 있는 데 초점을 맞추고, 포인트가 거의 없는 음식에 초점을 맞추지 않아도 될 것이다. 그리고 항상 중도를 따라야 한다. 아보카도, 올리브, 견과류, 그리고 씨앗은 몸에 유익한 지방과 중요한 비타민, 미네랄을 함유하고 있다. 저지방 슬로건에 집착하지 말고 이런 식품을 섭취해야 한다.

3. 극단적 다이어트
(슬림패스트, 양배추 수프 다이어트, 자몽 다이어트, 서브웨이)

붓다는 금욕하던 시절에 하루에 대추 한 알로 연명한 적이 있었다. 그렇게 따라 하면 몸무게는 분명히 줄어든다. 그리고 붓다처럼 몸이 망가지게 된다. 이런 유의 다이어트는 요즘 사람들에게 미친 짓으로 들리겠지만, 그래도 이런 극단적인 다이어트가 여전히 존재한다. 그리고 불행하게도, 독단적으로 따라하는 사람도 많다.

양배추 수프 다이어트도 이런 유에 속한다. 이 광적인 다이어트의 이면에 담긴 이론에 따르면, 양배추 수프를 만들고 먹는 과정에서 우리가 섭취하는 칼로리보다 더 많은 칼로리를 소모하게 된다고 한다. 이런 식이요법을 일주일 동안 실천해야 한다. 이것은 영양학적으로 너무나 이치에 맞지 않는 말이다. 그리고 며칠 동안 바나나를 제외한 과일과 우유를 먹을 수 있으며, 그 다음에는 다시 며칠 동안 채소와 우유를 먹을 수 있다. 그래도 매일 양껏 양배추 수프를 먹을 수 있다. 이 별난 식단은 칼로리 섭취가 낮아서 쉽게 몸무게를 줄여 주지만, 양배추 수프 다이어트는 너무 무식한 방법이다. 이런 식으로 먹어야 하는 타당한 이유를 모르면 우리는 마음을 챙기지 못하게 된다.

이와 비슷한 극단적인 다이어트로 단백질이 약간 든 자몽 다이어트가 있는데, 21일 동안 주로 자몽만을 먹어야 한다. 그 곳에 체중감량을 위한 기적 식량이 있다고 우리는 종종 현혹되고 있다. 자몽은 섬유질이 많고 칼로리가 낮지만, 지방을 분해하는 속성을 갖고 있지 않다. 이런 다이어트를 계속하면 철, 칼슘, 비타민을 충분하게 섭취하지 못하고, 하루에 자몽만 10개를 먹으면 당연히 질리게 된다. 이 다이어트를 끝내고 이전의 식습관으로 돌아가면 몸무게는 다시 늘어날 것이다.

슬림패스트 다이어트는 끼니 대용으로 셰이크, 스낵바, 그리고 한 끼니의 일반적인 식사에 근거를 두고 있으며, 하루에 약 1,200칼로리이다. 아침에 아침식사로 슬림패스트 셰이크를 먹고, 다시 점심에 슬림패스트 셰이크를 먹고, 그리고 저녁에는 정상적인 맛있는 식사를 할 수 있다. 슬림패스트 제품은 첨가된 비타민과 미네랄을 함유하고 있지만, 인공 설탕과 인공 향미료가 들어 있는 가공식품이다. 모든 극단적인 다이어트와 마찬가지로, 슬림패스트 다이어트도 건강한 식습관을 무시하고 체중감량에만 치중하고 있다. 슬림패스트 다이어트의 홍보문구에 따르면, 자신의 친구가 이런 식이요법을 방해할 수 있고, 그리고 최상의 자연식품을 먹을 필요가 없다.

마음을 챙긴다면 우리는 극단적인 다이어트를 멀찍이 내다버릴 수 있다. 극단적인 다이어트 업체들은 자신들의 방식이 너무나 훌륭해서 사람들이 믿기 힘들 것이라고 홍보하면서 소비자의 탐욕과 집착에 호소하고 있다. 지방이나 설탕이 많은 일부 음식을 다량으로 먹을 수 있다고 말하는 업체들도 있다. 아주 짧은 기간에 엄청난 체중감량을 보장하는 업체도 있다. 그들은 통통 튀는 광고와 더불어 다이어트 전후의 사진을 비교해 보여주면서 유혹하며 "결과는 예외가 있을 수 있음"이라는 불리한 조건을 소비자가 스쳐지나갈 것이라고 생각하고 있다. 극단적인 다이어트는 "자아"에 관한 소비자의 환상을 키움으로써 자신의 이미지에 대한 고통을 유발시킨다. 그래서 균형잡히고 영양가 있는 식사를 하지 못하면, 우리의 몸과 마음은 고통을 겪는다.

극단적 다이어트는 저칼로리이므로 단기간에 체중을 감소시킬 수 있다. **서브웨이 다이어트**의 교묘한 수법이 받아들여진다, 그 이유는 무엇을 먹든지 간에 소모하는 것보다도 더 적은 칼로리를 먹으면 몸무게는 줄어들기 때문이다. 그러나 결론적으로 그것은 무식의 소치이다. 건강에 독이 되는 요소를 받아들이고 "자아"에 집착함으로써 자기 스스로를 해칠 것이다. 또한 합리적인 연구를 무시하는 것이기도 하다. "혈액형에 따른 올바른 다이어트" 같은 극단적인 다이어트는 과학자들의 연구결과와 상반된다. 건강하게 먹는 식사법에 관한 지식을 적용하면서, 전체적으로 균형잡힌 음식 성분 그룹을 배제하거나 카페인 섭취를 촉진시키는 다이어트를 피해야만 하고, 어떤 음식 결합이 지방을 소비해 자신의 신진대사를 증가시키는지를 확실히 알아야 한다. 극단적인 다이어트는 단지 탐욕과 고통을 키울 뿐이다.

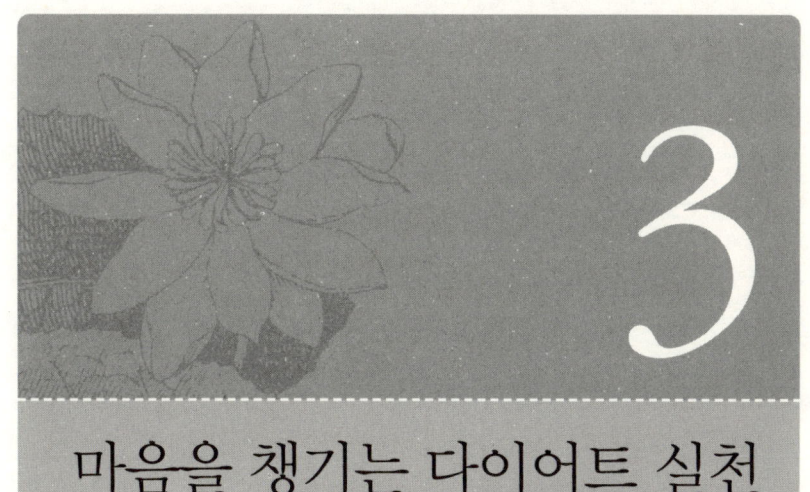

마음을 챙기는 다이어트 실천

3

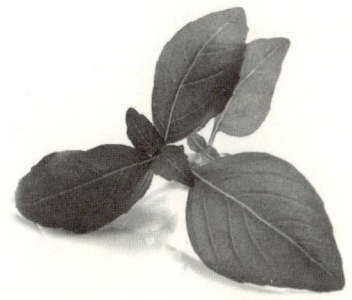

열린 마음

우리는 이제 마음챙기기의 흐름에 갓 들어섰다고 말할 수 있다. 우리는 무아, 공존, 비폭력, 자비, 불이론, 무집착, 그리고 중도 등 불교의 가르침과 더불어 시작했다. 이런 심오한 관념들은 우리가 그것들을 철학이 아니라 건강한 식사법, 체중감량, 유행성 다이어트와 연관지어 논의하면서 되살아났다. 그러나 본질적으로 마음챙기기는 철학이 아니라 실천이다. 우리는 '마음챙기기 수행' 이라는 뗏목을 갖고 있지만 그것을 물에 띄우지 않으면 아무런 소용이 없다. 마음을 챙기는 식사법을 이해할 수 있을지는 모르지만, 머리로만 아는 것으로는 충분하지 않다. 고통에서 벗어나려면 우리는 하루하루의 실천에서 깨달음을 얻어야 한다.

마음을 챙기면서 먹는 것은 처음 접하는 외국어처럼 어렵게 느껴질 수도 있다. 우리의 견해를 어떻게 갑자기 무아로 바꿀 수 있을까? 매일 고기를 먹는 습관에 젖어 있는 우리가 어찌 비폭력적일 수 있을까? 비굴한 태도를 버리고 당당하게 거울에 비친 우리의 모습을 보는 데 몇 년씩 걸린다면? 또한, 우리의 식습관을 찬찬히 살피고는 현재의 습관이 마음을 챙기는 것과는 너무나 멀다는 것을 알고 낙담할지도 모른다.

깨달음을 복권 당첨 정도로 생각한다면 그것은 잘못된 생각이다. 붓다는 전생에도 그러했듯이, 평생에 걸쳐 팔정도의 길을 걸었다. 전생에 붓다가 자신을 희생한 보살이었음을 상기하자. 『반야바라밀경』에서 붓다의 가르침에 따르면, 고통으로부터 자유로워지는 것을 어렵게 여겨서는 안된다. 대양을 건넌 뒤에야 비로소 보상을 얻는 것이다. 대양을 건너는 진정한 지혜는 걸음마다 팔정도를 수행하면서 건너편 기슭, 즉 피안에 닿는 것이다. 우리는 마음챙기기를 수행할 때마다 자유를 접하게 된다.

5가지 마음챙기기 훈련은 처음에는 낯설게 느껴질 것이다. 완벽하게, 지속적으로 이런 훈련을 해내지도 못할 수도 있다. 그러나 우리는 붓다의 가르침에 따라 뗏목을 물에 띄울 자신감을 얻었다. 아주 사소한 행동이라도 마음을 챙기면서 행하면 변화를 일으키는 효과가 있다. 어쩌면 우리는 TV를 보지 않고 식사를 하면서 음식의 풍부한 맛을 재발견하게 될 것이다. 단 한 끼의 마음을 챙기는 식사로 우리는 진실되게 살 수 있게 된다.

좋지 않은 식습관을 갖고 있다고 스스로를 비난해서는 안 된다. 단순히 조금 더 익숙하거나, 조금 덜 익숙한 식습관이라고 생각하자. "익숙한"이라는 말은 "좋은"-"나쁜"이라는 한 쌍의 친숙한 단어보다 덜 부담스럽다. 그리고 "익숙한"이라는 말은 수행을 통해 우리 자신을 개선시킬 수 있음을 암시한다. 한두 가지 마음챙기기 훈련을 해내는 것만으로도, 우리는 이미 현재와 미래의 행복을 향한 주춧돌을 쌓고 있는 것이다.

먹기 전에 우리는 우리 안에 있는 익숙하지 않은 요소들을 인식하려고 진지하게 노력할 수 있다. 그러면, 우리는 좀더 익숙해질 수 있는 선택을 할 수 있다. 많은 사람들이 고기량을 조금씩 줄여간다. 그들은 붉은 살코기(쇠고기, 양고기 등)를, 이어서 가금류(닭, 오리, 거위고기 등)나 해산물도 먹지 않게 될 수도 있다. 그들은 "고기 대체품" – 품질이 좋은 것도 있고, 다량의 나트륨, 간장용 콩, 유전자 변형 원료, 그밖의 독소를 함유하고 있는 것도 있지만 – 을 먹을지도 모른다.

마음을 챙기는 다이어트를 실천하려면 열린 마음을 키워야 한다. 유명한 선(禪) 이야기가 있다. 한 남자가 한 스승을 찾아가서 자신이 선사가 될 수 있는 방도를 물어보았다. 선사는 말없이 방문자에게 대접할 차를 따르기 시작했다. 찻잔은 채워졌지만 선사는 계속 따르는 것이 아닌가! 차는 넘쳐흘러서 다다미 매트에 떨어졌다. 방문자는 넋을 놓고 바라보고 있었지만 선사는 주전자를 다 비울 때까지 계속 따랐다.

"자네는 이 잔과 같네." 선사가 말했다. "자네는 꽉 차 있어. 어찌 자네에게 선을 따를 수 있겠는가? 마음을 비우고 다시 오시게."

찻잔처럼, 많은 사람들의 마음은 먹는 문제와 몸매에 대한 근심걱정으로 꽉 차 있다. 실제로 우리는 별 생각 없이 "아연 성분이 감기를 치료한다" 따위의 문구에 얼마나 자주 집착하면서 살고 있는가? 마음챙기기는 우리가 한숨 돌리고 마음을 느긋하게 하지 않으면 우리 안으로 흘러들어오지 않는다.

두 번째 교훈대로, 우리는 배움을 향해 열린 마음을 키워야 한다. 어쩌면 우리는 지금까지 먹던 아침식사용 시리얼인 코코아 퍼프스 대신 좀더 영양가 있을 것 같은 브랜드의 시리얼로 바꿀지도 모른다. 두 달 뒤에 그 "건강에 좋은" 시리얼이 칼로리가 높고 정제된 밀을 함유하고 있음을 알게 될 수도 있다. 그러나 우리는 스스로에게 가혹해져서는 안 된다. 우리는 미소지어야 한다. 좀더 마음을 챙기고 있음을 깨닫고 있으니까 말이다. 스스로를 심판하지 않고 진실하게 먹는 것에 접근한다면 우리는 건너편 기슭을 향해 필사적으로 뗏목을 저을 필요가 없다. 이런 수행에 100% 참여하면 뗏목이 우리를 저절로 이끌어갈 것이다.

마음을 챙기는 식사법

어느 선(禪) 격언은 이렇게 말한다. "먹을 때는 먹어라."라고. 우리는 하루에 여러 번 음식을 먹지만 음식에 집중하지는 않는다. 식당 종업원이 음식을 갖고 오기 전에는 몇 번이나 시계를 쳐다본다. 음식을 입에 넣으면서 멍하게 휴대폰 사진을 들여다보기도 한다. 역설적으로, 우리는 먹는 데에 전혀 집중하지 않기 때문에 과식을 하게 된다.

먹는 것에 대한 우리의 접근법은 찰리 채플린의 1936년 영화 「모던 타임스」도 포착하고 있다. 찰리는 똑같은 일을 반복하는 조립라인 노동자로 항상 말썽에 휘말리는 역할이다. 공장 사장은 생산성을 높이는 문제로 광분하고 있다. 한 세일즈맨이 사장에게 새로운 급식기계를 보여주면서 판매량이 기록적으로 늘어날 것이라고 선전한다. "종업원들에게 자동적으로 급식을 하지요. 점심시간에도 생산라인은 가동해야 합니다. 경쟁업체보다 앞서가십시오! 이 급식기계는 점심시간을 없애고 생산량을 늘려서 귀사의 간접비용을 줄여줄 것입니다."

그 장치는 자동으로 놓이는 수프 접시, 음식을 미는 장치, 낟알 터는 기계 위에서 도는 옥수수, 그리고 위생 물수건을 갖춘 회전 테이블이 특징인 자동급식기다. 급식기의 성능을 시험해보는 자리에서 찰리가 뽑힌다. 물론, 이 급식기는 누전으로 고장이 난다. 회전하는 옥수수 분배 장치가 과부하되어 수프는 찰리의 셔츠에 떨어지고 얼굴을 덮쳤으며, 금속 볼트는 입 안으로 튀어들어갔고, 위생 물수건도 그의 입으로 연달아 떨어졌다.

공장주가 그랬듯이, 우리는 으레 먹는다는 일은 기계적인 필수품, 허드렛일이라고 생각한다. 아침, 점심, 저녁식사는 걸림돌이 되고, 우리는 되도록이면 얼른 식사를 때우려고 애를 쓴다. 그러나 불쌍한 찰리가 얻은 교훈처럼, 급하게 식사를 하거나 음식을 수동적으로 대하는 것은 우리 자신을 해치는 일이다.

급식기에 얽매일 필요가 없음은 자명하다. 우리가 대단히 마음을 챙기면서 식사를 하는 시간들이 있다. 특별히 멋진 외식을 할 때, 우리는 식사를 음미하면서 편안하게 세 시간을 보낼 수 있다. 우리는 애정을 담아 그 식사를 기억한다. 왜냐하면 우리는 식당의 분위기에 젖어서, 그리고 와인들을 맛보면서 그 식당에서 완전히 그 순간에 머물렀기 때문이다. 이것은 우리가 마음챙기기를 수행하려면 별 넷짜리 고급 식당에서 먹어야 한다는 말일까? 물론 그렇지 않다. 우리는 모든 식사를 이처럼 진하게 음미할 수 있다.

우리는 왜 매일 아침 신문을 보면서 포장지에서 쿠키를 끄집어내어 먹고 있을까? 많은 수가 알지 못하고 있다. 어쩌면 그것은 아주 단순한 습관에서 비롯된 것임을. 그러나 우리는 정말 이런 식으로 하루를 시작하고 싶을까? 마음을 챙기는 식사를 닮아갈 수 있는 단계들을 분석해보자.

1. 바라보기 그리고 숨고르기(잠시 쉬기)

먹는다는 것은 기도 같은 것이며, 그래서 우리는 똑같은 공경심으로 접근할 수 있다. 숟가락을 들기 전에 음식을 바라보면서 잠시 심호흡을 하며 마음의 평정을 가질 수 있다. 음식을 지구의 선물이라 생각하고, 그것을 먹을 자격이 있기를 바란다. 동물, 식물, 무기물 등 세상의 모든 존재에게 감사하는 마음을 갖는다. 그런 존재가 우리를 키우고 살아가게 해주기 때문이다. 먹는다는 것은 허기를 달래기 위한 의무이기보다는 평화를 실천하는 방법이다. 프랑스의 플럼 빌리지에 있는 틱낫한의 수도원과 수행센터에서 수도자들은 식사를 하기 전에 5가지 문구를 암송한다. 그것은 먹는다는 행위에 부여된 동기를 요약하고 있다.

1. 이 음식은 우주, 즉 대지, 하늘, 그리고 많은 힘든 노동의 선물입니다.
2. 이 음식을 먹을 자격이 있는 사람으로 살게 해주십시오.
3. 미욱한 마음의 상태를 바꿔서 중용의 마음으로 먹는 것을 배우게 해주십시오.
4. 우리에게 영양을 주고 병을 예방하는 음식만을 섭취하게 해주십시오.
5. 이해와 사랑의 길을 깨닫기 위해서 우리는 이 음식을 받아들입니다.

이 문구가 자신에게 맞지 않는다면 억지로 암송하지 않아도 된다. 그러나 잠시 한숨 돌리면서 문구의 요지를 조용히 되새기며, 우리가 조상과 후손에게 영양분을 주기 위해 먹고 있음을 상기할 수 있다. 음식 한 숟가락 한 숟가락은 모두 우리의 외로운 "자아"보다 훨씬 많은 존재를 먹이고 있다. 그러므로 우리는 천천히 "애정을 담은 한 숟가락"을 선택해야 한다.

끼니란 일종의 뷔페라고 생각할 수 있다. 뷔페에서는 샐러드 바에 가도 되고 그냥 디저트만 먹어도 된다. 원하는 양만큼 먹을 수 있고 원하는 시간 만큼 오래 먹을 수도 있다. 모든 식사에서 우리는 이런 선택을 할 수 있다. 감자칩 한 봉지를 해치우든 붉은 고추를 잘라먹든 우리를 말릴 사람은 아무도 없다.

식사를 하기 전에 잠시 멈춤으로써 우리는 마음챙기기를 실천한다. 우리는 무엇이 우리에게 좋은지를 인식하는 데에 잠시 시간을 들인다. 왜냐하면 먹는 방식 때문에 몸과 마음이 충돌하는 것은 바라지 않기 때문이다. 음식은 어디에서 만들어졌는가? 첨가물은 무엇인가? 필요한 양은 어느 정도인가? 이런 음식이 필요한 이유는 무엇인가? 스스로에게 이런 질문을 던진 다음, 우리는 더욱 현명한 결정을 내리고 우리에게 더 많은 영양을 주는 음식을 선택할 것이다.

고통에서 벗어나는 음식을 먹으려면 비폭력적인 방식으로 영양을 섭취해야 한다. 틱낫한은 말한다.

"식탁 위에 있는 음식을 바라볼 때마다, 우리가 먹으려는 음식의 종류를 알기 위해 깊은 숨을 쉬어야 한다. 먹으면 몸에 해로울 수 있는 음식이 있기 때문이다. 선조에게 물려받은 우리의 몸은 돌보아야 할 소중한 자산이다. 음식 때문에 몸을 망치면 안된다. 우리가 마음을 챙기면서 먹지 않는다면, 먹을 때 우리의 몸을 망친다면, 우리는 조상과 부모, 그리고 후손의 살점을 먹고 있는 셈이 될 것이다."

2. 적당한 양을 그릇에 담기

음식을 그릇에 담을 때 잠시 멈추지 않으면 감각 지각이 우리를 지배할 것이다. 우리는 눈앞에 놓인 먹음직스러운 요리를 보고 맛있는 냄새를 맡으면 접시에 음식을 산더미처럼 담고 싶어지며, 대개 저항하지 못한다.

우리는 두 눈과 코가 먹으라고 하는 양의 절반만 먹어야 한다는 것을 인지할지도 모른다. 불교의 비구나 비구니들은 항상 탁발 그릇을 갖고 다닌다. 이런 그릇을 가리키는 '발우(鉢盂)'는 "알맞은 양을 헤아리는 도구(응량기應量器)"를 뜻한다. 이런 그릇이 있어서 불교의 비구나 비구니들은 먹는 양에 대해 마음을 챙길 수 있다. 음식이 그릇에 가득 차면 그들은 더 이상 탁발하지 않는다. 그것이 충분한 양임을 알기 때문이다.

비구나 비구니처럼 우리는 자신에게 적당한 양의 음식을 먹어야 한다. 바삐 움직이며 살아가는 요즘 사람들에게 한 그릇은 충분한 양이 아닐 수도 있다. 그러나 필요한 양보다 더 많이 먹지는 말아야 한다. 마음을 챙기면서 적당한 양을 접시에 담으면 과식도 하지 않고, 음식을 내버리지도 않을 것이다.

3. 씹기

우리는 음식의 맛과 질감을 거의 되새기지 않고 두어 번 씹고는 바로 삼켜버린다. 사람은 중독되지 않기 위해 맛을 판별하는 능력을 길렀다. 그러나 우리는 너무 빨리 먹어치움으로써 우리가 먹는 음식이 안전한지 스스로가 판단할 기회를 거의 주지 않는다. 천천히 씹음으로써 우리는 음식의 질감과 온기를 음미할 수 있다. 그 음식이 해로운지도 알 수 있을 것이다. 왜냐하면 우리는 씹을 때마다 그 음식에 무엇이 들어 있는지를 충분히 알 수 있기 때문이다.

음식 냄새는 그 음식맛의 90%까지를 알아낼 수 있다. 코가 막히면 음식 맛을 알아내는 능력이 떨어지므로 이 말을 이해할 것이다. 우리의 음식에 들어 있는 맛을 충분히 보려면 천천히, 여러 번 씹어야 한다. 긴장을 늦추면서 깊은 숨을 쉬고는, 코로 숨을 내뿜는다.

시간의 여유를 가지면, 음식의 맛에 부가적인 뉘앙스(섬세한 차이)가 있음을 알게 될지도 모른다. 입 안의 음식이 거의 분해되면 더 강렬한 풍미를 체험할지도 모른다. 단순히 마음을 챙기면서 씹는 것만으로도 우리가 매일 먹던 어떤 음식은 갑자기 새로운 맛과 질감을 제공한다.

단순히 씹음으로써 우리는 즐거움과 자유를 발견할 수 있다. 씹을 때 그 순간에 머물기 때문에 음식의 풍미가 되살아난다. 우리는 채소의 신선함과 익은 배의 달콤함을 맛볼 수 있다. 현재의 순간을 인식할 때 음식이 우리에게 유익한지 어떤지를 알아차리게 된다.

마음을 챙기면서 먹을 때, 우리의 몸과 마음은 100% 현재의 순간에 머문다. 우리는 음식과 그것을 키워낸 대지를 가까이 접하고, 감사의 마음을 표시하는 방식으로 먹는다. 먹을 때 우리는 단지 먹는 데에만 의식을 집중해야 하고, 그밖의 다른 것은 하지 말아야 한다. 이 간단한 목표를 이룬다면 아무 것도 걱정할 것이 없다. 틱낫한은 말한다. "나는 내가 빵을 씹고 있다는 것을 알고 있고, 창밖에는 푸른 하늘이 있고, 숲이 있고, 새들이 지저귀고 있음을 알고 있다. 나는 현재의 순간에 존재하고 있으며, 그리고 입 안에 있는 이 빵조각이 아주 맛있다는 것을 알고 있다."

4. 삼키기······ 그리고 반복하기

언젠가, 우리는 음식을 먹으면서 충만한 깨달음을 얻을 것이다. 우리의 몸짓과 말, 그리고 행동은 삶을 유지해주는 음식과 요리해준 이들의 배려를 공경할 것이다. 다행히도 실천할 기회는 많다. 왜냐하면 어차피 우리는 매일 아침 식사를 하기 때문이다. 매 끼니를 좀더 익숙해지는 기회로 삼아야 한다. 붓다는 비구와 비구니에게 저녁식사를 하지 말거나 먹더라도 아주 조금만 먹으라고 권했다. 하루에 한두 끼니만 먹음으로써 수도승에게 보시하는 평신도들의 짐을 덜어준다. 또한 어떤 사원에서는 천천히 먹는 데에 초점을 맞추고 있다. 천천히 먹으면, 적은 양의 음식에서 훨씬 많은 에너지와 영양을 얻게 된다. 불교에서는 음식이 그런 약이라고 가르친다. 이 말은 우리가 몸을 돌보기 위해 먹어야 한다는 것을 되새기게 한다. 불교 수행자는 에너지의 최대치를 그들의 수행에 이용하고 싶어한다.

　마음을 챙기는 식사법을 따르려고 세속을 등질 필요는 없다. 우리가 바쁜 학생이든 노동자이든 그것은 전혀 상관이 없다. 누구나 붓다처럼 건강하게, 고요하게, 그리고 행복하게 먹으려고 노력할 수 있다. 우리는 한 끼만이라도 이런 식으로 먹음으로써 우리의 불성을 깨닫고 고통에서 벗어날 수 있다. 그리고 우리가 모든 순간에 존재하고 있다면 과식에 대해서는 더 이상 걱정할 필요가 없어진다. 우리는 허기를 채울 뿐만 아니라 덜 먹게 되며, 음식을 향한 자연스런 즐거움과 새로운 감사의 마음을 체험할 것이다. 그것은 영적인 변화의 방편이 된다.

마음을 챙기는 공동체와 더불어 식사하기

출가한 수도승은 절에서 삭발을 하고나서 세속적인 소유물 대신에 그릇 하나, 승복, 그리고 몇 가지 기본 필수품을 받는다. 그러나 그들은 훨씬 더 귀중한 선물을 받게 된다. 비구와 비구니는 세 가지 보배, 즉 삼보(三寶)에 귀의한다. 삼보는 불(佛), 법(法), 그리고 승(僧)이다.

불교도들은 "붓다(佛)"에게서 마음의 위안을 찾지만, 역사적인 붓다를 신으로 숭배한다는 의미는 아니다. 오히려, 모든 사람의 마음 속에 내재되어 있는 불성을 기르고 있다. 우리는 모두 불성을 갖고 있으므로 보살의 지혜와 자비심을 가질 수 있다. 열반도 달성할 수 있다. 자신의 어리석은 생각에서 벗어나 깨달음을 얻을 수 있으니까 말이다.

"법(法)"은 붓다의 가르침, 즉 붓다가 깨달은 참된 교의에 관한 진리이다. 법은 경전을 의미할 수 있지만, 선 불교는 고통에서 벗어나는 방편으로 경전의 문구를 강조하지 않는다. 법을 자아(自我) 변화를 위한 방편으로 이해할 수 있다. 마음챙기기에 전념하면 법의 길로 들어서는 것이다. 마음챙기기로 인해 우리의 마음은 순화되어 우리 안에 내재되어 있는 지혜를 얻을 수 있는데, 그것은 법과 비슷한 뜻이다.

세 번째 보배인 승(僧)은 정신적인 공동체이다. 수도승은 '깨달음을 함께 구하려는 화합된 공동체'라 여긴다. 이런 정신적 공동체에서 마음의 위안을 찾으면 공존을 인식하게 된다. 고통에서 벗어나는 깨달음을 얻기 위해 혼자서 수행할 수 없다. 모든 생명체의 고통을 덜어주고 싶다면 자아에서 벗어나 집합체라는 견지에서 생각해야만 한다.

가장 넓은 의미에서 정신적인 공동체는 세상의 모든 사람들, 또는 과거와 현재, 그리고 미래의 모든 생명체를 뜻한다. 그러나 사람이 매일 무수한 생명체에 주의를 기울이면서 수행하기란 무척 어렵다. 그래서 우리는 마음챙기기의 적응을 공유할 수 있는 우리 주변 사람들을 정신적 공동체라고 생각하면 된다. 승이 있는 사원에서 살 필요는 없다. 가족이나 친구, 스승 등 우리의 마음챙기기 수행을 후원하는 사람은 누구든지 공동체의 일원이다.

마음을 챙기는 식사법에서 정신적 공동체를 갖는 것은 왜 중요할까? 누구나 마음을 챙기는 식사를 할 수는 있지만, 같은 마음을 가진 형제자매 공동체와 더불어 실천하는 것이 훨씬 효율적이기 때문이다. 혼자서 하면 마음을 챙기는 것을 잊어버릴 수도 있다. 며칠이나 몇 달쯤 하다가 포기할 수도 있다. 그러나 후원하는 공동체와 더불어 서로 도움을 준다면 우리는 '숨고르기'와 '정성껏 씹기'를 잊지 않을 것이다. 정신적 공동체의 좋은 습관은 우리를 북돋아줄 것이다. 우리는 실수를 할지도 모르지만 이들의 도움을 받아 더 강해질 것이다.

틱낫한은 말한다.

"우리는 정신적 공동체의 힘, 강건함, 자유, 그리고 공동체의 즐거움에 의해 지탱된다. 우리는 공동체의 강건함과 마음챙기기를 흡수할 것이다. 그리고 이것은 행운이다. 그저 앉아서 공동체에서 얻게 되는 마음챙기기의 에너지를 깊이 받아들여라. 공동체에는 상당한 강건함, 상당한 자유, 상당한 즐거움을 가진 사람들이 틀림없이 있다. 이들은 우리 가까이에 있다. 그리고 이들이 공동체 내에 있기 때문에 이들의 평화, 이들의 즐거움, 이들의 강건함에서 비롯된 에너지가 빛나고 있다. 그러므로 공동체에 앉아 마음의 문을 열면 똑같은 활력을 얻을 것이다."

정신적인 공동체 덕분에 우리는 우리 자신만을 위해서 먹는 것이 아님을 되새기게 된다. 우리는 개별적인 자아에 집중하는 대신에, 우리가 사랑하는 이들의 편에 선 소비를 택할 수 있다. 공동체를 제2의 몸이라 생각하자. 우리는 거울 앞에서 우리의 모습을 보면서 많은 시간을 보낸다. 그런데에 낭비하는 에너지를 공동체, 즉 제2의 몸에 쏟으면 어떨까? 우리가 섭취하는 모든 것은 공동체로 들어가 우리가 사랑하는 이들에게 이익이 되거나 해악이 될 수 있다. 우리는 친구가 과식을 하거나 나쁜 음식을 먹고 토하기를 바라지는 않는다. 제2의 몸이 고통받기를 바라지 않는다면 이처럼 몸을 망치는 습관에서 벗어나야 한다.

우리의 공동체를 찬찬히 관찰함으로써 우리는 먹는 문제에서 벗어날 수 있다. 혼자서는 어떤 특정한 개념에 얽매일 수도 있고, 접시 위의 독성 물질도 알아낼 수 없다. 공동체 덕분에 이런 문제들을 이겨낼 수 있다. 식탁 주위를 둘러보면 다른 사람들의 솜씨를 알아차릴 수 있다. 어쩌면 우리는 간식용으로 언제나 신선한 과일과 채소를 냉장고에 준비해두는 이모를 숭배할 수도 있을 것이다. 자전거를 타고 출퇴근하며 커피 대신 녹차를 마시는 동료가 우리에게 영감을 불러넣어줄 수도 있다. 반대로, 마음을 챙기는 우리의 다이어트도 다른 이들에게 값진 본보기가 될 수 있다.

우리는 먹을 때마다 바로 여기, 그리고 이 순간에 존재할 수 있다. 마음을 챙기는 식사법은 종교적 의식일 필요가 없음을 기억하자. 끼니 때마다 침묵하며 먹지는 않아도 되지만 우리의 음식에 대해 공경심을 표할 수는 있다. 짬을 내서 친구나 가족과 허물없이 만나 함께 식사를 할 수도 있다. 이런 일은 아이들도 실천할 수 있다.

예를 들면, 몇 분 동안 미소를 지으며 식구들을 바라보고 자리를 함께 해주어서 고맙다고 말할 수도 있다. 가족 한 사람 한 사람의 이름을 부르면서, 같이 식사를 하려고 초대했다고 말하는 것도 좋다. 식탁 위에 있는 모든 요리의 이름을 알려줄 수도 있다. 아이들에게 특정한 과일이나 채소가 어디에서 나왔으며 어떻게 길러졌는지 설명해줄 수도 있다. 특별한 요리를 대접한다면 요리 명상을 해도 좋다. 요리 재료의 원산지, 식탁에 오르기까지의 경로, 어떻게 요리했는지 등을 말해주고 이런 요리를 먹게 되어 너무나 고맙다고 말할 수도 있다. 또는 몇 분 동안 그저 조용히 식사를 즐겨도 좋다. 그러면서 모든 식구가 건강한 것이 얼마나 행복한지를 깨달을 수도 있다. 함께 모여 식사를 할 수 있다니, 우리는 행운인 것이다.

그러나 우리의 새로운 식사법을 지지하지 않는 절친한 동료들이 있다. 왜 더 이상 고기를 먹지 말아야 하는지 이해하지 못하는 나이든 친척도 있을 것이다. 여자친구가 만든 디저트를 거부해 그녀를 화나게 할 수도 있다. 친밀감의 표시로 먹는 것에 집중하는 가족이나 단체가 있다. 그들은 호화로운 요리를 준비하고 움직일 수 없을 정도로 먹는 것이 전통일지도 모른다. 그러나 마음을 챙기면서 먹는 사람으로서 우리는 더 이상 이런 식으로 과식하지는 말아야 한다. 저녁 모임으로 함께 모이는 건 행복한 시간이다. 골치아픈 대목이다. 어떻게 하면 가족과 소외감 없이 마음을 챙기면서 먹을 수 있을까?

먼저, 우리 자신을 정직하게 되돌아본다. 가족이나 친구와의 긴장관계는 어쩌면 우리의 태도에서 비롯되었을지도 모른다. 마음을 챙기는 다이어트에 관해 독선적인 말을 하고 있는가? 친구들의 먹는 습관을 비난하며 그들에게 습관을 바꾸라고 들볶고 있는가? 우리는 타인에게 우리의 견해를 따르라고 강요하려 하면 안 되며, 강요할 수도 없다. 그것은 선의에서 비롯되었을지는 모르지만, 대개는 우리의 소중한 이들을 고통스럽게 할 뿐이다. 네 번째 마음챙기기 훈련을 되새기며 말과 행동을 더욱 조심스럽게 해야 한다. 그렇다고, 스스로를 책망하지는 말아야 한다. 우리는 건강한 식사법이 성공한 것에 흥분했으며, 우리의 열정을 전하고 싶었을 따름이니까 말이다.

또한 보살의 자비심도 우리를 활기차게 한다. 우리는 사랑한 사람들이 가진 관점에서 비롯된 긴장상황을 고려해야 한다. 때로 그들의 거부반응 속에는 더 큰 우려가 숨어 있기도 한다. 어쩌면, 친구들은 우리가 그들과 결별할지 모른다고, 우리의 인격과 가치가 바뀔 것이라고 우려할 수도 있다. 그들은 우리를 좋아하며, 우리와의 결별은 원치 않는다.

세 번째 교훈에서 언급했듯이, 우리는 이해심을 갖고 자비로운 대화를 나누어야 한다. 우리의 공동체를 돕기 위한 평화로운 방법은 이런 우려에 대해 열린 마음으로 차분하게 말하는 것이다. 방어적인 태도나 화난 표정 대신에 기꺼이 솔직하게 우리의 선택과 그것을 선택한 이유를 이야기해야 한다. 그런 다음, 공동체에 도움을 요청할 수 있다. "나를 걱정하고 있지?

내가 지금 문제가 있어서 네 도움이 필요한데, 이러이러하게 나 좀 도와주 겠니?" 하고 말이다.

우리의 소중한 사람이 우리의 열의를 곧바로 이해하지 못할 수도 있다. 그러나 공동체 구성원에게 마음을 털어놓음으로써, 그들의 신뢰와 후원은 어렵지 않게 얻을 것이다. 마음과 정신은 끈기있고 너그러운 방향으로 열 릴 것이다. 구독하는 잡지에 나온 영양섭취에 관한 기사를 언급해도 괜찮 다. 친구들에게 책을 빌려주거나, 채식주의 카페에서 점심을 사는 것도 좋 다. '가져온 음식을 나눠먹는 모임'에 맛있고 건강에 좋은 음식을 갖고 가 도 좋다. 동시에, 공동체의 관심사를 주의깊게 들어야 한다. 우리의 소중 한 사람들은 우리의 몸무게가 급속도로 줄거나 건강한 식사법에 사로잡히 는 상황을 걱정할 것이다. 그들이 이런저런 이유를 들어 반대하는 것을 고 려해야 하며, 또한 그들이 애정어린 마음에서 그런다는 것도 알고 있어야 한다.

중용에 근거를 두고, 우리는 우리의 관점에서 관용과 유연성을 수행한 다. 우리의 새로운 다이어트 방법에 적응하려 애쓰는 가족도 있을 것이다. 사소하더라도 사려깊은 행동을 하면, 많은 의미가 전해질 수 있다. 예를 들 면, 가족들이 흔히 먹는 음식을 먹으면서 우리의 건강요리를 먹어볼 수 있 도록 몇 가지 음식을 요리해볼 수도 있다. 네 번째 마음챙기기 훈련에서 말 했듯이 마찰을 최소화하는 말투를 써야 한다.

· 고맙지만, 이제 막 먹었어. 점심을 아주 많이 먹었거든.

· 나를 위해서 만들었구나, 고마워. 집에 가져가서 식구들이랑 같이 먹을게.

· 건강한 식사법을 실천하고 있는데, 나를 도와줄 수 있겠니? 넌 평소에 버거킹에

서 많이 먹는데, 오늘은 지역식당에서 내가 사줄까?

· 채소 전채요리를 추가로 주문해도 괜찮을 것 같은데.

· 난 디저트 안 먹어도 괜찮아. 하지만 네가 먹고 싶다면 뭔가 시킬까? 난 허브차나 커피를 마실게.

· 난 마르가리타(데킬라로 만든 칵테일)를 안 마셨으면 좋겠어. 그건 정말 마시기 힘들거든. 대신 적포도주를 한 잔 주문할게.

우리 자신에게 엄격한 다이어트 규칙을 강요하지 않는 것은 중요하다. 매주 일요일이면 아이스크림 가게를 찾아가 세 가지 아이스크림을 먹는 것이 가족의 습관이라고 해보자. 마음을 챙기면서 먹는 사람으로서, 우리는 이토록 많은 양의 아이스크림은 원하지 않는다는 판단을 내릴 것이다. 그러나 우리가 아이스크림을 먹으러 함께 가지 않으면 식구들은 크게 실망할 것이다. 우리 자신도 소외감을 느껴 마음이 아플 것이다. 타협이라는 중용의 도를 토대로, 가족모임에 참석해 아이스크림 한 입을 먹어도 좋다. 작은 제스처는 큰 활기를 만들어내며, 특히 아이들에게는 더욱 그렇다.

우리는 마음을 챙기는 방향으로 식구들을 끈기 있게 이끌어갈 수 있다. 예를 들면 상호교류의 관심사를 음식에 두지 않으면 된다. 아이스크림 자체보다 가게로 천천히 걸어가는 동안에 마음챙기기를 실천할 수 있다. 함께 걸으면서 식구들을 매 순간에 몰두하게 할 수 있다. 갓 피어난 꽃에 주의를 기울이게 하고, 나무를 기어오르는 다람쥐 한 마리를 지켜보게 한다. 가족들은 이런 활기차고 신선한 움직임을 즐길 수도 있으며, 그들의 의식(意識)을 완전히 이런 움직임에 전념하게 하면 더욱 더 그러하다. 상호 관련이 있는 건전한 방향으로 마음챙기기를 수행할 수 있는 것이다.

삼라만상이 그러하듯, 공동체 역시 영원하지 않다는 것을 우리는 경험을 통해 알고 있다. 신도시로 이사하면 친한 친구들과의 교분을 잃고, 자연스럽게 주위의 새로운 친구들과 더 많은 시간을 보낸다. 마음을 챙기는 식사법을 선택하는 것은 무집착을 수행하고 우리의 정신적인 공동체를 넓히는 놀라운 방법이다. 처음에는 소중한 사람들과 긴장을 겪을 수도 있지만, 이런 일시적인 국면을 최대로 이용할 수 있다. 우리가 갖고 있는 기존의 틀을 바꿀 기회이다. 같은 마음을 가진 사람들을 만나기 위해, 건강한 요리강좌나 헬스클럽에 등록할 수도 있다. 건강하게 먹는 방식에 공헌하는 많은 후원 네트워크가 지역문화센터에 많이 몰려 있다. 즉각적인 조언을 얻기 위해 온라인 게시판을 이용하기도 한다. 우리는 마음을 챙기는 다이어트를 채택하려는 충분한 이유를 체계적으로 알 수 있도록 도와주고, 이런 의미 있는 특정한 목표를 향해 우리를 이끌어주는 사람과 확실히 가까워질 것이다. 어쩌면, 마음을 챙기면서 먹는 사람이 되게끔 지도해주고, 다이어트로 곤경에 빠진 사람들을 구원해주는 '훌륭한 마음을 챙기는 식사법 수행자'를 만날 수도 있을 것이다.

생각해보면, 먹으면서 지역 공동체를 후원할 수 있는 무수히 많은 방법이 있다. 예를 들면, 소규모 식료품 가게에서 물건을 구입함으로써 소규모 자영업자를 도울 수 있다. "민속" 식당을 찾아가서 이국적인 문화에 대한 우리의 의식을 키울 수 있다. 대체로 체인 식당보다는 지역의 자영식당이 더 건강한 요리법을 이용한다. 이들은 더 풍성하고 더 믿을 만한 정찬을 맛보게 해준다. 또한, 많은 지역식당에서는 자연식품으로 요리한다고 약속하고 있다. 채식주의 음식, 절대채식주의 음식을 제공하는 지역식당도 있으며, 날음식을 전부 또는 일부 메뉴로 제공하는 식당도 있다. 우리의 친구를 그런 식당으로 데리고 가서 마음을 챙기는 식당을 후원할 수 있다.

부지런히 마음챙기기를 수행하고 나서, 헤어졌던 우리의 공동체와 다시 만나기도 한다. 그들은 마음을 챙기는 식사를 하면서 달라진 우리의 모습을 보고는 좋아할 것이다. 우리의 피부는 훨씬 좋아졌고, 옷맵시도 훨씬 좋아졌으며, 한층 활기찬 에너지를 발산하고 있다. 우리의 혈중 콜레스테롤 수치가 떨어졌다는 말을 듣고 식구들은 기뻐할 것이다. 우리의 공동체가 다시 모이는 데에 상당한 시간이 걸릴 수도 있고, 그들 자신은 실천하는 방식을 결코 알지 못할 수도 있지만, 우리는 마음을 챙기며 먹으면서 공동체와의 인연을 절대로 끊지 않고 있다. 우리는 소중한 이들과 더불어 살기 위해 마음을 챙기는 다이어트를 실천하고 있는 것이다.

차 명상

마음을 챙기는 식사법은 지루하게 영양을 섭취하는 것이 아니다. 수행이 즐거우면 스스로를 쉽게 변화시킬 수 있다. 겨울철에, 우리들 대부분은 몸을 웅크리고 책을 보면서 따뜻하고 기분을 가라앉히는 한 잔의 차를 마시곤 한다. 선사 역시 차를 마시면서 즐거움을 느끼며, 차를 마시는 동안 종교적 의식을 자아내면서 또 다른 경지를 체험하고 있다. 이들이 마시는 차는 마음챙기기로 향하는 방편이다. 일본식 다도(茶道), 즉 '차노유'도 선 다도와 비슷하다.

차는 원래 일종의 약으로 생각되었고, 중국의 수도승들은 사원에서 명상을 할 때 마음을 다스리기 위해 차를 마셨다. 12세기에 일본의 에이사이 선사*는 중국에서 차 종자를 가져갔고, 일본은 다도의 고향이 되었다. 중국의 선 사원에서 승(정신적인 공동체)에게 위안을 주기 위해 대접했던 차

---

* 榮西(1141~1215), 일본의 다도를 시작한 일본의 승려.

모임에서 비롯된 것이 일본식 다도이다. 14세기와 15세기를 걸쳐서 선사들의 영향으로, 다도는 즐기는 자리가 아니라 마음을 다스리는 자리로 발전하였다. 16세기에 일본 다도의 대가인 센노 리큐(千利休, 1522~1591)는 다도를 완성하였으며, 매일 경외할 만한 일에 감사하는 선 정신을 다도에서 구체화하였다.

다도에 들어서면 순간에 머무는 수행을 한다. 완전히 머물도록, 그리고 속세의 생각으로 마음이 흐트러지지 않도록 감각작용을 집중시키게 하는 것이 진정한 다도이다. 다도 의식은 네 시간쯤 걸리며, 그 동안 주인과 손님은 오로지 조화, 순결, 평온, 그리고 공경을 연마하는 데 전념한다. 다도를 통해 타고난 천성을 조용히 생각하고 마음이 머무르는 것을 달성할 수 있다.

일본의 선 사원이나 아시아의 다도 집을 방문하면 전통적인 다도를 체험할 수 있다. 찾아가면, 대기실에 모여 기다리면서 뜨거운 물 몇 잔을 마신다. 주인이 오면 서로 머리를 숙여 인사를 나눈다. 그녀는 우리를 연못과 돌이 깔린 오솔길이 있는 아름다운 정원으로 안내한다. 돌에 차가운 물이 괸 곳으로 안내되어 두 손을 씻고 입을 헹군다. 그리고나서 머리를 숙여 낮은 출입구를 지나 다실로 들어간다. 사람의 평등과 겸허한 마음의 중요성을 이 출입구에서 배우게 된다. 다다미 바닥에 무릎을 꿇어도 좋다. 이러 자세로 앉는 데에 익숙하지 않아서 조금 불편할 수도 있다! 그러나 벽감(벽면을 파내어 만든 공간)에 걸린 선 수도승의 서법이 담긴 낡은 족자에 시선이 집중된다.

주인은 화로에 숯을 더 집어넣고 제철 음식인 간단한 끼니를 대접한다. 조그만 그릇에 담긴 채소절임을 주고, 이어서 습당(정제하기 전의 설탕)을 준다. 우리는 천천히 씹는다. 배고픔을 달래기에는 딱 좋은 양이다. 마무리를 짓고 다시 정원으로 나가서 차 대접 순서를 기다린다. 다시 다실로 들어가면 주인은 청결의 상징으로 차 용기, 차 주걱, 차 그릇을 깨끗이 닦는다. 이런 리드미컬한 동작에 집중하면서 우리의 마음은 차분해진다. 물끓는 소리를 들으면서 우리의 의식을 순간에 머물게 한다.

스즈키 슌류는 그 의식을 다음과 같이 묘사한다.

"찻잔은 손으로 만들어서 고르지 않은 모양에다 한결같지 않은 광택을 띠고 있다. 그러나 이런 옛날식 제품임에도 불구하고, 이 작은 잔은 부드러움, 평온, 그리고 겸허함을 상징하는 특별한 매력을 지니고 있다. 피우는 향은 결코 자극적이거나 강하지 않지만, 부드럽게 널리 퍼진다. 창문과 병풍은 부드러움을 널리 퍼지게 하는 매력을 조성하고 있으며, 방으로 들어오는 햇살은 늘 아늑하며 편안하고 명상 분위기에 도움이 되기 때문이다. 오래된 솔잎을 스쳐가는 미풍은 화로 위에서 물을 끓이는 쇳그릇의 보글거리는 소리와 잘 조화되어 어울린다. 그래서 이런 분위기는 이곳에 온 사람의 마음 속으로 진정으로 스며들어가게 된다."

주인은 가루 녹차인 맛차를 떠서 도자기 그릇에 넣고는 다선*을 이용해 진한 거품이 생기도록 휘젓는다. 구식 도자기 찻잔에 차를 따른다. 우리는 길게 조금씩 세 번 마시고, 찻잔의 가장자리를 닦은 다음 왼쪽으로 옮긴다. 공존과 공동체의 중요성을 상징하기 위해 동일한 종류의 찻잔으로 같이 마신다. 주인은 화로에 더 많은 숯을 집어넣고, 달지 않은 과자를 내놓

----

* 茶筅, 대나무로 만든 차를 휘젓는 도구.

고, 이어서 연한 차를 준비한다. 우리는 천천히 이 차를 마시면서 두 손에
든 찻잔을 돌린다. 이 마지막 단계의 분위기는 마음을 가볍게 해준다. 이
런 모임의 평온함을 방해하지 않는 가벼운 이야기를 나누기도 한다. 주인
은 기구나 장식품에 대한 우리의 질문에 느긋하게 답변한다.

우리는 이런 다도 모임에 가기 전에 스트레스를 많이 받았을 수 있다. 그
러나 다도를 통해 마음의 평정을 되찾게 되었다. 다도 의식을 하는 동안 우
리의 문제를 잊게 되었다. 두 손을 씻고, 차를 조금씩 마시고, 주인과 동료
손님에 대해 사려깊게 행동하는 데에 집중하였다. 서서히, 우리의 마음은
이런 행동처럼 부드럽고 진지해졌다. 찻집을 떠날 때면 마치 긴 낮잠에서
깨어난 듯한 느낌이었다. 우리의 근심은 사라져 버렸으며, 우리가 한 일이
라곤 차를 마신 것뿐이었다.

다도 의식을 커피 타임(커피를 마시며 쉬는 시간)과 비교해보자. 우리는
15분 정도의 커피 타임을 위해 일자리를 비울 수 있지만, 실제로 휴식을
취하지 못한다. 카페인 상습복용자인 우리에게 휴식은 없다. 우리는 하루
하루를 헤쳐나가기 위해 '습관성 기호품'을 찾는다. 오후에 몸이 망가지
든 말든 신경쓰지 않는다. 유행에 뒤지지 않으려 애를 쓰고 눈앞에 닥친 일
을 처리하는데 정신이 팔려 있을 뿐이다.

아주 가끔, 우리는 카페에 앉아 있기도 한다. 그러나 우리는 커피 대신
다른 일에 관심을 쏟는다. 카페 종업원이 주문한 음료를 큰소리로 알리면
집중력이 흐트러진다. 배경음악은 너무 요란하고 우리의 머릿속은 해야
할 일과 걱정거리로 가득하다. 우리는 커피가 아니라 이런 일거리와 걱정
거리를 마시고 있는 것이다. 우리는 로봇처럼 무의식적으로 자동조정 장
치를 달고 일상을 반복하고 있다.

우리는 어디에 있어도, 그리고 아무리 바빠도 진정한 휴식을 취할 수 있다. 마음챙기기를 수행하는 간단한 방법은 차 명상이다. 아파트에서도 이런 수행을 하면 다도의 차분함을 느낄 수 있다. 차 명상을 하는 데에 시간을 할애해, 마음을 챙기면서 차마시는 시간으로 삶의 질을 향상시킬 수 있다. 차 마시는 동안에 인간 본성인 고요한 마음으로 돌아오고, 이런 휴식시간에 심오한 깨달음에 들어서게 된다.

"차 명상"에 충분히 몰두하는 몇 가지 방법을 아래에 언급하였다.

· 주전자에서 나는 물끓는 소리나 전기 주전자의 스위치를 끌 때 나는 "딸깍" 소리를 들으려고 귀를 기울인다.

· 찬장에서 소리를 내지 않고 찻잔을 꺼내어 탁자 위에 둔다. 찬장을 닫는다.

· 차 용기의 라벨을 읽는다. 이름은? 이 차는 어디에서 왔을까? 차 안에 무엇이 들어 있나? 어떤 화초, 식물, 과일, 허브를 먹게 될까?

· 주전자 바닥에 부딪치는 찻잎소리가 어떤가?

· 주전자에 물을 넣을 때 물을 주시한다. 끓는 물은 무엇처럼 보이는가?

· 차가 잠길 때 깊이 숨을 쉰다. 시간이 지남에 따라서 차의 향기가 변하는가?

· 마음을 챙기면서 차를 따른다. 한 방울도 엎지르지 않도록 한다.

· 두 손으로 잡은 컵을 살펴본다. 무엇으로 만들었는가? 어디에서 컵을 얻었나? 누가 이 컵으로 마셨나?

· 차를 살펴본다. 색깔은? 맑은가, 또는 바닥에 찻잎이 있나?

· 숨을 들이마신다. 차의 뜨거운 김이 얼굴에 어떻게 느껴지는가?

· 조금씩 차를 마시고 자신의 입 주위로 옮긴다. 얼마나 뜨거운가? 차의 맛이 향기를 생겨나게 하는가? 전에도 이와 같은 차를 마신 적이 있나?

· 삼킨다. 입에서 담백한 맛이나 매끄러운 맛을 느끼는가? 뒷맛이 있는가?
· 설거지하는 동안에도 마음을 챙기는 것을 잊지 않는다. 씻는 동안 그릇과 함께
  머무른다. 이 그릇의 이름은?
· 차 명상을 한 뒤 자신의 느낌은? 어떤 변화가 생겼나?

　차를 마시면서 마음을 챙기면 놀라운 효과가 생긴다. 차를 마시고 있다, 그리고 차를 마시고 있는 것을 알고 있다. 우리의 몸과 마음은 완전히 차를 마시는 데 있다. 완전히 머무르고 있을 때, 차는 진정(眞正)한 차가 된다. 이것이 진짜로 차를 마시는 것이다.

　다른 수행과 마찬가지로, 자신의 정신적인 공동체와 더불어 차를 마시면서 차 명상의 효과를 배가시킬 수 있다. 공동체의 구성원을 차 모임에 초대하는 것은 유대관계를 돈독하게 하는 탁월한 방법이다. 이런 차 모임은 나이를 뛰어넘어 관심 있는 사람들에게 많은 행복감을 생기게 한다. 자신 있게 자신의 집을 개방한다. 다도 의식을 주관하는 사람처럼, 찾아오는 친구들을 위해 온화한 분위기를 마련하려 한다. 과일이나 화초를 가져오는 친구도 있을 것이다. 함께 수행을 하면 공동체의 존재는 훨씬 돈독해진다. 주변 사람들과 함께 마음을 챙기면 우리의 수행은 활기가 넘치고 강해질 것이다. 공동체의 열정으로 더 많은 차 명상을 하게 될 것이다. 창조력을 발휘하면, 공동체 모든 사람들에게 관심을 끄는 마음을 챙기는 다른 수행을 함께 할 수 있다. 틱낫한의 아름다운 이야기를 소개한다.

"옛날 사람들도 차, 그중에서도 특히 연꽃에서 바로 만든 연(蓮)차 마시기를 좋아했다. 연이 있는 연못은 아주 컸으며, 그리고 매일 몇 천 송이의 연꽃이 피곤 하였

다. 가장 좋은 종류의 연차를 마시고 싶다면 다음과 같이 하면 된다. 즉, 아침이나 정오에 연꽃이 피어 있는 연못 가운데로 작은 보트를 타고 가서 차를 꺼내어 연꽃 속에 넣는다. 오후가 되면 연꽃은 오므라들기 시작하고, 연꽃은 밤새 차를 간직하고 있다. 그동안 연꽃 향기가 차에 스며든다. 아침 일찍 몇몇 친구에게 자신의 보트로 오라고 하거나, 아니면 친구들의 보트를 이용한다. 차에 향기를 채우기 위해 넣어 두었던 연으로 노를 젓는다. 해가 막 뜨고 그래서 연을 비출 때, 좋아하는 시점을 선택한다. 연꽃으로 둘러싸인 보트에서, 자신의 찻주전자. 찻잔들, 그리고 뜨거운 물을 꺼낸다……. 숯불 화로를 가져가서 물을 끓일 수도 있다. 아주 신선한 아침이며, 너무 아름다운 풍경이며, 공기는 몹시 맑다. 연에게 감사의 절을 하고, 전날 넣어둔 차를 꺼내어 곧바로 그 자리에서 연차를 준비한다. 친구들과 더불어 이른 아침의 연꽃 연못을 즐기고 그저 차를 마시고 멋진 시간을 누리면서 한두 시간을 보낸다. 그런 후, 보트로 돌아간다.”

오렌지 명상

매 끼니는 마음챙기기를 창조적으로 실천할 기회이다. 불교에서는 개개인의 이해 능력(근기)에 따라서, 먹고 마시는 법을 포함한 여러 가지 수행을 필수적으로 행한다. 아이들은 뭔가를 먹을 때 대개 재빨리 삼켜버린다. 아이들에게 먹는 즐거움을 10배, 20배로 늘려주는 다른 방법을 알려줄 수 있다. 다음은 아이들이 하기에 좋은 간단한 훈련이다. 오렌지 명상은 혼자서 수행할 수도 있고, 다른 어른들과 함께 수행할 수도 있다.

1. 바라보기 그리고 숨고르기

아이의 손에 오렌지를 쥐어준다. 아이는 오렌지를 손바닥에서 돌리고 코에 댄다. 아이는 눈을 감으면서 울퉁불퉁한 촉감과 매끄러운 스티커를 느낀다. 네이블에서 딴 "베이비 오렌지"일 수도 있다. 아마도 냉장고 안에 두어서 차가울 것이다.

몇 마디 말로, 아이에게 먹으면서 먹는 것 말고는 아무 것도 생각하지 말라고 가르친다. 아이에게 지금 오렌지 명상을 함께 하고 있음을 밝힌다. 함께 30분 정도 일상사를 떨쳐버린다. 오렌지와 서로를 위해 함께 있는 것이다.

아이를 지도하면서 자신의 열정을 활용한다. 오렌지를 심오하게 살펴보는데 도움을 주는 여러 가지 방법이 있다. 아이의 손에 있는 오렌지가 아주 작은 녹색 싹에서 어떻게 자라났는지를 가르쳐준다. 오렌지나무에서 햇살과 바람, 비 등의 혜택으로 몇 개월에 걸쳐서 이런 오렌지가 생겨난다. 이런 혜택이 없으면, 과일이나 채소가 존재할 수 없다. 가깝고 먼 많은 환경의 놀라운 결과물이 오렌지이다.

2. 차리기

이제 아이는 조심스럽게 오렌지 껍질을 벗긴다. 알맹이가 든 보풀이 덮인 하얀 속을 만진다. 오렌지 향기가 한층 진하게 퍼져나온다. 조금씩 조금씩 벗겨가면서, 이렇듯 겉보기에는 평이한 행동으로 마음챙기기를 활용해 큰 의미를 어떻게 얻을 수 있는지를 조용히 생각한다. 오렌지 명상은 삶에 감사하면서 근심걱정을 좀더 넓은 시야에서 생각하는 데 도움을 준다. 오렌지를 먹는 일에 마음을 챙기는 데에는 많은 시간이 걸리지 않으며 많은 돈이 들지도 않는다. 그럼에도 불구하고, 이런 수행으로 일상을 정신적인 생활로 바꿀 수 있다. 보풀이 덮힌 속을 떼어내면서 둘 사이는 분리되지 않고 동일한 마음으로 더불어 머무는 것이다.

3. 씹기

아이와 함께 한 조각을 입에 넣는다. 천천히 씹으면서 서서히 즙이 나오는 것을 혀로 느낀다. 살짝 여러 번 씹으면서 달콤함이 퍼지는 것을 느낀다. 오렌지와 함께 머무르고 있으므로 행복감을 느낄 것이다. 이런 명상에서 오렌지와 더불어 머무르지 못하면, 아이에게 또는 다른 사람에게도 효과를 기대할 수 없다. 그리고 씹는 데에 마음을 챙기면 유용한 즐거움을 향유할 수 있다.

4. 삼키기 그리고 반복하기

오렌지 수행을 하는 30분은 진정한 행복을 느끼게 된다. "모든 것을 버리고" 오로지 오렌지에 머무는 수행은 정신을 풍요롭게 하여 마음의 병을 없애주고, 새로운 변화를 생기게 한다. 보통 때에도 오렌지는 많이 먹었을 것이다. 그러나 이런 명상을 통해 오렌지를 다른 시각으로 보게 될 것이다. 오렌지 하나가 행복을 맛보는 기회가 된다. 더구나, 아이에게 오렌지 먹는 데 집중하는 법을 가르치는 것은 아이의 마음 속에 깨달음의 씨앗을 심는 일이다.

마음을 챙기는 요리법

TV의 음식 관련 프로그램 스타들은 끊임없이 나를 당황하게 한다. TV 프로그램에서 '철의 요리사'들은 한 시간만에 한 가지 주재료로 일곱 가지 코스 요리를 만들어낸다. 그리고 TV 화면에 나오지 않지만, 보조 요리사들은 '열반의 부엌'에서 일을 하는 듯하다. 모든 요리 재료는 썰어서 준비되어 있다. 더러운 접시는 쌓인 적이 없다. 사회자들은 항상 미소짓고 있으며, 머리에 꼭 맞는 모자를 완벽하게 쓰고 있다.

우리의 일상적인 요리는 전혀 다르다. 많은 사람들은 거의 요리를 하지 않으며, 특별한 경우에 마지못해 하곤 한다. 요리를 취미로 생각하는 사람들도 있다. 그러나 요리를 좋아한다고 해서 마음을 챙기는 요리를 하는 것은 결코 아니다. 우리는 오븐에서 초콜릿 케이크를 꺼내 게걸스럽게 먹으면서 즐거움을 느낄 수도 있다. 요리는 탐욕의 연장, 또는 우리가 지나치게 소비하는 독성물질의 근원이기도 하다. 맛있는 것을 실컷 먹으려고 즉석식품만을 골라서 먹는 사람들도 있다. 그들은 이런 식품이 얼마나 영양가가 없는 성분과 기름으로 채워져 있는지 신경도 쓰지 않는다. 그들은 냉동피자가 시간과 수고를 줄여준다고 생각한다. 귀찮은 취사도구를 팽개쳐 두고 즉석식품 가게로 간다. 세계 여러 곳에서 이런 식품의 조리과정은 비인간적이다. 패스트푸드 산업에서 이용되는 조리기법은 영양소의 중요성을 염두에 두지 않으며, 고생산 저비용에 목표를 두고 있다. 그 결과 햄버거, 치킨, 감자 튀김, 그리고 롤빵은 모두 냉동으로 식당에 공급된다. 셰이크와 소다수는 시럽으로 시작된다. 고기는 컨베이어 벨트나 큰 상업용 오븐과 바닥이 깊은 튀김요리 도구에 놓인다. 심지어 패스트푸드를 만드는 요리사도 타이머를 맞추고 버튼이 눌러진 기계처럼 일한다. 그들은 하루 종일 주변의 음식에서 나오는 독성물질을 들이마신다.

이런 방식으로 먹으면, 우리는 서로가 고립된다. 우리의 생존은, 빵을 만드는 제빵사의 노고가 그렇듯이, 다른 사람들의 생계에 달려 있다. 패스트푸드 햄버거를 만드는 과정에 인간적인 손길은 있는 것 같지 않다. 내 주위에 다른 사람은 필요 없다고 생각하는 이들도 있을지 모르지만 – 이런 사람들은 공동체 없이 살 수 있다고 생각한다 – 요리과정을 잘 모르면, 우리의 위로 들어가는 모든 생명체와 상당한 거리감을 느끼게 된다. 여러 가지 성분을 제대로 모르면, 한 통의 수프 안에 무슨 채소가 들어 있는지 실마리도 잡을 수 없다. 당근을 묽은 수프에 뜬 "작은 오렌지색 조각"이라고 생각하게 되어 버리는 것이다.

그러나 우리는 이렇게 비인간적인 방법으로 음식을 준비해야 할 이유가 없다. 마음을 챙기면서 요리한다는 것은 TV에 나오는 요리사처럼 되라는 말이 아니다. 음식을 준비하는 방법을 통해 제철식품에 익숙해지고, 지역 공동체와의 긴밀한 관계를 개선한다는 말이다. 우리는 우리의 음식을 유통기간을 늘리기 위한 진공포장으로 내놓지 말아야 하고, 많은 시간과 노력을 들여야 한다.

제철식품으로 요리하기

일본 수도승은 마음챙기기에 기반을 둔 완전한 요리법을 만들었다. 9세기의 비구인 구카이와 사이조는 불교를 공부하기 위해 중국으로 건너갔으며, 절에서 구한 여러 가지 채식 요리법을 가지고 귀국했다. 13세기에 소토종의 창시자인 도겐도 중국에 갔다. 귀국 후에, 마음을 수련하는 방편으로 요리하는 것을 구체화한 쇼진요리*, 즉 일종의 채식 요리법을 공식적으로 정립하였다. 일본 교토 지역에서 번창했던 쇼진요리는 '헌신, 근면, 정화'를 뜻한다. 그것은 구원에 이르는 길을 수행하는데 쏟는 '열정'이라고 해석할 수 있다. 쇼진요리법은 믿을 수 없을 정도로 간단하고 맛있는 여러 가지 요리를 만들지만, 요리 과정의 최종 결과에 초점을 맞추지 않는다. 오히려, 쇼진은 요리하면서 생겨나는 내면의 변화를 강조한다. 이런 요리사들에게 음식을 준비하는 것은 종교적인 수행 같은 것이다. 요리하는 것은 사람이 섭취하는 음식에 대한 사랑과 감사하는 마음의 표현이다.

고에이 호시노는 도쿄 서부에 있는 산코인 절의 비구니 주지 스님이다. 그녀는 TV에서 요리 프로그램을 보지는 않았겠지만, 채소를 다듬으면서 항상 미소짓고 있다. 그녀에게 요리는 일상적인 일이 아니라 훨씬 의미있는 일이다. "요리를 할 때면 너무나 아름다운 채소에 늘 감탄을 금치 못해

---

* 精進料理, 일본의 사찰요리. 육류 · 어패류 · 달걀을 사용하지 않고 곡물 · 콩 · 채소 등의 식물성 재료와 해조류를 사용한 요리이다. 가마쿠라 시대에 불교가 융성하면서 일반에게까지 널리 퍼졌다.

요." 그녀는 말한다. "모든 채소에는 에너지가 충만하고, 그리고 사람의 기운을 회복시켜 주지요. 저는 그릇그릇마다 붓다를 느끼고, 채소라는 헌물에 언제나 감사드리지요."

그녀는 쇼진요리사로서 재료를 선별하면서 마음챙기기를 수행하고 있다. 동물의 고통을 알고 있기 때문에, 이런 요리에는 고기, 생선, 달걀, 또는 유제품이 들어 있지 않다. 채소, 콩, 그리고 견과류가 주재료이다. 음식은 기름에 튀기는 대신에 찐다. 외국산이거나 특이한 향신료, 마늘이나 양파같은 자극성 재료를 첨가하지 않는다. 재료는 늘 제철에 나는 식품인데, 이것은 과일과 채소가 자연 그대로 아주 맛이 있다는 뜻이다. 결국 쇼진요리법은, 각각의 채소에 들어가는 정성스런 일에 전념하면서 낭비를 최소화하려고 노력한다. 호시노는 말한다. "가지를 요리할 때 보통 꼭지는 못 먹는다며 버리죠? 여기서는 꼭지를 잘라서 아주 작은 잎 모양으로 만들어서 장식용 고명으로 수프에 넣어요. 물론 먹을 수 있지요."

쇼진요리는 항상 자연과의 공존을 반영하면서 준비되어 만들어진다. 가을이 되면 호시노는 후키요세(吹き寄)를 일반인들에게 대접한다. 밀폐된 용기를 이용해 제철채소, 버섯, 견과류, 그리고 나뭇잎 모양으로 된 밀 글루텐(밀 단백질로 만든 고기 대용품)을 기름과 약간의 물을 섞어서 천천히 익힌 멋진 요리이다. 사람들은 천천히 먹으면서 깊은 맛을 받아들이며, 문 밖에 보이는 울긋불긋한 단풍과 알밤이 가득한 정원과 이 멋진 요리 사이에서 유대감을 느끼게 된다.

쇼진요리법으로 요리하는 것은 선 수행의 한 형태이다. 이런 훈련은 전형적인 요리 학교의 요리강좌와 전혀 다르다. 쇼진 제자들은 진정한 인성(人性)을 표현하려 애쓰고 있으며, 자신이 만드는 음식을 위한 요리법만을 추구하지 않는다. 이들은 자신을 위해 요리를 하면서도, 언제나 요리하면서 완전히 진지하게 머무르는 법을 배운다. 도쿄 하라주쿠에 있는 쇼진요리 식당 「게신쿄(月心居)」의 주인이자 요리사인 도시오 다나하시는 자신의 열의를 다음과 같이 말한다.

"참깨를 가는 데에 단 한 번도 식품 가공기를 이용한 적이 없어요. 약 30분 동안 수리코기(나무로 된 절굿공이)를 이용해서 수리바치(일본식 도자기 절구) 안에서 손으로 참깨를 갈면서 하루를 시작합니다. 이 시간은 저의 정신을 배양하는 필수적인 과정이지요. 물론 쉽지는 않지만, 이런 고난 없이는 깨달음을 얻을 수 없어요……. 고기를 너무 많이 먹는 것은 환경오염 같은 많은 부정적인 결과를 낳으며, 기아의 한 원인이 되기도 하지요. 채소를 먹으면 이런 문제점을 해결할 수 있으며, 그래서 쇼진요리는 채소의 맛과 여러 가지 이점을 동시에 즐길 수 있는 최고의 방법이라고 생각해요."

일본 소토종의 시조인 도겐의 말에 따르면, 요리는 준비하는 것이 아니라 수행이다. 요리와 설거지는 허드렛일이 아니라 마음을 수련하고 정신을 여는 유익한 수행이다. 마음을 챙기는 어떤 요리사는 요리가 고된 일이 아니라 특권이라 여기고 있다. 우리도 이런 관념을 받아들여 마음을 챙기면서 요리하는 법을 배울 수 있다. 일본 사원에서 살아야 할 필요는 없다. 쇼진의 신선한 재료와 요리법은 우리가 지금 이용할 수 있는 것이다.

현 시점에서 요리하기

도겐은 두 명의 요리사 비구를 만나고 나서 마음을 챙기는 요리법의 탁월한 효과를 알게 되었다. 그는 중국에서 곱사등이 노인 전좌*가 햇볕에서 표고버섯을 말리는 것을 보았다. 그들의 대화를 재구성해 본다.

도겐 : 연세가 어떻게 되십니까?

전좌 : 68살이네.

도겐 : 저런, 많으시군요! 버섯 말리는 데는 보조 요리사를 시키시지 그래요?

전좌 : 다른 사람은 내가 아니지.

도겐 : 그런데 이 뜨거운 뙤약볕 아래서 왜 이렇게 하십니까?

전좌 : (웃으면서) 지금 안 하면, 언제 하나?

    나중에, 도겐은 배에 머물고 있었다. 표고버섯을 사기 위해 배에 탄 또 다른 전좌를 만났다.

도겐 : 당신의 사원은 멀죠. 제 사원으로 가서 함께 공양하십시다.

전좌2 : 미안하네, 안되겠어. 사원에서 내일 식사를 준비하는 데에 내가 없으면 준비가 순조롭지 않거든.

도겐 : 하지만 필시 다른 사람이 알아서 준비하겠지요.

전좌2 : 그건 내 수행일세. 어찌 내가 해야 할 일을 남에게 맡기겠는가?

도겐 : 존경스럽습니다, 연세도 많으신데 왜 요리를 하십니까? 명상하면서 선을 수행하면 어떨까요?

전좌2 : 하하하! 일본 친구, 자네 정말로 수행을 잘 모르는구먼.

----

* 典座, 선방에서 음식을 맡아보는 스님.

전좌2는 즉시 그의 절로 떠났다. 두 사람은 나중에 다시 만났다.

도겐 : 수행이란 무엇입니까?

전좌2 : 하나, 둘, 셋, 넷, 다섯.

도겐 : (머리를 긁으면서) 수행이란 무엇입니까?

전좌2 : 어디에나 있지, 구하고자 하면.

    이 두 비구와의 만남으로 도겐은 마음을 챙기는 요리법의 중요성을 깨닫게 되었다. 사람들은 인생을 살면서 대개 가장 어려운 일을 걱정한다. 설거지처럼 일상적인 일은 거의 생각지 않는다. 그러나 도겐은 인생은 속세의 이런 일상적인 활동의 총체임을 깨달았다. 많은 선 사원에서는 가장 달갑지 않은 일을 가장 나이든 수행자에게 맡기는데, 그것은 이들이 가장 열심히 집중해서 해내기 때문이다. 손으로 가루를 반죽해서 하트 모양 쿠키를 만들려고 자르는 것은 재미있는 일이다. 그러나 우리는 그 순간에 집중하지 않는다. 가장 사소한 행동도 집중해서 해야 한다. 가루반죽과 함께 존재하는 것처럼, 우리의 마음은 가루반죽과 관련 도구, 그리고 이 일에 전념해야 한다.

    우리는 자신이라는 존재를 버섯 말리는 데에 전념하던 첫 번째 전좌에게서 영감을 얻을 수 있다. 두 번째 전좌처럼, 자기수양과 정신수련을 위한 기회로 요리법에 접근할 수 있다. 우리는 이 일에 우리의 전부를 집중하려고 애쓸 것이다. 마음을 챙기는 요리법이란 토마토를 자르거나 달걀을 깰 때 오로지 그 일에 전념하는 것이다. 샐러드를 만들고 있다면, 그 밖에 다른 어떤 것, 다음에 해야 할 일은 생각도 말아야 한다.

도겐은 두 전좌의 수행을 수도를 위한 방편의 뼈대이자 핵심이라고 간주하였다. 그가 펴낸 책 『텐조교쿤(典座敎訓)』에서 마음을 챙기는 요리사의 책임을 상세히 연구했다. 13세기에 씌어진 도겐의 관찰과 의견은 오늘날에도 실제적으로 유효하다.

· 요리를 위해 많은 시간을 할애할 것. 모든 단계는 자신의 뜻을 조용히 생각하는 기회이다.
· 재료를 주의깊게 다룰 것. 이런 재료를 자신의 눈(眼)인 양 보호할 것.
· 행복감을 실현하기 위해 요리하는데 필요한 모든 것이 있는지를 살필 것. 물이 없으면 브로콜리를 씻거나 끓일 수 없다. 이것을 이해하고 있음을 나타내는 방식으로 요리하는데 힘쓸 것.
· 자신이 먹는 음식에 들어가는 일에 전념하고, 재료를 낭비하지 않도록 주의할 것. 예를 들면, 꼭지를 잠그고, 가능한 그릇을 재사용하고, 묽은 수프를 만들기 위해 채소 줄기를 아낄 것.
· 불이론을 수행할 것. 모든 기구를 동등한 주의로 다룰 것. 요리했든지 안했든지, 비싸든지 품질이 떨어진 재료이든지, 재료를 동등한 주의로 다룰 것. 수석 요리사와 후배 요리사를 차별하지 말 것, 모두가 정신적인 공동체의 구성원이다.
· 자신이 만든 음식을 먹는 공동체를 염두에 둘 것. 식사를 받아들 사람들의 얼굴을 마음에 담아둘 것. 이들에게 필요한 것을 사려깊게 고려할 것. 도겐의 요리 수행법을 보면, 음식물을 섭취하는 사람들의 행복을 위해, 이런 음식물에 수행하는 사람(요리사)을 바치는 것이다.
· 동작을 최소화하고, 우아하게 다룰 것. 요리용 도구를 세심한 주의로 고르고, 철저하게 깨끗하게 닦아서 잘 보관해야 한다. 필요한 재료와 양을 생각해보고, 요

리를 시작하기 전에 미리 챙길 것.

· 모든 것이 잘 정돈되어 있고 깨끗한지 확인할 것. 부엌의 상태는 요리사의 정신 상태를 반영한다. 기구와 주전자를 적당한 선반에 둘 것. 조리대를 깨끗이 하고 싱크대에서 접시를 즉시 치울 것.

급하게 요리를 하면 화를 부르는 일련의 걱정거리가 생길 수 있다. 서두르다가 뜨거운 물을 쏟기도 쉽고, 만들어진 음식에 만족하기도 힘들다. 마음챙기기도 일련의 뭔가를 불러일으키지만, 결과는 딴판이다. 부엌에 글자 그대로 머무르고 있을 때, 우리가 섭취하는 음식과 그것을 섭취해야 하는 이유를 정확히 알게 된다. 우리는 음식을 만들 뿐만 아니라 마침내 고통에서도 벗어날 수 있다.

정신적인 공동체와 요리하기

정신적인 공동체의 참여로 마음을 챙기는 식사법이 훨씬 향상된다는 것을 앞에서 말했다. 다른 사람들과 함께 수행하면 마음을 챙기는 요리법도 동일한 효과를 낳으며, 우리의 집중력이 배가된다. 그러나 대부분 사람들은 사원에서 살지 않으며, 전좌를 만날 수도 없다. 집에서 요리를 하면 아무도 없을지라도 우리 혼자는 아니다. 아마도 리조토(이탈리아식 스튜) 만드는 법을 우리에게 처음으로 가르쳐준 사람은 어머니일 것이다. 이 요리법은 대대로 전해내려왔을 것이다. 우리는 쌀을 볶을 때 우리의 손길을 내려다보며 미소지을 수 있다. 이것은 어머니, 할머니, 그리고 우리에 앞서 요리를 만든 모든 이들의 손이다. 우리의 선조들을 따라서 요리를 하고 있는데, 어떻게 동료가 없다고 말할 수 있을까?

육체적으로는 혼자일지라도 우리는 자신만을 위해 요리하는 것이 아니다. 건강에 유익하게 만든 우리의 끼니는 주위 사람들에게 즉각 효과를 낳는다. 친구들이나 가족들이 어떻게 먹으면 좋을까? 그들을 저녁에 초대해 어떤 음식을 대접할까? 스토브를 켤 때마다 이렇게 자문할 수 있다. 우리의 공동체가 부엌에 없더라도 구성원들이 만든 요리를 먹는 것 같은 생각이 들게 된다.

공동체의 존재를 지속적으로 의식할 때, 우리는 수행을 개선시킬 수 있다. 혼자서는 버섯을 썰 때 떠도는 잡념으로 우리 자신을 잃기 쉽다. 실수하기도 쉽다. 형제나 자매가 함께 있어줄 때 우리는 마음을 챙겨서 버섯을 재빨리 썰게 된다. 우리 옆에 누군가가 있음으로써 현재의 순간에 머무는 데 도움이 된다. 또한, 우리와 함께 마음챙기기를 수행하는 사람들이 있으면 우리의 수행도 즐거워진다. 이런 공동체에서 누군가는 우리의 방을 청소하고 다른 누구는 부엌에서 버섯을 썰고 있지만, 두 사람은 모두 같은 일을 수행하고 있는 것이다.

마음을 챙기는 요리법은 우리의 공동체 범주를 넓힐 수도 있다. 2004년에 대런 우와 데이빗 우는 뉴욕 그리니치 지역에 채식주의 식당 「고보」(Gobo)를 열었다. 불교신자로서, 이들은 다른 생명체에게 이바지하는 방법으로서의 요리에 영감을 받았다. 데이빗은 설명한다. "미국에서 채식을 활성화시킨다면 사람들에게 실제적으로 유익한 변화를 일어나리라 믿어요. 다른 사람을 위해 선을 행하면 업이 되어서 자신에게 선업이 쌓이죠."

두 형제는 이런 견해를 다른 사람들에게 강요하지 않는다. 메뉴 식단표에 채식주의자의 강령이 붙어 있지도 않다. 주요리로 진짜 고기 대신에 훈제된 베이징 스타일의 세이탄*을 제공하는데, 지방이 적은 오리고기로 착각하는 손님도 있다. 손님들은 저녁식사를 통해 기쁨을 발견함과 동시에 비폭력적으로 식사하는 방법을 배운다. 두 형제는 팬을 이용해 강한 열로 살짝 익힌 시금치 경단 등을 전채요리로 내놓고 구운 아몬드를 곁들인 버터넛 호박 리조토 등을 주요리에 앞서 내놓으면서, 육식을 주로 하는 손님들의 식사를 조용히, 그러나 단숨에 바꿔놓고 있다.

마음을 챙기는 요리법을 위해 맛있는 음식을 포기해야 하는 것은 아니다. 쇼진요리는 동물성 식품이나 강한 향미료를 함유하고 있지 않지만, 음식평론가나 이런 식당의 단골들은 이런 요리를 맛좋은 음식으로 여기고 있다. 호시노의 후키요세 요리법을 배우고 싶은 사람도 많을 것이다. 우리의 공동체에 마음을 챙기는 요리법을 소개할 수 있는 방법은 많다. 초대 손님들이 함께 새로운 요리법을 배워볼 수 있도록 채식주의 요리 모임을 가질 수도 있다. 음식물을 조리하는 것은 유대관계를 형성하는 전통적인 방법이며, 이런 활동을 마음을 챙기는 수행으로 집중하면 활기차게 요리를 하게 된다. 우리는 살아 있는 존재와 문화의 다양성에 감사하는, 완전히 새로운 소비에 접근할 수 있는 마음의 문을 열 수 있게 된다.

----
* 밀가루로 만든 고기 대체품.

마음을 챙기는 식품 쇼핑하기

  식료품 가게 통로를 걷노라면 형형색색의 상자와 선전 문구가 소비자의 시선을 끌기 위해 다툼을 벌이고 있다. 우리는 이런 감각식품에 정신이 팔리기 쉬우며, 눈에 확 띄며 아주 좋은 냄새를 풍기는 제품에 이런 표시가 있으면 더더욱 그렇다. 식료품점에서 급하고 배도 고프므로, 최단시간 안에 가장 건강하고 맛있는 식품은 아무 것이든 사려고 한다. 도넛 한 상자를 흘끔 본 순간, 마음챙기기 훈련은 우리의 머리 밖으로 휙 날아가버릴 것이다. 충동구매를 하면 대개는 아주 쉽게 많은 돈을 쓰지만, 영양이 떨어지는 식품을 사게 된다.

  식료품을 살 때는 많은 고려 사항이 있으며, 이것을 모두 지키기는 쉽지 않다. 우리는 여전히 여러 종류의 설탕, 소금, 그리고 기름의 차이를 혼동한다. 엎친 데 덮친 격으로 비슷비슷한 제품들이 선반 위에 한 줄에 늘어서 있으며, 번지르르한 용어로 표시되어 있다. 부록 A에 소개한 '마음을 챙기는 식품 리스트'는 곤란한 상황에서 벗어나게 해주는 유용한 자료이다. 다음 쇼핑 때 이 목록을 갖고 가면 훨씬 빈틈없고 세련되게 고를 수 있을 것이다. 판매대 사이의 통로를 걸으면서 우리가 찾아야 하는 식품을 다시 한 번 생각할 수 있다.

쇼핑을 마음을 챙기는 체험으로 바꿀 수 있다. 한 가지 전략은 출발 전에 간식을 먹는 것이다. 배가 고픈 상태에서 쇼핑을 하면 쉽게 건강에 좋지 않은 식품을 충동구매하게 된다. 쇼핑 때 물건 목록을 적어가면 필요한 영양이 있는 식품을 집중하여 살 수 있다. 미리 계획을 세워야 우리에게 유익한 식사를 만들게 된다.

식료품을 고를 때는 유통 기한과 더불어 많은 것을 고려해야 한다. 시간을 내어서 라벨을 살펴보아야 한다. 영양소의 가치는? 함유성분은? 절대로 어림짐작하면 안되며, 동물성 식품을 피하려는 사람들은 더더욱 그래서는 안된다. 채소 수프라고 해서 반드시 100% 채소는 아니다 – 치킨 재료가 들어 있는 경우도 있다. 채식주의 식품인 것 같지만 그렇지 않은 첨가물이 들어 있을 수 있다. 젤리와 마시멜로를 만드는 데에 사용되는 젤라틴은 동물의 뼈, 가죽, 그리고 힘줄을 끓여서 만든다. 치즈를 만드는데 응유효소로 사용하는 레닛(레닌 함유물질)은 도살된 송아지의 소화액으로 만든다. 이런 사실을 알고 있으면, 젤라틴과 비슷한 물질인 우뭇가사리로 만든 한천 같은 대체품을 찾을 수도 있고 레닛 대신에 비동물성 효소를 이용해서 만든 치즈를 찾을 수도 있다. 그러나 우리는 결코 100% 채식주의자가 될 수 없음을 기억하면서 유연한 태도를 가질 수 있다.

너무 빈번하게, 우리는 먹는 문제에 자기만족적으로 접근한다. 식료품 가게에서 부분적으로 마음을 챙기는 것만으로는 충분치 않다. 우리는 오트밀이 건강에 좋은 식품이라는 표지를 읽을지도 모르지만, 그 말은 모든 종류의 오트밀을 먹어도 괜찮다는 뜻은 아니다. 포장지를 살펴보면, 많은 오트밀 브랜드 제품이 가공된 흰 밀가루와 인공 조미료, 다량의 설탕을 함유하고 있음을 알게 된다. 우리는 대개 요구르트를 '슈퍼푸드'라고 알고 있다. 마찬가지로, "플레인"이라고 표시된 요구르트를 고르고는 설탕이 들어 있지 않을 것이라고 어림짐작한다. 그러나 잠깐 동안 브랜드 제품들을 비교해보면, 옥수수 시럽과 전분을 포함한 "플레인" 요구르트도 있다. 부분적인 마음챙기기 선택 목록은 끝이 없다. 지방의 맛을 내려고 전분을 첨가하는 무지방 식품도 있으며, 높은 과당의 옥수수 시럽이 들어 있는 완전곡물 빵도 있고, 설탕이나 반경화유(수소첨가기름)로 만든 땅콩버터도 있다. 마음을 챙기는 식료품 목록으로 건강한 식품을 고르는데 도움을 받을 수 있다. 어떤 성분을 잘 모르겠다면 영양정보를 제공하는 웹사이트를 이용하면 된다. 정보가 많을수록 제대로 마음을 챙길 수 있다.

음식 제품을 건강한 상품이라고 홍보하기 위해 다양한 용어로 과대광고를 하고 있다. "생과일 식품! 100% 천연 조미료! 건강한 눈을 유지하기 위한 비타민 A ,C, E 함유 식품!" 그러나 비판적으로 생각해 보면, 건강한 식품을 선택하려는 소비자에게 도움을 주기 위해 이런 문구를 표기하지는 않음을 깨달을 수 있다. 소비자가 경쟁사 제품을 제치고 자사의 식품을 사게 하려는 마케팅 수단이 바로 이런 요란한 용어이다. 이런 문구의 대다수는 FDA의 규제를 받지 않고, 또 단연코 과학적 지지를 받고 있지도 않다. "유지", "보양", "향상" 등의 모호한 문구에 끌려 이런 식품을 고를 수 있다. 만약 어떤 문구가 너무 그럴 듯해 보인다면, 그런 주장들을 평가하는 데에 우리의 상식을 이용하자. 어느 한 제품에 표시된 용어로 인해 갖가지 오해가 생겨날 수 있다. 예를 들어 '랜드 오 레이크스' 회사의 상품, 완전 자연

농장에서 나온 신선한 달걀에 관한 설명서를 보자. "옥수수와 아시아산 콩 단백질이 풍부한, 100% 자연산 완전곡물로 기른 암탉이 낳은 달걀임." 채식주의 사료는 동물성 지방, 동물성 부산물, 방부제나 항생물질을 함유하고 있지 않다. 첫 번째 정보는 "자연산"라는 단어이다. 이것은 무슨 뜻일까? 플라스틱으로 만들지 않은 모든 달걀은 다 자연산일까? "자연산"은 우리 몸에 훨씬 좋다고 짐작하기 쉽지만, 앞에서 말한 천연 향미료와 인공 향미료 논란을 되새기기 바란다. 이런 용어의 차이에 큰 의미는 없다.

의심을 많이 품으면서 확연하게 알라는 부처님의 가르침을 이런 선전 문구에 적용해야 한다. 달걀 상자에 적힌 문구를 읽으면, 닭이 식물성 사료를 먹기 때문에 잘 대우받는다고 생각하게 된다. "식물성"이라는 단어는 건강에 유익한 식품이라는 인상을 준다. 그러나 불이론으로 다시 한 번 생각해볼 수 있다. 야생닭은 풀이나 식물, 그리고 단백질이 든 온갖 벌레를 먹고 자란다. 동물성 단백질을 섭취하지 않은 가금류는 영양실조에 걸릴 수 있다. 더군다나, 사료에 들어간 옥수수나 콩은 유전자 변형 식품이기 십상이다.

결론적으로, 식품 포장지에는 아주 많은 정보가 빠져 있음을 기억하자. 간단히 적어 놓은 곳에서 빠진 중요사항에 신중을 기하자. 식용사육 닭에게 항생물질을 먹이지 않았다는 말도 닭을 인도적으로 다루었다는 뜻은 아니다. 윗부리 끝을 제거하고 닭장에 빽빽이 채웠을 수도 있다. "놓아 기른" 닭들도 협소하고 더러운 옥외 우리를 그냥 드나들었을 수도 있다. 우리는 슈퍼마켓의 상품과 관련된 여러 용어의 이면을 예견해야 하며, 공존의 완전한 순환을 이해하면서 먹어야 한다.

먹을 수 없는 성분 역시 고려해야 한다. 예쁘게 포장하면 돈이 들기 마련이다. 상품대금 이외에 상자, 포장용 플라스틱, 그리고 광고비를 지불해야 한다. 그리고 여분의 칼로리처럼 쓰레기가 쌓이게 된다. 많은 음식물이 스티로폼 같은, 미생물에 의해 분해되지 않는 물질과 화학 합성 물질로 포장되어 있다. 이런 조각들은 언제까지나 환경 속에 남아 있고, 이런 것을 먹은 야생생물들은 죽거나 문제가 생기게 된다. 우리가 먹는 방식은 주위의 오염 수준과 관련이 있다. 좀더 마음을 챙기기 위해 상품 포장을 재활용할 수 있는지를 알기 위해 라벨을 체크할 수 있다. 대개는 종이, 판지, 플라스틱이 포장에 사용되며, 이 가운데 많은 양이 비경제적이고 불필요하다. 정말로 낱개 포장된 크래커가 필요할까? 식품을 대량으로 구입하고 포장이 덜 된 상품을 고르려고 노력할 수 있다. 집으로 식료품을 가져가는 방법도 생각해볼 수 있다. 식품점에 시장바구니를 갖고 가면 어떨까, 그리고 걸어가면 어떨까? 운동도 겸해서 말이다.

우리의 공동체는 우리와 함께 식료품점에 있든지 그렇지 않든지, 우리의 마음을 챙기는 쇼핑에 참여한다. 다른 사람들, 특히 아이들과 함께 쇼핑을 하는 것은 플러스가 되기도 하고, 마이너스가 되기도 한다. 특히 아이들은 더하다. 아이들은 TV에서 본 즉석식품을 사달라고 조르기도 하며, 대개 집에서 말리는 품목을 집어든다. 그러나 짧은 쇼핑 일정일지라도 어떤 식품이 건강에 유익한지 알려주거나 마음을 챙기면서 쇼핑하는 방법을 가르치려 노력해야 한다.

마음을 챙기는 식료품을 사는 것은 영양가 있는 식품을 고르는 것보다 더 많은 의미를 갖는다. 우리가 소비하는 방법은 다른 사람들에게 막대한 영향을 끼친다. 공정거래, 지역 농경, 그리고 유기농 농업을 후원하는 가장 간단한 방법은 이렇게 윤리적으로 재배되는 식품을 사는 것이다. 동물

군이나 식물군에 훨씬 적은 폭력을 가하는 식품을 살 때, 우리는 생명의 그물을 보호하는 것이다. 또한 우리의 선택은 정명(正命)에 도움이 된다. 일하는 사람들은 공정한 대가를 받게 되고, 농부들은 화학약품 없이 농작물을 재배하게 된다.

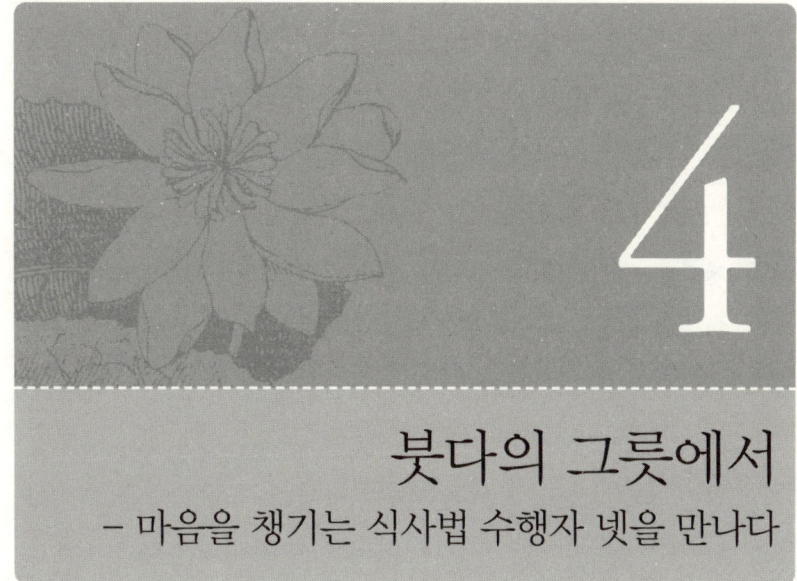

4

붓다의 그릇에서
– 마음을 챙기는 식사법 수행자 넷을 만나다

우리는 마음을 챙기는 식사법을 우리네 삶의 일부가 될 수 있도록 하는 많은 선택 방법을 이야기해왔다. 이제, 각자 다른 방식으로 마음을 챙기는 수행을 하는 네 사람을 만나보자. 이들은 서로 전혀 다른 삶을 살고 있지만, 이들의 공통점은 의심할 여지없이 하나다.

1. 앨리사 로매노우

앨리사는 스무 살이고 컬럼비아 대학에서 종교학을 공부하고 있다. 보스턴 외곽 유태인 가정에서 자랐다. 메타하우스(애정이 깃든 친절 또는 자비의 집이라는 뜻)라 불리는 기숙사에서 명상과 요가, 그리고 불교에의 관심을 공유하는 몇 명의 학생들과 함께 살고 있다.

　나는 유대인 가정에서 자랐지만 나의 바르 미츠바*가 끝난 뒤로는 종교에 얽매이지 않았다. 휴일에는 여전히 가족들과 함께 의식에 참여했지만, 유대교가 형식적이라는 생각이 들었다. 13살 때 인도 의사 디팩 코브라가 쓴 책을 한 권 읽으면서 처음으로 명상과 동양의 사고방식을 배웠다. 벤이라는 친구를 만나서 명상을 시작한지 2년 정도 되었다. 명상 책은 그만 읽고 실제로 수행을 하는 것이 어떠냐고 권한 사람은 벤이었다. 나는 명상에 관해 일종의 여행자 부류라고 생각했다. 불과 몇 년 전부터 선과 인도-티베트 불교에 관한 책을 읽고 강의를 듣기 시작했을 뿐이었기 때문이다.

---

* 유대교에서 12~13살 소녀의 성인식. 이로써 비로소 유대사회의 구성원으로 인정받는다.

"먹고 마시는 것"은 현재의 나와 연관이 있는 단어이다. 왜냐하면 나는 오랫동안 먹고 마시는 것과는 연관이 없었기 때문이다. 나는 맛있는 음식을 만들기를 좋아하고 외식으로 비싼 디너를 함께 먹기를 좋아하는 집안 출신이다. 가족 행사에는 몇 톤의 음식물이 마련되어 모두들 배불리 먹곤 하였다. 나는 가족들에 대해 갈등하곤 했다 – 이렇게 먹는 것은 쾌락적이고 건강에도 안 좋지 않을까? 또, 이런 것이 참된 삶일까? 어린 시절의 나는 왜소하고 빼빼 말랐었다. 접시에 담긴 음식을 다 먹어본 적이 없었으며, 의사들은 나에게 문제가 있는 건 아닌지 의심했다. 그리고는 몸무게를 늘리기 시작했으며, "빼빼하지 않은 나는 누구지?" 하고 생각하는 위험한 정체성의 위기를 겪었다. 내 또래의 많은 청소년들이 그렇듯이 몸매와 음식, 그리고 많은 문제로 고군분투했다. 그리고 먹는 음식에 많은 돈을 쓰면서 회의가 들었다.

나는 나의 허기에게 물었다. '음식을 먹을 필요가 있을까?' 하고 말이다. 나는 내게 유익한 것이 무엇인지, 그리고 거부해야 할 음식과 받아들여야 할 음식이 무엇인지도 알지 못했다. 스스로에게 강요했던 음식의 양도 언제나 제대로 지키지 못했다. 한동안은 음식물을 절제하고, 결국 나중에는 균형잡힌 식사량을 초과해 훨씬 더 많이 먹곤 했다. 가족 모임에서도, 그리고 혼자 있어도 마음의 평화를 누리지 못했다.

명상을 시작하고 나서 나는 곧 채식주의자가 되었으며, 지금은 거의 절대 채식주의자이다. 한층 더 정기적으로 운동을 하기 시작했고 담배도 끊었다. 이젠 흡연 욕구조차 없어졌다. 그것은 절제와 부절제의 기묘한 변증법적인 과정이었고, 나는 과연 절제란 뭘까 자문하기 시작하였다. 잘 알 수 없었기 때문에 체중감량법에 관한 책을 찾아 읽었고 다른 사람들의 이야기에 귀를 기울였다. 어떤 특정한 삶을 사는 방법을 말하면서 날씬한 몸매와 일상적인 생활방식을 행복과 연관시키는 사람들도 있었지만, 실제로 그들은 행복하지 않았다는 사실이 내 머리를 스쳤다. 그런 사고방식을 가는 사람들은 건강해 보이지 않았고, 그래서 내가 이런 사고방식을 시도했을 때도 건강해 보이지 않았다는 것도 그리 놀랍지는 않다. 나는 타인의 방식이 일반인들에게 결코 그대로 적용되지 않는다는 것을 똑똑히 알게 되었다. 대부분 사람들은 다른 사람들을 보면서 생화학적 차이를 고려하지 않는다. 나는 내 체질에 맞는 방법을 받아들이게 되었다. 마침내, 계획표에 따라 매일 아침 15~30분쯤 요가와 명상을 하면서 비로소 내가 먹는 음식물과 결부되는 느낌을 받았다.

나는 섭식장애를 가진 사람들과 친하지는 않지만, 내 주위의 많은 사람들이 섭식장애로 고생하고 있다. 먹는 양을 철저하게 제한하는 사람들도 있고, 거울에 비친 자기 모습을 걱정하는 사람들도 있다. 이전에 나는, 내 남자친구들이 그럭저럭 잘 지낸다고 짐작했다. 그러나 지금 내 눈에 비친 그들은 자신들이 강하지 않거나, 충분히 건강하지 않다고 걱정하고 있는 듯하다. 식습관에 관해 말하자면, 나는 우리 가족, 특히 엄마와 언니의 그것에 가장 예민한 것 같다. "몸이 안 좋은 것 같아. 초콜릿을 먹어야지." 나는 이런 사고방식을 아무 생각없이 받아들이면서 자랐지만, 지금은 의심을 품고 거부할 수 있게 되었다. 그것이 먹는 것을 이해하는 어머니 나름의 사고방식이라는 것도 알게 되었고, 어머니가 먹는 것에 관한 당신의 사고방식을 바꾸고 싶어 하신다면 기꺼이 의논상대가 되어 드리고 싶다.

나는 사람의 입에 들어가는 음식과 이런 음식이 육체에 미치는 영향 사이에 이해하기 어려운 연관성이 있다는 것을 다른 사람들이나 나를 통해 관찰하였다. 자신의 몸을 바라보면서 사람들은 대개 자기 몸의 단점을 찾기 마련이다. 그리고 음식을 먹을 때 몸의 변화가 있는데, 맛있는 음식이면 몸에서 더 많이 받아들이게 된다, 육체는 거의 제멋대로이다. 나 자신은 나의 몸과 더 많은 연관성이 있으므로, 마음 속에 가장 큰 괴로움을 느낄 때 한층 더 많이 먹고 싶어진다는 것을 알게 되었으며, 그러면 몸도 더욱 괴로워진다. 인체는 마음의 발로(發露)일 수 있다. 마찬가지로, 마른 몸매를 행복하고 가벼운 정신과 관련짓는 것은 아주 불합리한 생각은 아니다. 문제는 대부분의 사람들이 이런 상관관계를 몸에 좋지 않은 방식으로 활용하고 있다는 것이다.

명시적으로 불교도가 아닌 사람들과 살고 있지만, 나의 하우스에는 많은 불교도가 있다. 우리는 매일 함께 명상도 하고 요가도 한다. 서로를 위해 유기농 식품을 사서 요리도 하고 있다. 애정을 담아서 음식을 마련하므로, 외식을 하는 것보다 더 훨씬 많은 유대감을 음식에서 느낀다. 패스트푸드나 즉석식품에 대해 나는 대단히 거부감을 갖고 있다. 강장 캔디(귀리, 콩, 옥수수 시럽 등을 범벅한 사탕)나 그 비슷한 식품은 훌륭한 절충안이다. 영양이 풍부하고 절대 채식주의 식품이기 때문이다. 그러나 이런 식품은 가게에서나 살 수 있다. 대부분 사람들은 네 번 씹고는 삼켜버린다. 이런 식으로 초스피드로 먹고 다른 일도 재빨리 처리하는 것은 우리 몸에 유익하지 않다고 나는 확신한다. 그렇게 먹으면 위에 가스가 차고, 소화기능을 확 떨어뜨리는 생물학적인 악영향이 발생하며, 정서적으로도 좋지 않다. 빨리 먹는 것은 우리의 몸과 결별하는 것이다. 명상과 요가수행을 통해 나는 고요한 마음 속의 나를 만났으며, 그것은 음식을 포함한 내 삶의 모든 부분에 대해 마음을 챙기는 데에 너무나 큰 힘이 되었다.

2. 샐리 스토크스

40살인 샐리는 미네소타에서 남편과 아이들과 같이 살고 있다. 두 아들은 6살, 11살이고, 딸은 8살이다. 전업주부가 되기 전에 샐리는 엔지니어였다.

2000년 7월에 자기면역 쇠약증이라는 진단을 받았다. 면역체계가 비정상적으로 건강한 근육과 피부에 해를 유발시켜 생기는 질환이다. 이 병은 통증이 너무나 심했고, 그래서 진단을 받은 후에 종종 약물치료를 받았다.

예전에 우연히 장수(長壽)식 다이어트에 관한 정보를 접하게 되었다. 진단 전에 나는 뉴멕시코주에 살고 있었다. 장수식 다이어트의 도움으로 암을 극복한 한 젊은 여성에 관한 기사를 읽었다. 참 흥미로운 이야기였다. 그로부터 몇 주 뒤에 나는 자기면역 쇠약증에 걸렸음을 알았다. 나는 식습관을 바꾸기로 마음먹었다. 그 기사가 떠올랐고, 그래서 장수식 다이어트와 채식주의 다이어트에 대해 알아보기 했으며, 이런 다이어트를 하기로 마음먹었다.

이전에 나는 치킨, 칠면조, 유제품, 백미, 그리고 흰 밀가루로 만든 파스타 등 전통적인 서양식 음식을 많이 먹었다. 지속적인 장수식 다이어트로 인해, 내가 건강식품이라고 생각하였던 저지방 고기 같은 일부 식품들이 실제로 건강에 좋지 않음을 알게 되었다. 장수식 다이어트에는 설탕이 없다. 설탕은 어디나 들어 있고 인체에 가장 해로운 것 중에 하나이다. 예전에는 나도 모르게 많은 설탕이 든 음식을 많이 먹었다. 지금 나는 훨씬 일본식에 근거한 음식을 먹는다. 그것은 완전한 자연식품으로, 가짓과 식물을 제외한 온갖 종류의 채소, 그리고 현미, 기장, 보리 같은 완전곡물 등이다. 예전에는 아이들에게 소다수 대신 주스를 많이 주었지만, 지금 아이들과 나는 물을 주로 마시고 있다.

미네소타로 이사온 뒤, 지난 해까지는 이런 식습관을 아주 엄격하게 지켰다. 그러나 예전의 식습관이 나를 유혹하고 있다. 예전에 먹었던 일부 음식에 손을 댔다. 이제 정말로 이런 습관이 나에게 미치는 악영향을 이야기할 수 있게 되었다. 몇 년 동안 입에 대지도 않았던 가공식품 핫도그를 하나 먹었더니 양쪽 엉덩이에 2주 동안이나 통증이 느껴지는 것이 아닌가! 핫도그 하나로 인한 통증을 치유하는 데 2주일이나 걸렸다.

사람들은 건강할 때는 건강하지 않는 방식으로 먹곤 한다. 나와 비슷한 병으로 아프다가 일단 건강만 되찾으면 자신의 몸을 해치는 가공식품 옥수수칩을 다시 먹을 수 있다고 생각한다. 그러나 이것이 문제의 발단이다. 장기간의 악영향을 알지 못하는 것이다. 이런 식품을 먹지 않고 나서야 제대로 알게 된다. 나는, 사람들이 몇 년에 걸쳐 지속적으로 가공식품을 먹으면 병에 걸리는 이유를 안다. 인체에 너무나 많은 가공된 음식물과 화학물질이 든 식품을 집어넣으면, 인체는 들어온 대로 반응하게 마련이다.

우리 가족은 나에게는 최고의 가족이다. 그들은 나를 너무나 많이 도와 주었다. 남편은 나를 후원하기 위해 함께 다이어트를 하였다. 아이들은 사실 어떤 선택을 할 수 있는 나이가 아니었다. 앞으로 나는 가족을 위해 두 끼의 식사를 요리할 예정이다. 그리고, 아주 가끔은 피자나 그런 비슷한 음식은 먹어도 된다고 말하면서 이런 음식을 가족들에게 준비해줄 생각도 있다. 그러나 지금 우리 가족은 식용해초와 일본식 된장국에 익숙하다. 이들은 다시마, 미역, 그리고 김을 좋아한다. 막내는 버터나 달걀을 정말로 좋아하지 않는다. 남편이 자라는 아이들에게 절대로 이런 음식을 주지 않았기 때문이다.

나의 친정쪽 친척도 나의 다이어트를 후원하였다. 나는 어릴 적에 필리핀에서 많은 해산물과 어류, 백미를 먹으면서 자랐다. 필리핀 식단은 미국 식단과 달리 장수식 다이어트에 가깝다. 지난 몇 년을 보내면서 일가친척 모임에서 내가 만들었던 여러 가지 장수식 요리를 나의 친척들은 순순히 받아들였다. 이들의 후원을 받게 된 나는 행운아였다. 우리가족은 식이요법의 많은 도움을 받았다. 우리는 훨씬 건강하다고 느끼며, 훨씬 더 건강하게 살고 있고, 그리고 나는 음식물이 인체에 미치는 영향을 한층 더 인식하고 있다.

3. 브루스 블레어

브루스 블레어는 고교시절 일본에 교환학생으로 있으면서 처음으로 선불교를 접했다. 매사추세츠주의 케이프 코드 연안의 섬인 마서즈 빈야드로 돌아와 예일대에 입학했다. 대학 재학 시절, 한국불교 조계종 78대 조사인 숭산(崇山) 선사의 가르침을 공부했다. 숭산이 미국에서 창시한 관음선종(觀音禪宗)의 핵심은 선센터와 선그룹에서 계속하는 일상적인 수행이다. 제자들과 내방객은 함께 먹고 일하고 명상하면서 점차적으로 매 순간순간 모든 생명체에 도움을 줄 수 있는 순수하게 자비로운 마음을 구하려 한다. 재학 중에 뉴헤이븐 선센터로 옮겨갔으며, 졸업 후에는 환경보호청에서 노숙자 문제를 연구했다. 예일로 돌아와서 지금은 뉴헤이븐 선센터 원장이다.

나는 뉴헤이븐 선센터의 주거 시설에서 두 집 아래에 살고 있다. 센터에는 트윙키 판매원에서 FBI 요원에 이르는 다양한 배경을 가진 제자들이 함께 살고 있다. 대다수는 예일 공동체와 코네티컷주에서 온 사람들이고, 아주 먼 곳에서 온 사람들은 적다. 여기서는 주로 평신도의 수행인 활기넘치고 격식을 갖춘 수행을 겸한 일상생활을 한다. 수행자들은 대개 서양인이지만, 기수별로 기념사진을 찍을 때마다 사진은 달라진다. 때에 따라 동양인이 많을 때도 있고 적을 때도 있다.

여기서 우리가 수행하는 가르침과 훈련의 기본방향은 '누구를 위해 나는 먹는가?' 하는 문제이다. 그것은 사람이 먹는 음식에 대한 기초적인 문제이다. 우리는 누구를 위해 먹는가? 단지 우리들을 위해서? 아니면 모든 감각이 있는 생명체를 위해서? 아니면 나 자신을 위해서? 수행을 하면서 우리는 모든 감각이 있는 생명체, 또는 채식주의, "어, 이 음식 맛있네!"라는 문구의 개념을 정확하게 알고, 주어진 상황에 올바르게 반응하라고 배운다.

이곳 수도원에서는 먹어도 되는 음식과 먹지 말아야 하는 음식에 대한 규칙이 있다. 우리는 죽은 동물은 허용하지 않고, 동물을 죽이는 데 사용될 수 있는 도구를 수도원에 들여놓지 않는다. 취하게 하는 것도 물론이다. 아주 명확하다. 다양한 수행자들은 자신들의 견해라든지 수행단계별로 자신들이 불교의 교리를 얼마나 받아들일 것인지를 택할 수 있다. 다양한 교리는 다이어트에 관해 다소 명쾌하다. 어떤 이들은 동물을 먹지 않겠다고, 또 어떤 이들은 마늘이나 골파, 종종 최음제로 여겨지는 채소를 먹지 않겠다고 맹세한다. 이런 맹세의 이면에는 이들이 방향감각을 제대로 알고서 모든 감각 있는 생명체를 고통에서 벗어나게 하고 싶어하는 열의가 있다.

당신도 좋아하고, 나도 좋아하는 어떤 음식을 먹을지 결정하는 문제로 말하자면, 그것은 열의에 달려 있다. 우리는 우리의 의견을 지켜봐야 하며, 코뚜레를 꿴 황소 끌 듯 다른 사람을 끌어오지 말아야 한다. 우리는 다른 사람이 대체로 행복하고 영양을 잘 섭취하고 있다고 생각한다. 인간뿐만 아니라 다른 생명체도 편안해야 한다. 이것은 관례적이거나 인지적인 문제가 아니라, 마음과 정신을 맑게 하는 매일매일, 모든 순간순간의 노력의 결과로 생겨나는 수행의 문제이다. 그렇게 하면, 우리는 모든 주어진 상황의 실체를 배우고, 어떻게 도움을 줄 수 있는지 깨달을 수 있다.

우리는 수행을 통해 음식과 우리의 관계를 이해하게 된다. 은둔생활을 하면서, 공식적이고 고요한 식사를 한다. 이것은 "발우공양"이라고 불리는 아주 명쾌하고 효과적인 교습형태이다. 그것은 우아하게 짜여진 동작이다. 각각 다른 음식이 각각 다른 그릇에 담기며, 식사를 하고나면 그릇을 헹구기 위한 차가 나온다. 차를 그릇에 따라서 남은 찌꺼기와 함께 차를 마신다. 그런 뒤에 각자 자신의 그릇을 물로 헹구고, 퇴수통*에 조금 남아 있는 깨끗한 물을 붓는다. 교습의 목적은 식사를 할 때 마음을 챙기는 것이고, 소중한 선물인 음식물과 함께 우리의 마음을 챙기는 것이다. 아귀는 길고 비좁은 식도와 부풀어오른 배를 갖고 있다. 우리는 퇴숫물을 마련할 때, 아귀들의 식도에 걸려 고통스러워하지 않도록 물 속에 찌꺼기가 없기를 바란다. 먹는 동안에 아귀를 해치지 않도록 조심스럽게 그릇을 깨끗이 비운다. 이것은 우리가 어떻게 먹어야 하는지에 대한 관해 마음을 챙길 수 있는 가르침의 효과적인 이미지이다.

우리들 대부분은 이런 식의 격식을 갖춘 식사를 좀처럼 하지 않는다. 평신도 생활 속에서, 우리는 스타벅스에 있든, 집에 있든, 선센터에 있든, 일상생활 속에서 고요한 마음을 지니려고 수행하고 있다. 이런 수행은 아귀에게 음식을 헌납하는 것과 뜻은 같지만, 방법은 다르다. 그것은 마음에서 우러나는 참된 방향감각을 유지하는 문제이다. 우리는 진실되게 물어보려 노력하고, 우리가 누구를 위해 먹고 있는지 기억하려 노력한다. 우리는 끝

---

* 아귀들을 위해서 베풀어줄 공양물을 담는 그릇.

까지 탐욕을 따르는지 아닌지, 아니면 다른 이들과 더불어 존재하는지의 문제에 관해 우리의 의견에 주목한다. 격식을 갖춘 식사를 할 때든 다른 곳에서 만찬을 먹을 때든, 식사를 하기 전에 우리는 언제나 두 손을 모아 합장을 하고, 식사 전후에는 고개를 숙여 절을 한다. 우리는 감사의 말을 하고 우리가 이제부터 무엇을 하려고 하는지를 되새긴다. 그리고 우리는 언제나 함께 절한다.

나는 선을 수행하는 것이 내 삶의 축복임을 알았다. 선의 수행은 내가 주의를 기울이지 않는다면, 욕망과 분노와 혐오, 그리고 무지가 나의 삶을 어떻게 지배할 수 있는지 가르쳐주는, 글자 그대로 수행의 수단으로써 제공된 것이었다.

우리는 누구인가, 그리고 우리는 우리 자신이 어떻다고 인식하는가에 대해 이상이나 인식된 이미지에서 비롯된 한없는 양의 고통이 있을 수 있다. 기본적으로, 수행은 알아가는 것이고 우리가 이미 완전하다는 것을 인정하는 것이다. 우리는 마음을 바꾸려고 수행을 하지는 않지만, 수행을 하다 보면 자연스럽게 그렇게 되어간다. 참된 수행의 자연스러운 결과, 우리는 '이미 완전한 우리'는 누구이며, 우리라는 존재는 무엇인지를 깨닫게 되는 것이다.

이런 받아들임의 감각은 우리 모두에게 도전이며, 우리가 누구이며 우리는 어떠해야 하는지 사이에서 생기는 부조화를 전달하는 생각이 엄습할 때 특히나 그러하다. 우리는 그것을 고통이라고 부른다. 보리수 아래에 앉아 있다가 샛별을 보았을 때, 붓다는 샛별을 처음 본 듯한 느낌을 받았다. 그는 만물이 이미 완전함을 깨달았다. 우리는 주거나 받기 위해 어떤 일을 할 수 있으며, 세상을 이미 갖고 있는 것을 얻으려 노력하는 단계보다는 주기 위한 기회로 바꿀 수 있다.

내가 경계하는 한 가지는, 때때로 불교도의 수행이 자기치유로 바뀔 수 있다는 생각이다. 나의 생각은 옳지 않고 아주 위험할 수도 있으며, 우리 자신을 현혹하기도 아주 쉽다. 그것은 불교도의 수행이 여러 가지 방편 및 건강한 생활방식을 강화하는 수단이 풍부하지 않다는 말이 아니지만, 우리가 동양과 서양을 구별할 때 거기에는 커다란 문제가 있다. 우리는 전통적인 방법과 현대적인 방법을 구분하는 데 있어서, 때로 한 가지 형태의 수단과 형식이 다른 것보다 우월하다고 이상화해 버린다. 우리들 개개인은 자신의 고통을 덜기 위해 가능한 한 최상의 도움을 얻을 수 있는 소중한 존재이다. 불교에서는 우리가 우리 자신의 의사가 되도록 허용하지 않는다. 우리가 의사가 될 만큼 현명하지 못할 때, 이것은 몹시 위험한 일이 될 수 있다. 그러므로 훌륭한 스승을 찾는 것은 매우 중요하다. 우리의 전통 속에서 우리는 스승을 찾는 데에 현명한 사자와 무지한 개의 차이를 아는 것에 대해 이야기를 나눈다. 우리 자신은 무지한 개를 만나고 싶어하지 않는다. 그렇지 않으면 헛다리짚은 격이 된다.

나는 사람들이 좋은 의학적 치료를 받아야 하고, 또한 강도 있는 명상수행을 해야 하고, 남에게 비밀로 해야 하는 여러 가지 상황이 있음을 안다. 공동작용의 효과가 발생하기 시작하며, 그래서 수행자들은 진실로 서로를 도울 수 있다. 이것은 '나는 누구인가, 무엇인가, 그리고 누구를 위해 먹고 있는가' 라는 질문을 진실로 강화시킨다. 만약 우리가 자신이 중요한 존재라고 느끼지 않는다면, 필요한 만큼 영양섭취를 하려고 노력하기가 매우 어려울 수 있다. 모든 감각이 있는 생명체에는 사람도 포함된다. 다른 생명체들을 돕기 위해, 우리는 존재를 유지하고, 영양을 취해야 한다. 그러나 그보다 훨씬 앞서, 우리가 표준으로 삼고 있는 문화적 아이콘을 통해 나는 알 수 있다. 왜 먹는지는 고사하고, 먹고 있는 것이 누구인지 기억하는 것조차도 매우 어려울 수 있음을 알 수 있다.

먹는 것에 관한 숭산 선사의 절 규칙:

어느 유명한 스승은 말한다. "일을 하지 않는 날은 먹지 않는 날"이라고. 일에는 두 종류가 있는데, 하나는 내면의 일이고 다른 하나는 외면의 일이다. 내면의 일은 고요한 마음을 유지하는 것이며, 외면의 일은 이기적인 탐욕을 없애고 다른 사람들을 도와주는 것이다. 먼저 일하고 그 다음에 먹어라. 조용히 먹어라. 불필요한 잡음을 내지 마라. 먹는 동안에 오로지 자신에게 집중하라. 다른 사람들의 행동에 관여하지 마라. 감사하는 마음으로 마련된 음식을 받아라. 좋아하고 싫어하는 음식에 집착하지 마라. 먹으면서 만족감을 구하지 마라. 자신의 수행에서 자신을 지탱할 수량만 먹어라. 평생 맛있는 것을 먹더라도 우리의 몸은 언젠가는 죽는다.

위대한 방편은 어렵지 않다.

단순하게 모든 선과 악의 개념을 버려라.

소금은 짜고,

설탕은 달다.

4. 제인 에어리엘

제인은 캘리포니아주 버클리에서 개인적으로 수행을 하고 있는 정신요법가이다. 버클리에 있는 라이트 인스티튜트에서 가족요법과 복수문화 문제를 가르치고 있기도 하다. 여성주의자와 포스트모더니즘의 영향을 받은 그녀의 치료법은 사람들의 체험이 형성하는 사회적, 문화적 환경의 효과를 탐구하는 것이다. 제인은 남녀 동성애자 가족들에 대한 요법과 유대인 가정에서의 어머니 역할에 관해 쓴 적이 있다. 그녀는 64살이며 손자가 세 명 있다.

오랫동안 음식물과 고군분투했다. 어린 시절, '나는 과연 누구인가?'를 알아내는데 빠져 있었고, 심각하게 충동적인 과식을 하게 되었다. 사춘기 시절부터 나는 고통을 느낄 때까지 음식을 집어삼키곤 하였다. 배고픔과는 상관이 없었다. 몸이 무거워 심한 피로감을 느낄 때까지 계속 먹었던 것 같다. 때때로 이런 기간은 내가 제과점을 전전하다가 겨우 몸을 추스릴 때까지 주기적이고 반복적으로 2~3주 동안 지속되곤 했다. 이런 기간이 언제 시작되었고, 언제 왜 끝났는지도 확실히 알지 못했다. 충동적인 과식은 병으로 여겨지기 쉽다 - 거식증(신경성 식욕 부진증)이나 과식증(신경성 식욕 항진증)에 더 초점을 맞춘다 - 그러나 많은 사람들에게 영향을 미치는 난공불락의 요새와 같은 난제이다. 사실 나는 세속적으로 아주 성공한 사람이었음에도 불구하고 내가 못 생겼으며, 그래서 내 몸이 부끄럽다고 생각하며 걷곤 했다.

심리치료사로서 나는 이 어려운 문제에 대해 많은 연구를 했지만, 나의 충동적인 과식증상은 여러 모로 여전히 미스터리다. 나의 박사 논문은 중독의 병인학(病因學)에 관한 것이며, 개별적인 존재의 과정과 관련성에 대한 수용력을 다루고 있다. 과식은 공허함을 메우는 하나의 통로이며, 그 통로는 기본 시스템 속에 또렷이 새겨진다. 두려움이 앞서면 자아의 안정감을 찾을 수 없으며, 자신이 생각에 따라 불안감을 제어하면서 살아나가야 할 방도를 위해 우리가 의존할 수 있는 음식을 습관적으로 찾게 되는 것이다. 그래서 충동성이 앞서가게 되고 그런 과정에서 우리는 심각한 자멸에 이르게 된다. 음식에서 비롯된 괴로운 감정은 고통을 불러일으킨다. 고통은 완화시키려는 무언가를 갈망하게 되며, 그래서 중독은 또다시 앞서가게 된다.

여러 해 동안 나는 도움이 될 만한 방법을 생각하지 못했다. 나는 정상적으로 식사를 하는 사람들을 부러워하면서 쳐다보았다. 그러나 차츰, 마음을 챙기는 수행, 머물면서 의식을 집중하는 수행이 유일하게 내가 실행할 수 있는 해결방안임을 깨닫기 시작했다. 예전에 아무 생각 없이 음식을 향해 뻗던 손을 멈추는 방법, 예전에 습관적으로 감각작용을 무시해 버리는 습관을 고치는 방법을 알아내야 했다.

처음 먹는 한 입의 음식이 스스로를 파멸로 몰아넣지 않게 해야 한다는 사실을 기억하기 위해서 나는 음식을 입에 넣기 전에 '5가지 명상'을 시작하였다. 모든 음식을 천천히 씹어야 한다고 다짐하곤 하였다. 나의 정신을 살찌우기 위해 먹고 있다고 나 자신에게 되새겨주곤 하였다. 때때로 이런 노력들은 효과가 있었지만, 없기도 했다.

나에게 있어 음식은 결코 중립적인 물질이 아니다. 습관적인 과정에 대항하기 위해 마음을 챙기는 수행과의 지속적인 투쟁이 남아 있다. 그러나 나는 이제 나이가 들었고, 과식하는 경우가 많지 않으며, 이팔청춘도 아닐 뿐 아니라, 제대로 음식조절을 하지 못한다고 자신을 책망하지도 않는다. 따라서 부끄러워하지 않게 되었고, 그래서 친지들에게 도움을 청하기도 한다. 특히 온갖 종류의 음식물이 풍성하게 마련되어 있을 때면 그렇다. 나는 그들에게 "너 정말로 이거 먹고 싶니?"라고 말해달라고 부탁한다. 그리고 요즘은 이 말이 항상 나를 멈추게 한다. 나의 경우로 말하자면, 음식 이외에 다른 사정으로 근심이 생기는 시간과 공간에서, 근심거리를 잊기 위한 노력으로 감각작용을 무시해 버릴 수 있는 단 한 가지의 표현방식이 음식이다. 지금의 나는 예전과 달리 나의 내면에서 일어나는 현상을 주의깊게 살필 수 있다. 그것이 고통스럽더라도 그것은 나의 정신 수행의 행위들이다.

즉석식품과 무의식적인 식사는, 성공과 그밖의 "높은 곳"을 좇기 위해 행하는 많은 것들과 마찬가지로 오늘날의 소모적인 라이프 스타일의 일부이다. 대부분의 젊은이들은 순간에 머무는 것이 얼마나 중요한지 실감하지 못한다. 지나간 내 인생의 많은 면에서, 수도승의 말대로 '깨달음'을 얻기 위하여 지나간 내 인생을 천천히 살았으면 좋았을 텐데! 음식에 관한 한, 지금 나는 충동적인 식탐의 경우를 제외하고 실제로 건강하게 먹고 있으며, 이런 식탐은 보통 금방 지나간다. 나는, 나와 관련된 각각의 경험과

관계의 본질이 그러하듯이, 나의 모든 생각과 행동이 몸과 마음으로 연관
된다는 사실을 계속 의식하려고 노력한다.

맺음말

"우리가 먹는 음식과 동일시될 때, 우리는 모든 우주와 동일시된다. 우리가 모든 우주와 하나일 때, 우리는 먹는 음식과 하나이다." – 도겐

  마음을 챙기는 식사법 수행을 계속하다 보면 영양섭취와 체중감량을 뛰어넘어 그 이상의 효과를 얻게 된다. 우리는 공존을 존중하는 방식으로 소비하게 된다. 만일 우리가 가족 농장과 유기농 재배 식품을 지원하는 방법으로 음식을 섭취하면서 좋은 카르마를 쌓지 않으면, 오늘날 우리가 활용하는 자원을 후손에게 물려주기 힘들 것이다.

  틱낫한은 말한다.

"우리는 음식을 많이 먹으면 먹을수록, 더 많은 고통이 따르고 우리의 사회에도 더 많은 고통을 생기게 한다. 마음을 챙기는 영양섭취는 이런 현 상황에서 유일한

방법이며, 우리의 몸과 마음, 그리고 사회 공동체와 사회의식을 망가뜨리는 행위를 멈추게 하는 유일한 방법인 것 같다."

우리는 마음을 챙기는 수행을 통해서 이런 파괴행위를 멈추기 위해 한 발 나아가게 된다. 매일 비폭력 영양섭취를 수행할 때마다, 우리의 마음은 더 고요해지고, 이해심과 자비심의 에너지가 마음에 스며든다. 우리가 먹는 음식과 씨름할 이유도 없어지고, 몸에 좋은 음식을 즐거운 마음으로 먹는다. 모든 생명체와 인간의 관계를 알고 있기 때문에 외로움이 사라진다.

머지않아 마음을 챙기는 식사법은 쉽게 느껴질 것이다. 우리가 머무는 순간을 완전히 의식하면, 우리에게 해가 되거나 취하게 하는 음식을 먹지 않을 것이다. 음식은 더 이상 고통의 근원이 아니라 고통에서 벗어나는 자유를 얻는 통찰력의 길이 될 것이다. 그래서 인생 모든 면에서도 이런 즐거움을 향유할 수 있다. 책을 읽거나 이메일을 보낼 때 완전히 의식을 집중할 수 있다. 두려움이 사라지고, 우리는 더 이상 분노와 좌절의 희생양이 되지 않을 것이다.

♠ 부록 A – 마음을 챙기는 식품 리스트

　지금, 주방에 음식이 넘쳐날지는 모르겠지만, 과연 먹고 싶은 음식이 있는가? 아니면, 찬장이 비어 있다면, 과연 시장을 볼 시간이 있을까? 또는 누가 어떤 것을 사야할지 알고 있는가? 식품 저장실이나 냉장고에 보관해야 할 추천 품목을 아래에 서술하였다. 이 목록은 2인 가족용이다. 이런 목록에 이어 구입해야 할 품목들과 각 품목에서 고려해야 할 요인들에 관한 좀더 종합적인 리스트를 실었다.

1) 쉽게 부패하지 않는 식품

곡물

수량	품목
13온스, 한 팩	유기농 일본식 메밀국수
2파운드, 한 팩	유기농 현미
12온스, 한 상자	100% 완전 밀로 된 쿠스쿠스 밀
14온스, 한 상자	유기농 키노아/ 완전 기장/ 비름
한 덩어리	100% 유기농 완전 밀/귀리 빵
16온스, 한 상자	100% 오트밀

통조림 음식, 간식, 그리고 조미료

수량	품목
8온스, 한 캔	죽순
10온스, 한 병	유기농 칼라마타 올리브
14온스, 한 캔	유기농 코코넛 우유
32온스, 2통	유기농 묽은 채소 수프

28온스, 한 캔	유기농 완전 토마토
16온스, 4캔	유기농 렌즈콩/ 팥/ 이집트콩
16온스, 한 병	유기농 살사
9온스, 한 용기	유기농 디종 겨자
16온스, 한 병	유기농 무가당 땅콩/아몬드 버터
10온스, 세 꾸러미	유기농 무염의 생 아몬드/피칸/호두
3온스, 한 꾸러미	유기농 무염의 생 호박씨
32온스, 한 꾸러미	해초(미역 다시마 등 갈조류/ 톳나물/김)
3온스, 한 용기	요오드 처리된 무정제/ 바다 소금
3온스, 5용기	나륵풀/오레가노/로즈마리/세이지/실란트로 등 말린 향신료
3온스, 2용기	인도 카레/케이준 같은 조미료
2온스, 4봉지	태국 적색/녹색 카레

기름과 식초

수량	품목
16온스, 한 병	유기농 생사과즙 식초
16온스, 한 병	유기농 발삼/적색 식초
16온스, 한 병	고열 요리를 위한 포도씨유나 유기농 캐놀라유
16온스, 한 병	유기농 엑스트라 버진 올리브유

냉동식품

수량	품목
10온스, 2봉지	유기농 블루베리/나무딸기
10온스, 한 봉지	유기농 에다마메(콩과 녹색 꼬투리를 통째로 삶아 살짝 급냉동한 식품)
10온스, 한 봉지	유기농 콩(녹색 꼬투리를 반으로 겹친 부분을 잘라서 살짝 삶아 급냉동한 식품)

차, 커피, 그리고 음료

수량	품목
사람마다 차이가 있음	미네랄/ 용기에 든 샘물. 집에서 카본 필터를 사용하면 많은 독성물질을 여과하고 낭비를 줄일 수 있다.
2상자	녹차/백차/허브차/ 홍차
1병	커피 대용품
12온스, 한 통	자유무역의 유기농 커피

2) 부패하기 쉬운 식품

아래 사항은 달걀과 유제품을 먹으면서 채식주의를 하는 2인 가정에게 매주 구입하라고 추천하는 부패하기 쉬운 품목의 목록이다. 대부분의 식사를 집에서 할 경우의 양이다. 채식주의가 아닌 사람들은 신선한 생선(자연산 가자미류, 자연산 납서대과 어류, 그리고 자연산 연어), 훈제 연어, 그리고 지방이 적은 유기농 쇠고기 및 가금류 고깃덩이를 추가할 수 있다. 절대 채식주의자는 단백질 섭취를 위해 견과류, 씨, 콩과 같은 식물성식품을 더 많이 섭취해야 할 것이다.

채소

수량	품목
12온스, 한 다발	유기농 시금치
한 다발	유기농 적엽상추
한 다발	유기농 셀러리
한 포기	유기농 꽃양배추
10온스, 한 팩	작은 송이버섯
한 개	영국산 개량 오이
한 개	가지
한 개	붉은 피망

| 2개 | 멕시코 고추(할레피뇨) |
| 4개 | 덩굴이 익은 토마토(집에서 익히기 좋음) |

과일

수량	품목
3파운드, 한 팩	유기농 적색 사과
16온스, 한 꾸러미	유기농 딸기
6개들이 한 상자	자몽
한 팩	녹색 포도
4개	서양자두
4개	배

콩

수량	품목
4온스, 2팩	유기농 템페(콩으로 만든 발효식품)
한 용기	유기농 일반된장

유제품과 달걀

수량	품목
1/2갤런, 한 통	유기농 무지방이나 저지방 우유
12개, 한 다스	방목으로 사육한 닭의 유기농 달걀
1쿼트, 2병	저지방의 첨가제가 들어 있지 않은 유기농 케피어
16온스, 3용기	유기농 저지방 커티지 치즈
32온스, 2용기	무지방이나 저지방의 첨가제가 들어 있지 않은 유기농 요구르트
8온스, 2봉지	채식주의자를 위한 유기농 치즈

식료품 품목 및 고려해야 할 사항

1. 유제품	
문제	**고려사항**
먹어야 하나, 말아야 하나?	동물은 도살되지 않지만 공장형 농장에서 사육되면서 고통을 받는다. 그러나 유제품은 영양이 풍부하며 특히 칼슘이 많고 유익한 균을 포함하기도 한다. 서로 다른 문화권에서 원인불명의 선천성 유제품 알레르기를 가진 사람이 많다.
유기농	항생물질, 스테로이드, 그리고 다른 화학약품으로 가축을 기르지 말아야 하고 가축에게 주입하지 말아야 한다.
슈퍼식품	요구르트와 케피어 같은 인체에 유익한 균이 들어 있는 제품을 선택할 것.
무첨가제/ '플레인' 유제품	설탕, 변형된 옥수수 전분, 향미료 등이 첨가되지 말아야 한다. 가공 치즈를 피할 것. 주의 : "진품 유제품"이라고 표시한 품목들도 많은 당류나 해로운 첨가제를 포함할 수 있다. "플레인"이라는 라벨이 붙은 요구르트도 염료나 옥수수 시럽이 들어 있을 수 있다.
저지방	버터나 크림 같은 포화지방이 많은 제품을 피할 것. 온스당 2~6그램의 지방이 들어 있는 치즈를 찾을 것. 저지방 치즈나 커티지 치즈, 우유, 그리고 우유를 살 것(첨가 혼합물을 피할 것). 리코타 치즈나 염소 치즈와는 달리, 체더 치즈처럼 단단한 치즈는 일반적으로 지방이 더 많이 들어 있다(그러나 탄수화물은 더 적게 들어 있다).
무혼합물	혼합물을 첨가하여 무지방으로 만든 일부 제품들도 있다. 무지방 커티즈 치즈나 크림 치즈도 종종 식용 전분, 유장, 그리고 말토 덱스트린을 첨가하고 있다. 혼합물이 들어 있지 않은 다양한 저지방 식품을 찾을 것.
채식주의자	레닛(응유효소) 대신 비동물적 방법을 이용한 치즈를 찾을 것.
저당류	아이스크림 같은 제품을 피할 것.
포장지 최소화할 것	큰 통에 든 요구르트를 살 것. 낱개 포장한 치즈를 피할 것.

문제	고려사항
먹어야 하나 말아야 하나?	빽빽하게 기른 닭은 도살되지 않지만 공장형 농장에서 많은 고통을 받게 된다. 콜레스테롤 수치가 높은 사람은 적당한 양의 달걀을 먹거나 달걀 흰자위를 먹어야 한다.
유기농 달걀	항생물질, 스테로이드, 기타 화학약품으로 닭을 기르거나 닭에게 주입하지 말아야 한다. 100% 식물성 사료라는 말도 유기농을 의미하지는 않지만 그래도 건강에 중요한 문구이다.
방목	목초지에 드나들 수 있다. 그러나 유기농 사료로 길렀는지, 비좁고 더러운 양계장에서 키웠는지가 문제이다.
무첨가제	달걀 관련 식품은 대개 식용 전분, 소금, 그리고 조미료를 종종 가미하기도 한다. 오로지 달걀 흰자위를 사려고 마음먹었으면 "100% 흰자위"라고 표시되어 있는지를 확인할 것.

3. 과일과 채소류

문제	고려사항
먹어야 하나, 말아야 하나?	가장 제한적인 식이요법도 과일와 채소를 권장하고 있다. 가장 좋은 영양물 섭취를 위하여 광범위하게 다양한 식품을 먹을 것.
제철식품	대부분 영양분이 풍부하고 맛이 있으며, 지방 산물이므로 에너지원을 제대로 보존하고 있다.
유기농/과도기적 식품	독성물질로부터 환경을 보호해주고 농약으로부터 인체를 지켜준다. 아주 많은 농약 잔류물을 보유한 식품도 있다 – 유기농로 바꿀 것. 사과, 피망, 셀러리, 체리, 넥타린, 복숭아, 배, 감자, 나무딸기, 시금치와 딸기는 주의할 것.
지역식품	시골의 공동체를 지원할 것. 대개 유기농/과도기적이고, 제철식품이다.
혈당지수가 낮은 식품	혈당량을 급속히 높이는 식품을 피할 것. 감자, 옥수수, 당근, 아티초크, 방울다다기 양배추, 플랜틴 바나나, 얌, 순무처럼 전분이 많은 식물의 섭취를 줄일 것. 파인애플과 수박 등 열대성 과일은 대개 혈당지수가 높다.

유전자 변형식품이나 교배종 식품을 피할 것	옥수수, 호박, 그리고 파파야는 종종 유전자 변형 식품일 수 있다. 교배종 주의할 것: 플루오트는 서양자두와 살구 교배종이며 당분이 아주 높다.
슈퍼푸드	딸기, 사과, 감귤류 과일, 브로콜리, 아보카도, 고추, 그리고 선명한 색깔의 채소, 시금치와 기타 짙은 녹색 잎 채소를 선택할 것. 슈퍼푸드 목록을 참조할 것.
신선도	대추야자 열매와 건포도는 칼로리가 높고 혈당지수가 높은 편이다. 통조림에 든 과일이나 과즙은 당분이 높고 식이섬유가 낮다. 냉동 제품은 많은 영양분을 보존하고 있으며 통조림 식품보다도 적은 나트륨을 함유하고 있다.
포장지를 최소화할 것	플라스틱 포장한, 미리 조각낸 과일과 채소 포장을 피할 것. 이런 식품은 신선도가 떨어지기 쉬우며 방부제를 첨가하기 쉽다.

4. 곡물

문제	고려사항
먹어야 하나, 말아야 하나?	많은 곡물 식품은 혈당량을 급속히 높인다. 많은 양의 밀을 먹으면 밀 알레르기 위험을 늘려주고 특정한 식품들에 대한 내성을 줄어들게 만들 수 있다.
유기농	화학약품 분무 및 화학비료를 곡물에 사용하지 말아야 한다.
유전자 변형되지 않은 옛날곡물	몸에 유익한 영양소가 많고 다양한 유전인자를 그대로 보존하고 있다. 옥수수빵은 유전자 변형 옥수수로 만들어지기 쉽다. 일부 수소가 첨가된 콩기름이나 캐놀라유 그리고 옥수수 시럽과 마찬가지로 유전자 변형 첨가제를 피할 것.
무중독성	일부 수소가 첨가된 콩기름이나 캐놀라유, 그리고 옥수수 시럽 같은 성분을 피할 것. 즉석에서 먹을 수 있는 시리얼은 종종 많은 양의 첨가제를 함유하고 있다.
100% 완전밀	"밀가루"가 주성분으로 표시되어 있으면(표백하지 않고 영양분을 높게 만들고 브롬 처리하고 멧돌로 빻은 밀가루라 하더라도), 정제된 밀가루이다. 100% 완전 밀가루를 찾을 것.

멧돌로 간 곡물	더 많은 영양소를 보존하고 있다.
혈당지수가 낮은 곡물	완전 밀의 파스타, 쿠스쿠스 밀, 그리고 현미는 빨리 혈당량을 높인다. 키노아, 스펠트 밀, 그리고 캐머트 밀은 그렇지 않다.
저염	상점에서 파는 빵에 많은 나트륨이 들어 있을 수 있다. 두 조각당 350밀리그램을 찾을 것.
고식이섬유	1회 분량당 3그램 이상 식품을 찾을 것.
트랜스 지방 피할 것	수소 처리나 일부 수소 처리한 기름과 지방을 피할 것
완전식품	소금이나 첨가제가 많이 든 포장된 혼합곡물 대신에 자연 그대로의 형태인 곡물을 살 것. 자신의 빵은 자신이 구울 것.
포장지를 최소화할 것	대량 구매할 것.

5. 채식주의자의 단백질 공급원

문제	고려사항
먹어야 하나, 말아야 하나?	대개 고기보다 포화 지방이 적게 들어 있고 칼슘 여과가 생기지 않는다. 그러나 아미노산을 완전하게 공급하지는 못할 것이다.
콩 제품	된장, 낫토, 템페처럼 발효된 식품을 선택할 것(유기농을 살 것. 콩도 유전자 변형 식품이기 쉽다). 디저트용 두부나 미리 양념을 한 두부처럼 설탕이나 첨가제가 든 식품을 피할 것. 가수분해한 콩단백질을 피할 것. 혼합물을 포함한 일부 저지방 식품도 있다.
견과류와 씨	날 것인, 무염의 품목을 선택할 것. 덜 자란 견과류와 씨를 먹어볼 것
후머스	소금, 기름, 그리고 첨가제가 많이 든 식품을 피할 것.
고기 대체품	피하거나 적당히 먹을 것. 소금이나 가수분해한 콩단백질 같은 첨가물이 너무 많다.
포장지를 최소화할 것	대량으로 살 것.

6. 고기

문제	고려사항
먹어야 하나, 말아야 하나?	단백질의 탁월한 공급원. 그러나 동물이 도살되고 대개 포화지방이 많이 들어 있고 많은 화학약품을 함유하기도 한다.
슈퍼푸드	연어 및 기타 기름기가 있는 생선은 오메가-3 지방산이 높다.
저지방	안심과 등심처럼 지방이 적은 부위를 찾을 것. 껍질을 제거한 흰색고기(닭, 돼지 등)를 살 것. 생선과 해산물은 포화 지방이 낮다. 물로 통조림한 생선을 살 것.
유기농/풀로 키운 가축	항생물질, 스테로이드, 기타 화학약품을 가축에게 주입하지 말아야 한다. 소는 목초지에서 풀을 먹고 자라야 한다.
자연산	양어장에서 키운 어류에는 폴리염화비페닐과 다이옥신이 아주 많이 쌓이게 된다. 통조림한 연어는 대개 자연산이다.
방목	가금류는 목초지에 드나들게 된다. 그러나 비좁고 더러운 우리에서 사육될 수 있으며 유기농이 아닐 수 있다.
저수은 함량	어류 차트 참조. 황새치와 참치는 독성물질이 쌓이기 쉽다.
무첨가제	고기에 향미료나 방부제를 첨가하기 쉽다.
완전식품	핫도그, 런치고기, 빵가루를 묻힌 생선 바를 피할 것.
포장지를 최소화할 것	대량으로 살 것.

7. 기름과 조미료

문제	고려사항
먹어야 하나, 말아야 하나?	음식의 맛을 보강한다. 그러나 많은 조미료는 칼로리가 높고 영양소가 적다. 잼과 케첩은 당류가 많으며, 스테이크 소스는 소금이 많다. 첨가제 없이 음식을 요리하거나, 레몬이나 생강이나 칠리로 요리할 것. 기름에 튀긴 식품을 피할 것.

자연식품	페스토나 고추냉이 같은 조미료를 찾을 것.
기름	샐러드용으로, 유기농 착유기로 짜낸 엑스트라 버진 올리브유를 선택할 것. 포도씨 기름은 고열의 요리용 기름으로 좋다.
겨자	설탕이나 다른 첨가제가 들어 있지 않은 유기농 겨자를 찾을 것.
샐러드 드레싱	설탕이 가미되지 않은 적색 또는 발삼 식초를 이용할 것.
후추, 허브, 그리고 양념	신선한 조미료를 선택할 것. 양념 혼합물을 소금과 섞지 말 것.
살사	소금이 적고 오로지 식물성 성분을 함유한 브랜드 상품을 살 것.
땅콩버터, 기타 견과류 버터	견과류는 단 하나의 성분으로 되어야 한다. 다양한 유기농 제품을 찾을 것.
포도주	포도주로 요리하면 알코올 성분 없이 음식에 맛을 가미한다.
카레	인도 태국 카레를 먹을 것. 양념 혼합물에 첨가제를 넣지 말 것.
소금	피하거나 사더라도 정제되지 않은 소금을 살 것.
포장지를 최소화할 것	허브와 양념을 대량으로 살 것.

8. 음료수

문제	고려사항
마셔야 하나, 말아야 하나?	물은 중요한 음료이다. 별도로 몸에 좋은 대체품도 있다(아래 내용 참조).
물	식료품점에서 미네랄이나 샘물을 찾을 것. 디자이너 음료나 맛을 가미한 셀처 탄산수를 피할 것.
유제품과 콩	탈지유나 저지방 유기농 우유. 첨가제가 들어 있지 않은 무가당 유기농 두유.

주스	당분이 높고 식이섬유가 낮으며 종종 첨가제를 함유하고 있다. 과육과 함께 신선하게 짜낸 주스를 찾거나, 유기농 과일에서 자신이 직접 짜낸 과즙을 과육과 함께 먹을 것.
차	무가당, 카페인이 없는 차를 찾을 것. 얼음으로 차게 한 차, 디저트차, 혼합차는 당분과 칼로리가 높다. 병에 든 차를 구입시, 옥수수 시럽이나 차와 물 이외에 다른 성분이 없는 차를 찾을 것.
커피	공정 거래된 제품을 선택할 것. 카페인 성분을 절제하는 카피 대체품을 마실 것.
포도주	적포도주는 산화방지제가 많이 들어 있다. 적당히 즐길 것.
포장지를 최소화할 것	큰 병을 선택할 것. 주스 박스를 구입하는 대신에 재활용 용기에 마실 것을 가지고 다닐 것.

자. 통조림, 냉동, 포장식품

질문	고려사항
포장식품	편리하지만 영양분이 제일 적고 가장 많은 독성물질, 정제된 밀가루, 설탕, 소금, 첨가제, 트랜스 지방을 함유하고 있다. 포장지 최소화와는 거리가 멀다. 묽은 유기농 채소 수프 같은 완전식품으로 된 품목을 찾을 것. 특히 유행어에 유의할 것. 시리얼이나 크래커에 저지방, 유기농 또는 자연산이라고 표시할 수 있고 여전히 온갖 종류의 독성 물질을 함유할 수 있다.
통조림, 냉동식품, 병식품	몸에 아주 좋은 김치나 사워크라우트 같은 발효식품, 통조림 호박, 올리브, 케이퍼, 그리고 코코넛 밀크 같은 자연식품을 선택할 것. 소금을 치거나 양념을 한 채소 통조림이나 과즙이나 설탕이 든 과일 통조림을 피할 것. 신선할 때 먹어야 더 많은 영양소를 섭취할 수 있음을 상기할 것. 냉동된 과일이나 채소는 종종 많은 영양가를 잃기 쉽다. 이런 식품을 고른다면 영양가를 유지하기 위하여 끓이는 대신에 스팀으로 데울 것.

♠ 부록 B – 마음을 챙기는 식사 추천 식단

조금 이상하게 들릴 수도 있지만, 많은 사람들이 식이요법을 하면서 먹지 말아야 되는 음식이 늘어나면, 자신의 음식 선택 폭이 더 넓어진다는 것을 알게 된다. 채식주의로 "전향한 사람"들은 전혀 입에 대지 못하던 새로운 과일이나 채소를 알게 된다. 사과, 바나나, 그리고 오렌지 이외에 스타 프루트, 망고스테인, 히카마, 그리고 차요테를 찾는다.

지금은 간단하게 온라인으로 조사하거나 서점에서 책을 뒤적거리면서 몇 천 가지에 이르는 맛있고 건강에 유익한 조리법에 접하는 것은 그리 어려운 일이 아니다. 아래의 끼니 추천식단은 달걀과 유제품을 먹는 채식주의자들을 위한 것이다. 절대 채식주의자들의 식단은 별표로 표시하였다. 그리고 이런 식단은 건강한 식사법을 위한 13가지 지침에 추가된다. 자연 그대로의 슈퍼푸드이자, 일반적으로 저지방, 저칼로리, 저탄수화물 식품이다. 마음을 챙기면서 고기를 먹을 수도 있지만, 여기서는 광범위한 고기 없는 식단을 추천한다.

아침

무가당 두유 스무디: 복숭아/혼합 딸기류 과일/ 살구/키위, 선택할 것.
무가당 계피와 너트메그를 뿌린 뜨거운 아마 시리얼이나 오트밀.
해바라기씨와 사과 조각을 곁들인 키노아죽
유기농의 완전 천연 땅콩버터가 들어 있는 자연곡물 호밀빵
신선한 제철식품
고식이섬유 식품인, 두유를 끼얹은 100% 천연 귀리나 곡물 시리얼

귀리, 견과류, 그리고 아마씨를 재료로 집에서 구운 아침식사용 바

달걀과 채소 오믈렛: 시금치, 올리브, 그리고 페타치즈/ 블루치즈와 신선한 나륵풀/버섯, 토마토, 그리고 디종 겨자/ 염소치즈와 포르타벨라 버섯, 선택할 것.

달걀 흰자위 프리타타: 아스파라거스와 파마산 치즈/ 어린 양배추 잎에 곁들인 모짜렐라 치즈, 선택할 것.

딸기를 얹은, 집에서 만든 뮤즐리와 탈지유

저지방 커티지 치즈와 신선한 자몽

두부 스크램블: 엑스트라 버진 올리브유로 허브와 채소를 잘게 썬 두부와 함께 튀긴 요리

신선한 딸기류 과실과 아마씨를 곁들인, 저지방이고 첨가제가 들어 있지 않은 요구르트

혼합 샐러드: 오렌지, 피칸, 그리고 고추를 곁들인 부드러운 덜 자란 상추, 아루굴라, 그리고 치커리의 혼합물 또는 덜 자란 시금치 밑단/호두 및 배 조각/부드러운 덜 자란 상추, 아루굴라, 그리고 치커리를 곁들인 염소치즈/ 템페와 방울다다기 양배추/ 시금치와 포르타벨라, 선택할 것. 적색 식초나 발삼 식초를 이용할 것.

잘게 썬 태국 양배추: 생양배추, 후추, 고수 열매, 그리고 망고 조각

멕시코 샐러드: 히카마, 후추, 양파, 그리고 무

태국 솜탐 샐러드: 생파파야와 토마토, 칠리, 마늘, 땅콩

건강에 유익한 샌드위치: 무가당 디종 겨자로 맛을 낸 적상추, 토마토, 그리고 포르타벨라 버섯을 곁들인 거무스름한 호밀빵

오레가노, 토마토, 그리고 템페와 섞은 생호박 스파게티

부처님의 성찬: 무가당 저염 간장으로 무쳐서 재빨리 볶은 아시아산 채소

석쇠로 구운 서양 호박, 양파, 고추, 그리고 체리 토마토

두부를 채운 피망

배추와 죽순이 든 메밀국수

수프: 무가당 가스파초/태국의 뜨겁고 신 수프/ 저염 된장 수프/ 두부, 중국 버섯, 그리고 셀러리가 든 묽은 채소죽/무가당 두유가 든 브로콜리 퓌레나 아스파라거스 퓌레 중에서 선택.

태국 채소쌈 : 집에서 만든 땅콩 소스를 곁들여서 상추에 콩나물, 오이 그리고 허브를 싼 음식

인도 카레: 혼합 채소/ 꽃양배추/이집트 콩

타이 카레: 후추, 나륵풀, 깍지완두와 두부를 섞은 저지방 코코넛 밀크와 적색이나 오렌지색이나 녹색 카레

한 가지 양념을 한, 브로콜리와 나륵풀을 넣어 재빨리 볶은 음식

봄양파와 표고 버섯을 곁들인 시라타키(일본 두부 국수)나 해초 국수

허브를 곁들인 두부 덩어리

해초, 현미, 아보카도, 그리고 오이를 말아서 만든 채식주의자용 초밥. 천연 소금물에 절인 생강과 고추냉이를 함께 먹을 것

채식주의자용 칠리

참깨 두부와 김치

햇볕에 말린 토마토와 브로콜리를 곁들인 페스토 두부

데리야키 세이탄(고기 대체품)과 채소를 곁들여 재빨리 볶은 것

그리스 샐러드: 페타 치즈, 올리브, 토마토, 그리고 오이

카프리식 샐러드: 토마토, 나륵풀, 신선한 모자렐라 치즈(보콘치니 치즈)

가지, 토마토, 그리고 리코타 치즈를 구운 음식

그루이에르 치즈를 얹어 구운 꽃양배추

흰자위 및 식물성의 껍질이 없는 키시(치즈 · 베이컨 파이의 일종)

스낵과 디저트

신선한 에다마메(일본콩)

후머스(이집트콩을 삶은 음식)를 곁들인 생채소

유기농 완전 자연산 땅콩버터를 바른 아마 크래커

신선한 제철 과일과 액상 100% 다크 초콜릿

100% 다크 초콜릿과 맛차(가루 녹차)를 입힌 아몬드

생견과류와 씨앗: 호두, 피칸, 아몬드, 캐슈, 개암, 브라질 견과류, 땅콩, 해바라기 씨, 호박씨

망고나 살구 조각과 함께 끓인 코코넛과 두유

생디저트: 캐럽 콩가루가 밴 캐슈퓌레/ 레몬, 바닐라, 그리고 코코넛이 배어든 캐슈 퓌레

브리 치즈, 카망베르 치즈, 그리고 포도

집에서 만든 딸기와 저지방 요구르트 아이스 캔디

음료수

차: 허브차, 홍차, 녹차 백차

맛차(일본 다도의 녹차)

천연 바닐라 또는 개암 추출물을 곁들인 뜨거운 무가당 두유

신선한 레몬이나 라임을 탄 뜨거운 물이나 얼음으로 차게 한 물

신선한 코코넛 밀크나 무가당 두유

뜨거운 무가당 콩차

과육과 신선한 과즙

맛차와 함께 스팀으로 데운 탈지유

신선한 박하를 곁들인 탈지유나 저지방 우유

♠ 부록 C – 5가지 마음챙기기 훈련

첫 번째 마음챙기기 훈련

죽음으로 생기는 고통을 알고 있으므로 측은히 여기는 마음을 길러 사람들, 동식물, 그리고 무기물의 생명체를 보호하는 여러 가지 방법을 익히기로 맹세한다. 내 마음 속으로 그리고 내 인생 행위로 죽이지 않기를, 다른 사람을 시켜서 죽이지도 않기를, 그리고 이 세상에서 어떠한 죽이는 행위도 묵인하지 않기를 결의한다.

두 번째 마음챙기기 훈련

착취, 사회적 불법행위, 도둑질, 그리고 억압으로 생기는 고통을 알고 있으므로, 사랑이 깃든 친절을 배양해서, 사람들, 동식물, 그리고 무기물의 행복을 위해 일하는 여러 가지 방법을 익히기로 맹세한다. 나의 시간과 에너지, 그리고 물질자원을 정말로 필요로 하는 이들에게 나누어주면서 자비를 실천하기로 맹세한다. 남의 것을 훔치지 않기를, 그리고 다른 사람의 소유물을 빼앗지 않기를 결의한다. 다른 사람의 자산을 중시하지만, 다른 사람이 인간의 고통이나 지구상의 다른 종(種)의 고통을 통해 이득을 얻는 행위를 방지할 것이다.

세 번째 마음챙기기 훈련

음행으로 생기는 고통을 알고 있으므로, 책임감을 배양해서 부부와 가족, 그리고 사회의 안전과 순결을 보호하는 여러 가지 방법을 익히기로 맹세한다. 사랑 그리고 장래의 서약 없이 육체관계를 갖지 않기를 결의한다. 나 자신과 다른 사람들의 행복을 위해, 나의 서약과 다른 사람의 서약을 존중하기를 결의한다. 아이들을 성적 학대로부터 보호하기 위해 그리고 부부나 가족이 음행에 의해 파탄되지 않도록 내가 할 수 있는 최선을 다할 것이다.

네 번째 마음챙기기 훈련

마음에 없는 말을 하거나 다른 사람의 말에 귀를 기울이지 않아서 생기는 고통을 알고 있으므로, 다른 사람에게 즐거움과 행복을 주기 위해 그리고 다른 사람의 고통을 덜어주기 위해 사랑이 깃든 말을 하기로 그리고 남의 말을 주의깊게 듣기로 맹세한다. 이런 말들이 행복이나 고통을 생기게 하는 것을 알기 때문에, 자신감, 즐거움, 그리고 희망을 불어넣는 단어를 사용해 진실하게 말하는 데 익숙해지기로 맹세한다. 확실한 내용도 모르는 소문을 퍼뜨리지 않기를, 그리고 확인하지 않은 일을 비판하거나 비난하지 않기를 결의한다. 분열이나 불화를 일으킬 수 있는 또는 가족이나 공동체에 금이 가게 할 수 있는 말을 하지 않을 것이다. 아무리 사소하더라도, 모든 충돌을 융화하고 해소시키는 데 최선을 다할 것이다.

다섯 번째 마음챙기기 훈련

마음을 챙기지 않는 영양섭취로 생기는 고통을 알고 있으므로, 마음을 챙기면서 먹고 마시는 방법을 수련해서 나 자신, 나의 가족, 그리고 사회를 위해 육체적, 정신적으로 좋은 건강을 배양하기로 맹세한다. 내 몸과 마음에서, 그리고 내 가족과 사회에서 평화, 평온 그리고 즐거움을 유지하기 위한 음식만 섭취하기로 맹세한다. 술이나 마약을 하지 않기를, 그리고 해로운 음식이나 해가 되는TV 프로그램, 잡지, 책, 영화, 이야기 등을 받아들이지 않기를 결의한다. 이런 독소로 내 몸과 마음에 해를 입히는 것은 나의 조상, 부모, 사회, 자손을 배신하는 행위라고 알고 있다. 나 자신과 사회를 위해 식이요법을 수련해서 나 자신 속에서 그리고 사회에서 폭력, 두려움, 성냄, 그리고 혼란을 근절하는 데 힘을 쓸 것이다. 적절한 식이요법은 본인과 사회 쇄신을 위해 필수적임을 안다.

♠ 부록 D - 틱낫한의 참여불교가 가르치는 14가지 교훈

1. 어떤 원칙, 이론, 이데올로기, 불교의 가르침이라도 맹신하거나 얽매이지 않는다. 불교의 사유(思惟) 방식은 깨달음에 이르게 하는 방편이며, 절대적인 진리가 아니다.

2. 현재 가지고 있는 지식이 불변의 절대적인 진리라고 생각하지 않는다. 편협한 마음을 갖지 않고 현재의 관점에 얽매이지 않는다. 열린 마음으로 다른 사람의 견해를 받아들이기 위해 자신의 관점에 대한 집착에서 벗어나는 방법을 배워서 수행한다. 진리는 삶 속에서 찾을 수 있고, 그리고 개념적인 지식일 뿐이다. 자신의 전체 삶을 통해 배우고 그리고 자기 자신과 세계 속에서 언제나 진리의 실체를 관찰하기로 다짐한다.

3. 권위적인 태도, 협박, 금전 거래, 선전, 또는 심지어 교육과 같은 어떤 수단으로도 아이들을 포함한 다른 사람들에게 자신의 견해를 채택하라고 강요하지 않는다. 그러나 자비로운 대화를 통해, 다른 사람들이 맹신이나 편협한 마음을 버리도록 도움을 주기로 다짐한다.

4. 고통을 피하지 않고 또는 고통 앞에서 외면하지 않는다. 세상사에서 고통의 존재를 깊이 알아차리도록 다짐한다. 고통을 받고 있는 사람들과 함께 있기 위해 개인적인 접촉, 방문, 그리고 음성을 포함한 여러 가지 방법을 찾는다. 이런 수단으로 자신과 다른 사람들이 세상에서 고통의 실체를 깊이 알게 한다.

5. 몇 백만 명이 기아에 허덕이고 있는 상황에서 부를 축적하지 않는다. 명예, 이익, 부나 감각적인 쾌락을 인생의 목표로 삼지 않는다. 단순하게 살며 시간, 에너지, 그리고 물질적인 자원을 필요로 하는 사람들과 공유한다.

6. 분노나 증오하는 마음을 갖지 않는다. 분노나 증오가 자신의 의식 속에 씨앗으로 남아 있으면, 이를 간파해서 일변시킨다. 화내거나 증오가 생기는 즉시, 이런 마음의 성향을 찾아서 이해하기 위해 호흡에 집중한다.

7. 산란한 마음으로 그리고 주변 환경으로 자기 자신을 잃지 않으려고 한다. 현재 순간 하고 있는 일에 집중하기 위해 마음을 챙기는 호흡을 한다. 자신의 내면에 그리고 자신의 주변에 놀랄 만하고, 새로운 활력을 주고, 그리고 몸과 마음의 병을 치유하는 요인(要因)을 접촉하려고 한다. 자신의 의식 깊은 곳에서 순조로운 마음의 변화를 위해 마음 속에 즐거움, 평화, 이해심의 씨앗을 심기로 다짐한다.

8. 불화를 조성하거나 공동체를 방해할 수 있는 말을 하지 않는다. 아무리 사소하더라도 모든 마찰을 해소하는 화해하는 데에 최선의 노력을 하기로 다짐한다.

9. 개인적인 흥미를 위해 또는 사람들의 마음을 흔들기 위해 부정확한 말을 하지 않는다. 분열과 증오를 초래하는 말을 하지 않는다. 자신이 확실하게 알지 못하는 소문을 퍼트리지 않는다. 확신하지 않는 일을 비판하거나 비난하지 않는다. 항상 진실로 그리고 건설적으로 말을 한다. 부정한 상황에서는 용기를 내어 큰 목소리를 내고, 행여 이런 행동이 자신의 안전을 위해하더라도 그렇게 한다.

10. 사사로운 이득이나 이익을 위해 불교 공동체를 이용하지 않으며, 자신의 공동체를 정치적인 집단으로 변질하지 않기로 다짐한다. 종교적인 공동체는 억압과 부정에 대항해 명확한 입장을 취해야 하며, 당파적 충돌에 얽매이지 않으면서 이런 국면을 변화시키려 애써야 한다.

11. 사람 및 자연에 해가 되는 직업으로 살지 않는다. 다른 사람들이 살 기회를 빼앗아 버리는 회사에 투자를 하지 않는다. 이상적인 자비심을 실현하는데 도움이 되는 직업을 선택하기로 한다.

12. 살생을 하지 않는다. 남을 시켜 살생을 교사하지 않는다. 생명을 보호하고 그리고 전쟁을 방지하기 위해 가능한 어떠한 수단이라도 찾기로 다짐한다.

13. 다른 사람들에게 속해야 하는 것을 소유하지 않는다. 다른 사람들의 재산을 존중한다. 그러나 다른 사람들이 인간의 고통이나 지구상에 다른 생명체의 고통에서 이익을 취하는 것을 하지 못하게 한다.

14. 자신의 몸을 학대하지 않는다. 존중하는 마음으로 자신의 몸을 다루는 법을 배운다. 자신의 몸을 하나의 도구로 생각하지 않는다. 깨달음의 경지를 실현하기 위해 활기찬 에너지(성, 호흡, 정신)를 보존한다(비구나 비구니가 아닌 수행자를 위해 언급하면, 사랑과 장래약속 없이 성적인 관계를 맺지 말아야 한다). 성관계에서 생겨날 수 있는 미래의 고통을 알고 있다. 다른 사람의 행복을 지키기 위해 다른 사람의 권리와 장래 약속을 존중한다. 새로운 생명체를 낳는 데에 따르는 책임감을 충분히 이해한다. 자신이 낳은 새로운 생명체와 함께 사는 이 세상에서 명상을 하기로 다짐한다.

이 책을 쓴 **카르멘 유엔**은 캐나다 밴쿠버에서 나고 자랐다. 컬럼비아 대학에서 동양철학과 종교를 전공했으며 로버트 서먼과 윌리엄 시어도어 드 배리(미국 중국학계에서 유학사상 연구의 최고 권위자)와 함께 연구했다. 「밴쿠버 프로밴스」 신문의 전직 칼럼니스트로서 마음을 챙기는 식사법, 치유법, 몸매 가꾸기와 영양섭취를 주제로 광범위하게 글을 썼다. 현재 예일 로스쿨에 재학중이다. 인터넷 주소는 www.carmenyuen.com이다.

이 책을 우리말로 옮긴 **강태헌**은 외대 아랍어과를 졸업하고 대림산업, 올림픽조직위원회, 국민은행에서 근무했다. 현재는 출판기획과 번역일을 하고 있으며, 옮긴 책으로 『목소리를 깨워라 삶을 바꿔라』 등이 있다.

지은이_ 카르멘 유엔
옮긴이_ 강태헌
만든이_ 위정훈
펴낸이_ 강인수
펴낸곳_ 도서출판 **파피에**

초판 1쇄 발행_ 2007년 6월 1일

등록_ 2001년 6월 25일 (제300-2001-137호)
주소_ 110-070 서울시 종로구 내수동 74 광화문시대 1309호
전화_ 02-733-8668
팩스_ 02-732-8260
이메일_ papier-pub@hanmail.net

ISBN 978-89-85901-45-1 03510